Checklisten Krankheitslehre

Checklisten
Krankheitslehre

3. Auflage

Zusammengestellt von Dr. Petra Becker

Fachgutachten: Christine Keller und Dr. Martina Pfob

ELSEVIER

Zuschriften an:
Elsevier GmbH, Urban & Fischer Verlag, Hackerbrücke 6, 80335 München
E-Mail pflege@elsevier.de

Wichtiger Hinweis für den Benutzer
Die Erkenntnisse in Pflege und Medizin unterliegen laufendem Wandel durch Forschung und klinische Erfahrungen. Herausgeber und Autoren dieses Werkes haben große Sorgfalt darauf verwendet, dass die in diesem Werk gemachten therapeutischen Angaben (insbesondere hinsichtlich Indikation, Dosierung und unerwünschter Wirkungen) dem derzeitigen Wissensstand entsprechen. Das entbindet den Nutzer dieses Werkes aber nicht von der Verpflichtung, anhand weiterer schriftlicher Informationsquellen zu überprüfen, ob die dort gemachten Angaben von denen in diesem Werk abweichen und seine Verordnung in eigener Verantwortung zu treffen.

Für die Vollständigkeit und Auswahl der aufgeführten Medikamente übernimmt der Verlag keine Gewähr.
Geschützte Warennamen (Warenzeichen) werden in der Regel besonders kenntlich gemacht (®). Aus dem Fehlen eines solchen Hinweises kann jedoch nicht automatisch geschlossen werden, dass es sich um einen freien Warennamen handelt.

Bibliografische Information der Deutschen Nationalbibliothek
Die Deutsche Nationalbibliothek verzeichnet diese Publikation in der Deutschen Nationalbibliografie; detaillierte bibliografische Daten sind im Internet über http://www.d-nb.de/ abrufbar.

Alle Rechte vorbehalten
3. Auflage 2015
© Elsevier GmbH, München
Der Urban & Fischer Verlag ist ein Imprint der Elsevier GmbH.

17 18 19   5 4 3 2

Das Werk einschließlich aller seiner Teile ist urheberrechtlich geschützt. Jede Verwertung außerhalb der engen Grenzen des Urheberrechtsgesetzes ist ohne Zustimmung des Verlages unzulässig und strafbar. Das gilt insbesondere für Vervielfältigungen, Übersetzungen, Mikroverfilmungen und die Einspeicherung und Verarbeitung in elektronischen Systemen.

Um den Textfluss nicht zu stören, wurde bei Patienten und Berufsbezeichnungen die grammatikalisch maskuline Form gewählt. Selbstverständlich sind in diesen Fällen immer Frauen und Männer gemeint.

Planung: Anna-Marie Seitz, München
Projektmanagement: Dagmar Wiederhold, München
Redaktion: Ute Villwock, Heidelberg
Satz: abavo GmbH, Buchloe/Deutschland
Druck und Bindung: Drukarnia Dimograf, Bielsko-Biała/Polen
Umschlaggestaltung: SpieszDesign, Neu-Ulm
Titelbild: © onairjiw – Fotolia.com; SpieszDesign, Neu-Ulm

ISBN 978-3-437-28283-6

Aktuelle Informationen finden Sie im Internet unter **www.elsevier.de** und **www.elsevier.com**

Inhaltsverzeichnis

Warum Checklisten Krankheitslehre?	VII
Zum Aufbau	VII
Abkürzungsverzeichnis	IX
Krankheiten von A bis Z	1
Register	319

Warum Checklisten Krankheitslehre?

Mitarbeiter in Pflege- und Gesundheitsfachberufen sind täglich mit unterschiedlichen Krankheitsbildern konfrontiert. Die vorliegenden *Checklisten Krankheitslehre* geben in übersichtlicher und leicht verständlicher Form einen Überblick über die am häufigsten diagnostizierten Krankheitsbilder und fassen damit ein breites Spektrum an Krankheiten aus unterschiedlichen Fachgebieten in einem Buch zusammen. Die Auswahl basiert auf den vom Statistischen Bundesamt im Jahre 2012 erhobenen Diagnosedaten der Patienten in deutschen Krankenhäusern.

Das Buch richtet sich vornehmlich an Mitarbeiter in Pflegeberufen. Entsprechend liegt der Fokus bei der Darstellung einzelner Krankheitsbilder auf Informationen, die für die Durchführung einer kompetenten und dem Patienten gerecht werdenden Pflege relevant sind. Die Checklisten sind somit in erster Linie ein praktischer Ratgeber, der eine schnelle Hilfe im klinischen Alltag bietet und so eine gezielte Pflege unter Einbeziehung des aktuellen theoretischen Hintergrundwissens ermöglicht. Aufgrund ihres interdisziplinären Ansatzes kann sie darüber hinaus aber auch von anderen in Gesundheitsfachberufen Tätigen sowie zur Aus- und Weiterbildung genutzt werden.

Zum Aufbau

Die alphabetische Reihenfolge, der komprimierte Aufbau mit jeweils ein bis zwei Seiten pro Krankheitsbild und die konsequent einheitliche Gliederung des Textes erlauben dem Suchenden innerhalb kürzester Zeit, d. h. auch in der Hektik des klinischen Alltags, einen schnellen Zugriff auf fundierte, aktuelle und leitliniengestützte Informationen über die gesuchte, zum Teil äußerst komplexe Erkrankung.

Zur besseren Orientierung folgt die Gliederung der Krankheitsbilder einem festen Muster. In kurzer, knapper Form werden, unter Verzicht auf komplizierte theoretische Erklärungen, die wichtigsten Aspekte und Zusammenhänge der Erkrankung unter folgenden Gesichtspunkten beschrieben:
- Definition mit Benennung der Synonyme
- Ursachen
- Symptome
- Diagnostik
- Therapie
- Hinweise zur Pflege
- Besondere Informationen

Bei den *Symptomen* stehen je nach Krankheitsbild die klassischen Leitsymptome bzw. die spezifische Früh- und Spätsymptomatik im Vordergrund. Darüber hinaus finden an dieser Stelle klinische Zeichen möglicher akuter Komplikationen Erwähnung.

Diagnostik und *Therapie* fallen zwar in den ärztlichen Verantwortungsbereich und gehören demnach nicht direkt zu den pflegerischen Aufgaben, erfordern aber zahlreiche, speziell auf sie abgestimmte pflegerische Interventionen, z. B. spezielle Lagerungen oder Vorbereitungsmaßnahmen für einen geplanten interventionellen Eingriff. Wie wichtig für Pflegende Kenntnisse über Diagnoseverfahren und Therapie sind, lässt sich am Beispiel des Myokardinfarktes (Herzinfarkt) konkretisieren. Um den Verlust von Herzmuskelgewebe so gering wie möglich zu halten, ist schnelles Handeln, d. h. die umgehende Einleitung therapeutischer Sofortmaßnahmen erforderlich. Auch ist es wichtig zu wissen, dass sich bei diesen Patienten aufgrund wesentlicher Diagnosekriterien (CK-Wert) und möglicher Therapieoptionen (Lysetherapie) eine i. m. Injektion verbietet, da sie zur Verfälschung der CK-Werte führt und eine Blutungsgefahr bei Lysetherapie darstellt.

Unter *Hinweise zur Pflege* sind Aspekte zusammengefasst, die es seitens der Pflegenden speziell im Zusammenhang mit dem jeweiligen Krankheitsbild zu berücksichtigen gilt. Dies können Hinweise zur gezielten Krankenbeobachtung, speziellen operativen Pflege, zur Ernährung, Mobilität, aber auch zur Gesundheitsberatung und psychischen Betreuung eines Patienten sein.

Unter *Besondere Informationen* finden sich Hinweise zu Stadieneinteilungen und Klassifizierungen einzelner Krankheitsbilder sowie zu Komplikationen und Prophylaxemöglichkeiten, z. B. allgemeine Impfempfehlungen der STIKO. Bei zahlreichen Krankheitsbildern ist an dieser Stelle zudem die Prognose benannt. Mittels der Prognose können Pflegende das Ausmaß einer Erkrankung und die damit verbundene psychische Belastung des Patienten einschätzen und ihm so eine der Schwere der Erkrankung angemessene psychische Betreuung und adäquate Hilfestellung bei der Verarbeitung einer Diagnose anbieten.

Die Checklisten können und sollen keine fundierten und detaillierten Fachbücher ersetzen. Sie dienen, wie eingangs erwähnt, der Vermittlung von Basiswissen sowie dem schnellen Nachschlagen und ermöglichen, gerade auch durch die praktische Spiralbindung, die die aktuelle Seite problemlos aufgeschlagen lässt, eine direkte Nutzung im pflegerischen Alltag. Darüber hinaus machen sie vielleicht Lust auf eine vertiefte Auseinandersetzung mit einzelnen Krankheitsbildern und somit auf weiterführende Literatur.

Abkürzungen

A
ADH	Antidiuretisches Hormon
AK	Antikörper
allg.	allgemein
Angio	Angiografie
AO	Arztanordnung
AP	Alkalische Phosphatase
ARDS	Akutes Lungenversagen (acute respiratory distress syndrome)
ASS	Azetylsalicylsäure
AT III	Antithrombin III
AV-Block	Atrioventrikular Block
AZ	Allgemeinzustand

B
BB	Blutbild
b. Bed.	bei Bedarf
BGA	Blutgasanalyse
biolog.	biologisch
BSeuchG	Bundesseuchengesetz
BSG	Blutsenkungsgeschwindigkeit
BZ	Blutzucker

C
chirurg.	chirurgisch
chron.	chronisch
CRP	C-reaktives Protein CT Computertomografie

D
DD	Differenzialdiagnose

E
E.	Escherichia
Echo	Echokardiografie
EEG	Elektroenzephalografie
EKG	Elektrokardiografie
ERCP	Endoskopisch retrograde Cholangio-Pankreatikografie
Erw.	Erwachsene(r)
ESWL	Extrakorporale Stoßwellenlithotripsie
evtl.	eventuell

G
ggf.	gegebenenfalls
gyn.	gynäkologisch

H
Hb	Hämoglobin
histolog.	histologisch
Hkt	Hämatokrit

I
i. d. R.	in der Regel
i. m.	intramuskulär
i. R.	im Rahmen
i. v.	intravenös
IE	Internationale Einheit

J
J	Joule

K
kg	Kilogramm
KG	Körpergewicht
KHK	Koronare Herzkrankheit
KI	Kontraindikation
klin.	klinisch

L
l	Liter
Lj.	Lebensjahr
LK	Lymphknoten
lt.	laut
Lufu	Lungenfunktionsdiagnostik

M
mg	Milligramm
Min.	Minute(n)
mind.	mindestens
ml	Milliliter
mmHg	Millimeter Quecksilber
mögl.	möglich
Mon.	Monat(e)
MRT	Magnetresonanztomografie

N
NaCl	Natriumchlorid
NNR	Nebennierenrinde
NSAR	Nichtsteroidale Antirheumatika
NW	Nebenwirkung(en)

O
o.	oder
O_2	Sauerstoff
OP	Operation

X Abkürzungen

P
Pat.	Patient
pAVK	periphere arterielle Verschlusskrankheit
PE	Probeentnahme
PET	Positronen-Emissions-Tomografie
physik.	physikalisch
postop.	postoperativ
präop.	präoperativ
PTCA	Perkutan transluminale Koronarangioplastie
PTT	Partielle Thrombinzeit

R
regelm.	regelmäßig
rezid.	rezidivierend
Rö	Röntgen
RR	Blutdruck nach Riva-Rocci

S
s. c.	subkutan
SA-Block	Sinuatrialer Block
SD	Schilddrüse
Sek.	Sekunde(n)
sog.	sogenannt
Sono	Sonografie
sonograf.	sonografisch
Std.	Stunde(n)
stdl.	stündlich
STIKO	Ständige Impfkommission
syn.	Synonym

T
TCM	Traditionelle chinesische Medizin
TEA	Thrombendarteriektomie
Temp.	Temperatur
tgl.	täglich
TZ	Thrombinzeit

U
u.	und
u. a.	unter anderem

V
v. a.	vor allem
V. a.	Verdacht auf
VW	Verbandswechsel

W
WHO	Weltgesundheitsorganisation
Wo.	Woche(n)

Z
z. B.	zum Beispiel
zeitl.	zeitlich
Z. n.	Zustand nach
ZNS	Zentrales Nervensystem
ZVD	Zentraler Venendruck
ZVK	Zentraler Venenkatheter

Abszess

Eitergeschwür, umkapselte Eiteransammlung

Ursachen

- Meist durch Bakterien, häufigster Erreger Staphylococcus aureus
- Eintrittspforte häufig über Blutgefäße, aus angrenzender Umgebung o. durch Verletzungen

Symptome

- Typische Entzündungszeichen: Weichteilschwellung, starke Schmerzen, Rötung u. Überwärmung der Haut über dem Abszess
- Ggf. Funktionseinschränkung umliegender Strukturen
- Ggf. Fieber u. Schüttelfrost

Diagnostik

- Blickdiagnostik bei oberflächl. Abszess
- Bei Abszessen an inneren Organen:
  - Anamnese
  - Sono, CT, MRT
  - Blut: Entzündungszeichen (BSG ↑, CRP ↑, Leukozytose)
  - Evtl. Fieber, Abgeschlagenheit
  - Ggf. Punktion (Bakterienkultur)

Therapie

- Ggf. spontane Perforation u. Eiterentleerung
- Operative Eröffnung u. Eiterentleerung, Stichinzision
- Antiseptika, Wundspülung, ggf. Drainage
- In manchen Fällen systemische Antibiotikagabe

Hinweise zur Pflege

- Wundhöhle muss von innen heraus zuwachsen: Unterdrucktherapie o. hydroaktive Wundversorgung
- Hygiene beachten

Besondere Informationen

- Abszesse können an jeder Stelle des Körpers auftreten, auch an inneren Organen
- Komplikationen:
  - Phlegmone
  - Fistelung
  - Sepsis
  - Tod

Adipositas

Überfluss an Fettgewebe mit einem BMI > 30 kg/m²; syn. Fettleibigkeit

Ursachen

- Risikofaktoren:
  - Psychogen, z. B. Stress, Frustration
  - Fehlverhalten, z. B. geringe sportliche Aktivität
  - Falsche Ernährung
- Hormonelle Störungen (seltener): Hypothyreose, Cushing-Syndrom, Hypophysenstörungen
- Genet. Veranlagung für erniedrigten Grundumsatz (selten): Prader-Willi-Syndrom, Laurence-Moon-Bardet-Biedl-Syndrom
- Essstörungen/Sucht
- Medikamente, z. B. Glukokortikoide

Symptome

- Vermehrtes subkutanes Fettgewebe
- Verminderte körperl. Belastbarkeit
- Dehnungsstreifen (Striae distensae)
- Bei Mädchen: frühe Entwicklung sekundärer Geschlechtsmerkmale
- Bei Jungen: Pseudohypogenitalismus (Pubertätsverzögerung)

Diagnostik

- Bestimmung des Body Mass Index (BMI):

$$BMI = \frac{Körpergewicht\ (kg)}{Körpergröße\ (m)^2}$$

- Übergewicht: BMI 25–29,9 kg/m²; Adipositas: BMI > 30 kg/m²
- Beurteilung des Fettverteilungstyps (stammbetont versus hüftbetont)
- Anamnese:
  - Ernährungs- u. Bewegungsgewohnheiten
  - Krankengeschichte
  - Psych. Zustand
- Labor:
  - Nüchtern-BZ
  - Cholesterin, Triglyzeride
  - Harnsäure, Kreatinin
  - TSH
  - Dexamethason-Hemmtest
- RR, EKG

Therapie

- Multidisziplinär:
  - Ernährungsberatung
  - Sportangebote
  - Psychologische Betreuung
  - Ärztl. Kontrollen
  - Ggf. pharmakologische o. chirur. Intervention

Hinweise zur Pflege

- Gesunde Ernährung (stufenweise zu ballaststoffreicher, fettarmer Kost hinführen, versteckten Zucker vermeiden)
- Ernährungsberatung vermitteln
- Körperl. Aktivität, passive Freizeitgestaltung (Fernseher, Computer) reduzieren (Selbsthilfegruppen, spezielle Sportgruppen zur Motivation)
- Körperpflege: Körperfalten n. Waschen zur Vermeidung von Mazerationen u. Pilzinfektionen sorgfältig abtrocknen (Hautbeobachtung), Haut auf Haut vermeiden
- Körpergewicht, Essverhalten (Ernährungsprotokoll) kontrollieren
- Ausreichende Flüssigkeitszufuhr
- Mobilisation: auf Sicherheit achten für Pat. u. Pflegende (Hilfsmittel nutzen, evtl. höherer Personalaufwand)

Besondere Informationen

- Deutschland: ca. 20 % d. Erw. mit BMI $> 30\,kg/m^2$
- Gewichtsreduktion um 10 kg senkt Gesamtmortalität um > 20 %
- Komplikationen:
  - Herz-Kreislauf-Erkrankungen
  - Diabetes mellitus
  - Arthrosen
  - Schlaf-Apnoe-Syndrom
  - Tumorerkrankungen
  - Schwangerschaftskomplikationen, z. B. Eklampsie u. Schwangerschaftsdiabetes

Adnexitis

Entzündung der Adnexe, d.h. der Tuben (Salpingitis) u. der Ovarien (Oophoritis); syn. Eileiter- u. Eierstockentzündung, Oophorosalpingitis

Ursachen

- Meist aszendierende Keime, z. B. Chlamydien, Gonokokken, Mykoplasmen, Darmbakterien → steigen von Vagina u. Uterus in Eileiter auf
- Selten gelangen Erreger über den Blutweg (hämatogen) o. von entzündeten Nachbarorganen in die Adnexen

Symptome

- Starke Unterbauchschmerzen, oft akut einsetzend, meist seitenbetont
- Abwehrspannung im Unterbauch
- Gelbl.-grünl., übel riechender Ausfluss (Fluor) o. Schmierblutungen
- Temp. ↑, Übelkeit u. Erbrechen (bei Begleitperitonitis)

Diagnostik

- Anamnese, gyn. Untersuchung mit Inspektion u. Palpation (Zervix, Vagina), Uterus- u. Adnex-Druckschmerz; Portio-Schiebe-Schmerz
- Abstriche zur mikrobiol. Keimbestimmung u. zum Ausschluss eines Malignoms
- Labor: BB, Leukozytose, BSG ↑, CRP ↑; Urin
- Sono transvaginal, ggf. Sono-Abdomen, ggf. Laparoskopie
- DD: Appendizitis, Extrauteringravidität, geplatzte Ovarialzyste, Divertikulitis

Therapie

- Bettruhe in akuter Entzündungsphase
- Antibiotika, Antiphlogistika
- Liegender Intrauterinpessar (Spirale) wird entfernt
- Akutstadium: lokale Kälteapplikation; Spätstadium: Wärmebehandlung

Hinweise zur Pflege

- Regelm. Temp.-Kontrolle, Ausfluss prüfen
- Bettruhe: Hilfe bei Körperpflege, notwendige Prophylaxen durchführen
- Auf Zeichen einer Krankheitsverschlimmerung achten, z. B. Peritonitiszeichen
- Pat. auf Bedeutung einer sorgfältigen Intimhygiene hinweisen

Besondere Informationen

- Erkrankungsgipfel zw. 16–24 Jahren
- Häufige Komplikationen: erhöhtes Risiko für extrauterine Schwangerschaften, Sterilität infolge von Eileiterverklebungen u. Verwachsungen (30 %), Chronifizierung bei nicht vollständiger Ausheilung o. durch Reizungen einer narbig ausgeheilten Adnexitis, Tuboovarialabszess, Begleitende Perihepatitis, Peritonitis, Sepsis

AIDS

Acquired immune deficiency syndrome: Immunschwächekrankheit als Folge einer Infektion mit dem HI-Virus (human immunodeficiency virus)

Ursachen

- HI-Virus: HIV-1 u. HIV-2 (Familie der Retroviren; mehrere Subtypen)
- Übertragung durch Körpersekrete:
  - Hohe Viruslast, z. B. Sperma, Vaginalsekret, Blut, Muttermilch, Fruchtwasser, Liquor
  - Geringe Viruslast, z. B. Sputum, Speichel, Stuhl, Urin, Erbrochenes, Tränenflüssigkeit
- Eintrittspforte u. Übertragungswege:
  - Haut- o. Schleimhautverletzungen, z. B. ungeschützter Geschlechtsverkehr
  - Gebrauch von infizierten Kanülen
  - Bei Neugeborenen diaplazentare Übertragung, Geburt, Stillen
  - Blutkonserven, Nadelstichverletzungen

Symptome

Variieren je nach Stadium, Einteilung nach CDC-Klassifikation in 3 klin. Kategorien (A–C):

Kategorie A:
- Akute, symptomatische (primäre) HIV-Infektion: mononukleoseartiges Bild
- Latenzphase: asymptomatische HIV-Infektion über Mon. bis > 10 Jahre (Virusvermehrung im lymphatischen Gewebe)
- Persistierende generalisierte Lymphadenopathie (LAS)

Kategorie B:
- Symptome, die einer HIV-Infektion ursächl. zuzuordnen sind o. auf eine Störung der zellulären Immunabwehr hinweisen, aber nicht Kategorie C angehören, z. B.
  - Oropharyngeale Candidainfektionen; Fieber < 38,5 °C, über 4 Wo. bestehende Diarrhö
  - Herpes-zoster-Befall mehrerer Dermatome o. nach Rezidiven in 1 Dermatom
  - Periphere Neuropathie

Kategorie C (AIDS-Vollbild):
- Zelluläre Immunabwehr versagt; AIDS-definierende Erkrankungen:
  - Opportunistische Infektionen durch Protozoen (z. B. Toxoplasmose-Enzephalitis), Pilze (z. B. tiefe Candidainfektionen), Bakterien (z. B. Tbc), Viren (z. B. Zytomegalieinfektion)
  - Tumorerkrankungen: Malignome (z. B. Kaposi-Sarkom), Non-Hodgkin-Lymphom
  - HIV-Enzephalopathie, -Wasting-Syndrom, Fieber, Diarrhö

Weitere Unterteilung nach immunolog. Status (Anzahl der CD4$^+$-Lymphozyten) von 1–3 → dadurch 9 mögl. Zuordnungen: A1–3, B1–3, C1–3

Diagnostik

- Nachweis von AK gegen HIV-Bestandteile, i. d. R. ab 1–3 Mon. nach Infektion; wichtigster Suchtest: ELISA (Enzym-Linked-Immuno-Sorbent-Assay)
- Nach positivem Ergebnis Bestätigungstest, z. B. Western Blot
- Bei besonderer Fragestellung: direkter Virusnachweis u. Nachweis von Virusbestandteilen
- Virusquantifizierung zur Therapie- u. Verlaufskontrolle
- Weitere Diagnostik zum Nachweis HIV-assoziierter Erkrankungen u. Infektionen

Therapie

- HIV-Infektion ist unheilbar; Therapieziel: Vermehrung von HIV unterdrücken u. zusätzl. Krankheitserreger bekämpfen
- Methode der Wahl: hochaktive antiretrovirale Therapie (HAART) = Kombinationstherapie mit 3 gegen HIV gerichteten Medikamenten (zahlreiche NW)
- Therapie opportunistischer Infektionen u. Erkrankungen, z. B. Antibiotika, Antimykotika, Virostatika, Tuberkulostatika
- Symptomatische Therapie

Hinweise zur Pflege

- Psychische Unterstützung: Pat. haben zahlreiche Ängste, z. B. vor gesellschaftl. Isolierung, vor Partnerschaftsproblemen, vor Tod, ggf. besteht Suchtproblem
- Kommunikation ermöglichen, auch mit Sozialdienst u. Psychologen; Hinweis auf Selbsthilfegruppen
- Pflege an AZ anzupassen
- Vollbild AIDS erfordert hohe pflegerische Kompetenzen
- Hygienische Richtlinien beachten

Besondere Informationen

- HIV bezeichnet eine Infektion mit dem Virus, sie kann nach einer variablen Latenzphase zur Krankheit AIDS führen
- Inkubationszeit liegt in Deutschland im Durchschnitt bei 10 Jahren; infizierte Neugeborene erkranken oft schon im Babyalter (schlechte Prognose)
- Meldepflichtig sind Erkrankung u. Tod ohne Namensangabe
- Prophylaxe: Prävention, Gesundheitsberatung

Akutes Abdomen

Sammelbegriff für akute, schmerzhafte Baucherkrankungen mit plötzlich einsetzendem, lebensbedrohlichem Zustand

Ursachen

- Akute entzündliche Prozesse, z. B. Appendizitis, Cholezystitis, Pankreatitis, Divertikulitis, Ulkus, Gastritis
- Perforation von Hohlorganen
- Nierenkolik
- Pankreatitis
- Divertikulitis
- Mechanischer o. paralytischer Ileus
- Intraabdominelle Durchblutungsstörungen, z. B. Mesenterialinfarkt, Aortendissektion
- Massive Blutungen, z. B. rupturiertes Bauchaortenaneurysma (BAA, Aortenaneurysma)
- Bauchtrauma
- Extraabdominelle Ursachen, z. B. Nierenkolik, Extrauteringravidität, Herzinfarkt

Symptome

- Plötzlich einsetzende starke Bauchschmerzen, Druckschmerzhaftigkeit
- Abwehrspannung (bretthartes Bauchdecke), aufgetriebenes Abdomen, Schonhaltung
- Stark eingeschränktes Allgemeinbefinden, Übelkeit, Erbrechen, Fieber
- Evtl. Durchfall, Obstipation
- Kaltschweißigkeit, Tachykardie, Hypotonie, Kreislaufschock mögl.
- Exsikkose, Meteorismus

Diagnostik

- Anamnese, klin. Untersuchung:
  - Narben durch Vor-OP, Hautveränderungen
  - Druckschmerz, Loslassschmerz, Abwehrspannung
  - Auskultation
- Rektale Untersuchung
- Labor:
  - Entzündungszeichen (BSG ↑, CRP ↑, Leukozytose)
  - Serumwerte, Gerinnung, Blutgruppe
  - BGA
  - Urinstatus
- EKG bei allen Pat. > 40 J.
- Röntgen:
  - Abdomen-Leeraufnahme (Stehen u. Linksseitenlage)
  - Ggf. Rö-Thorax
  - Ggf. Magen-/Darmkontrasteinlauf
  - Ggf. Kolonkontrasteinlauf
  - Ggf. Angiografie
  - Ggf. CT
- Sono
- Ggf. Endoskopie
- Ggf. Laparotomie o. Laparoskopie

Therapie

- Erstmaßnahme: Lagerung in Schonhaltung, großlumige periphere venöse Katheter, Sauerstoffgabe, Volumensubstitution, Überwachung
- Abhängig vom Grundleiden, meist dringliche OP, ggf. diagnostische Laparotomie
- Bei V. a. massive Blutung mit Schock, Peritonitis (meist Perforation), Organruptur (Trauma), u./o. länger als 6 Std. anhaltenden heftigen Schmerzen bei bis dahin gesunden Pat.: sofortige OP
- Ggf. Schmerzmittel (je nach Indikation)

Hinweise zur Pflege

- Postop. intensivmedizinische Therapie u. Pflege
- Unterstützung bei den Lebensaktivitäten nach AZ, notwendige Prophylaxen durchführen
- Monitoring: AZ, Vitalzeichen, Urin- u. Stuhlausscheidung, Erbrechen, Schmerzen, Flüssigkeitsbilanzierung, (Wund-)Drainagen
- Oberkörperhochlagerung, Knierolle zur Bauchdeckenentspannung, En-bloc-Mobilisation
- Magensonde:
  - Permanent unter Magen-/Duodenalniveau ableiten, Sekret auf Menge u. Aussehen beobachten
  - Bei Entleerung von Blut o. gleich bleibendem Sekretfluss Arzt informieren
  - Fixierung der Sonde tgl. kontrollieren; bei OP am Magen bei Verschiebung sofort Arzt informieren, nicht reponieren!

Besondere Informationen

- Prognose: abhängig vom Zeitpunkt der Diagnosestellung

Alkoholkrankheit

Missbrauch o. Abhängigkeit von Alkohol mit körperl., psych. o. sozialen Schäden, syn. Alkoholismus

Ursachen

- Multifaktoriell:
  - Soziales Umfeld (Freundeskreis, Elternhaus)
  - Erbliche Veranlagung (nahe Verwandte von Alkoholkranken haben ein 4-fach höheres Risiko alkoholabhängig zu werden)
  - Lebenskrisen, Stress

Symptome

- Mind. 3 d. folgenden Kriterien müssen erfüllt sein:
  - Starker Wunsch Alkohol zu trinken
  - Unfähigkeit Alkoholkonsum zu steuern (Kontrollverlust)
  - Körperl. Entzugssymptome n. Beendigung d. Alkoholkonsums
  - Toleranzentwicklung („Trinkfestigkeit")
  - Vernachlässigung anderer Interessen u. des sozialen Umfelds zugunsten des Alkoholkonsums
  - Anhaltender Alkoholkonsum trotz nachweisbarer schädl. Folgen
  - Alkoholkonsum, um Entzugssymptome zu mildern

Diagnostik

- Anamnese (oft unzuverlässig), zusätzl. Fremdanamnese
- Klinik (Hinweis auf alkoholbedingte Erkrankungen?)
- Evtl. Anwendung standardisierter Fragebögen, z. B. CAGE-Test, MALT, AUDIT
- Labor: γ-GT, GOT/GPT, AP, Albumin, Bilirubin, Gerinnungsfaktoren, MCV, CDT ↑

Therapie

- Motivation zum Entzug
- Entgiftung, evtl. stationäre Entgiftung bei starken Entzugserscheinungen
- Anschl. Entwöhnung mit Verhaltenstherapie u. z. B. regelm. Besuch von Selbsthilfegruppen

Hinweise zur Pflege

- Wertfreier, vorurteilsfreier u. konsequenter Umgang mit Pat.
- Vertrauensbasis schaffen, keinen Zwang aufbauen
- Selbstpflegekompetenz stärken
- Arbeiten im multiprofessionellen Team

Klare Regeln im Umgang mit Pat. festlegen u. konsequent umsetzen.

Alkoholkrankheit

- Abweisendes u. aggressives Verhalten des Pat. sind Teil des Krankheitsbildes
- Kontakt zu Selbsthilfegruppen herstellen
- Beobachtung, Dokumentation von Vitalzeichen, Flüssigkeitsbilanzierung, Bewusstsein, psych. Zustand (Suizidgefahr)
- Bei Entzugsdelir engmaschige Überwachung, Arztinfo, Pat. ist sturz- u. verletzungsgefährdet, evtl. Schutzfixierung
- Tagesstruktur u. Ablenkung schaffen
- Krankheitseinsicht u. Sozialverhalten fördern
- Angehörige begleiten u. beraten

Besondere Informationen

- Einteilung d. Alkoholikertypen n. Jellinek n. typ. Trinkverhalten (Alpha bis Epsilon-Trinker)
- Folgen d. Alkoholkrankheit:
  - Fehl- o. Mangelernährung
  - Neuropsychiatr. Störungen (Alkoholentzugsdelir, epileptische Anfälle v. a. während Entzug, Hirnatrophie mit Demenzsyndrom, Polyneuropathie)
  - Wesensveränderungen
  - Entgleisen des vegetativen Nervensystems (schneller Puls, starkes Schwitzen, Zittern)
  - Folgekrankheiten: Leberschäden bis zur Leberzirrhose, Pankreatitis, alkoholische Myophathie, Kardiomyopathie, Stoffwechselstörungen (z. B. Gicht), ZNS-Schäden (z. B. Wernicke-Korsakow-Syndrom), Herz-Kreislauf-Erkrankungen (z. B. Hypertonie)
  - Erhöhtes Risiko für Krebskrankheiten (Mundhöhle, Ösophagus, Magen, Leber)
  - Negative Folgen für Familie u. gesellschaftliche Folgen

Angina pectoris

Anfallsartig auftretendes schmerzhaftes Engegefühl im Brustkorb als Leitsymptom einer Minderversorgung des Herzmuskels mit O_2; syn. Brustenge

Ursachen

- Missverhältnis von O_2-Angebot u. -Bedarf durch:
  - Durchblutungsstörung der Herzkranzgefäße bei bestehender koronarer Herzkrankheit (KHK)
  - Koronarspasmen
- Oft ausgelöst durch: körperl./psychische Belastung, Kälte, reichhaltige Nahrungsaufnahme (abdominelle Blutumverteilung), Blutdruckspitzen

Symptome

- Anfallsartig auftretende, meist wenige Min. anhaltende Schmerzen im Brustkorb mit mögl. Ausstrahlung in andere Körperregionen: Arm (meist links), Schulter, Hals, Unterkiefer o. Oberbauch
- Vernichtendes Enge- o. Druckgefühl im Brustkorb, Atemnot
- Unterschiedl. Verlaufsformen:
  - Stabile Angina pectoris: Schmerzcharakter u. -intensität über Mon. u. Jahre gleich bleibend (stabil) → Besserung durch Ruhe u. Glyzeroltrinitratgabe
  - Instabile Angina pectoris: Beschwerden treten mit zunehmender Häufigkeit u. Intensität schon in Ruhe o. bei geringer Belastung auf → spricht nicht o. nur verzögert auf nitrathaltige Medikamente an → Gefahr eines Myokardinfarkts

Diagnostik

- Anamnese, klin. Untersuchung, Labor
- Ruhe-EKG, Belastungs-EKG, Stress-Echo, Myokardszintigrafie, Linksherzkatheter, CT, MRT
- Ausschluss eines akuten Myokardinfarkts bei schwerem Angina-pectoris-Anfall

Therapie

Erstmaßnahmen bei Angina-pectoris-Anfall
- Arzt verständigen, Pat. beruhigen, Sicherheit vermitteln
- Pat. ins Bett bringen, mit erhöhtem Oberkörper o. im Herzbett lagern
- O_2-Gabe nach AO
- Vitalzeichenkontrolle: bei systolisch RR ≥ 100 mmHg medikamentöse Herzentlastung durch 2 Hübe Glyzeroltrinitrat nach AO → Wirkungseintritt innerhalb weniger Min. (5–15)
- Tritt keine Besserung ein, handelt es sich um instabile Angina pectoris o. ggf. Myokardinfarkt → entsprechende Therapie einleiten
- EKG schreiben nach AO
- Langzeitbehandlung ➤ Koronare Herzkrankheit

Hinweise zur Pflege

- Bei Angina-pectoris-Anfall Erstmaßnahmen rasch einleiten, Pat. nicht alleine lassen
- Zunächst engmaschige Vitalzeichenkontrolle u. Bettruhe (Mobilisation nach AO)
- Weitere Maßnahmen ➤ Koronare Herzkrankheit

Besondere Informationen

- Einteilung folgt CCS-Klassifikation in 4 Schweregrade:
  - Grad I: keine Angina bei normaler Belastung, Angina bei sehr hoher o. andauernder Anstrengung
  - Grad II: geringe Beeinträchtigung bei normaler Aktivität
  - Grad III: deutl. Beeinträchtigung bei tgl. Aktivitäten
  - Grad IV: Angina bei geringster körperl. Belastung o. in Ruhe

Aortenaneurysma

Umschriebene patholog. Aussackung der Aorta, die in allen Körperregionen auftreten kann, sich aber am häufigsten im Bauchraum (85 %) befindet.

Ursachen

- Degenerative Gefäßwandveränderungen angeboren (selten) o. erworben (häufig), in 80 % aller Fälle durch Arteriosklerose, seltener durch Infektionen o. Traumen
- Unterschieden werden:
  - Aneurysma dissecans (dissezierendes Aneurysma): meist durch arteriosklerotische Veränderungen verursachter Einriss der Intima mit Ausbildung eines zweiten Gefäßlumens zwischen Intima u. Media
  - Aneurysma spurium (falsches Aneurysma): durch Gefäßverletzung z. B. nach Punktion
  - Aneurysma verum (echtes Aneurysma): Aussackung aller 3 Schichten der Gefäßwand als Folge eines Traumas o. einer Gefäßwandschwäche
  - Arteriovenöses Aneurysma: angeboren, traumatisch o. operativ bedingte Kurzschlussverbindung zwischen Arterie u. Vene

Symptome

- 80 % der Aneurysmaträger sind asymptomatisch (Diagnose häufig Zufallsbefund)
- Je nach Lokalisation u. Größe kann es durch Druck auf umliegende Organe zu verschiedenen Beschwerden kommen:
  - Abdominelles Aneurysma: Bauch- u. Rückenschmerzen, Harndrang
  - Thorakales Aneurysma: Schluckbeschwerden, Husten, Dyspnoe, thorakaler Dauerschmerz, Heiserkeit
- Rupturiertes Bauchaortenaneurysma (BAA): stärkster abdomineller Schmerz in Rücken ausstrahlend, akutes Abdomen, Schocksymptomatik als Folge des Blutverlustes

Diagnostik

- BAA: bei schlanken Pat. als pulsierender Tumor tastbar, Sono, CT, Angio
- Thorak. Aneurysma: Rö-Thorax, Echo, Spiral- u. Angio-CT, MRT, Angio

Therapie

- Asymptomatisches Aneurysma mit Durchmesser < 5 cm u. Wachstum < 0,4 cm pro Jahr: regelm. sonograf. Kontrolle, RR normalisieren, körperl. Belastung vermeiden; bei Durchmesser > 5 cm i. d. R. operative Therapie
- Symptomatisches Aneurysma: wenn mögl. chirurg. Resektion u. Überbrückung (Gefäßprothese)
- Ruptur des Aneurysmas: akut lebensbedrohl. Situation, Pat. kann innerhalb kürzes-

ter Zeit hämodynamisch instabil werden u. verbluten → Reanimationsbereitschaft → Notfall-OP

Hinweise zur Pflege

- Pat. aufklären über: Erkrankung, Komplikationen, Verhalten (zu vermeiden sind ruckartige Bewegungen, Bauchpresse, Heben u. Tragen von Lasten)
- Präop. Maßnahmen:
  - EKG, Pulsoximetrie, Blutdruck (engmaschig o. kontinuierl.)
  - Bettruhe, Vermeidung körperl. Anstrengung
  - Stressbedingte Blutdruckspitzen durch einfühlsame psychische Betreuung u. ggf. leichte Sedierung vermeiden
  - Sicherstellung der i. v. Gefäßzugänge
  - OP-Vorbereitung nach hausinternem Standard, Kreuzblut u. Blutkonservenanforderung
- Postop. Maßnahmen:
  - Überwachung: AZ, Vitalzeichen (RR muss in engen Grenzen stabil gehalten werden), Urin- u. Stuhlausscheidung, Flüssigkeitsbilanzierung, Schmerzen, Drainagen
  - Nahrungsaufnahme u. Mobilisation nach AZ u. AO

Besondere Informationen

- Aneurysmen können nach Genese, Form, Lokalisation o. Ausdehnung klassifiziert werden
- Komplikationen, z. B.
  - Embolie
  - Kompletter Gefäßverschluss
  - Multiorganversagen
  - Ruptur (an Ruptur eines BAA versterben 70 % der Pat. noch vor Notfall-OP)

Aortenklappenstenose (AKS)

Verengung der Aortenklappe des Herzens; syn. Aortenstenose

Ursachen

- Erworbene AKS: meist Degeneration durch Kalkablagerung bei Pat. höheren Alters
- Angeborene AKS: sekundäre Kalzifizierung bei bikuspider Aortenklappe (2 statt 3 Aortentaschenklappen)
- Rheumatische AKS: ausgelöst durch zurückliegende Streptokokkeninfektion

Symptome

- Häufig über Jahre asymptomat., Symptome oft erst bei höhergradigen Stenosen
- Leistungsfähigkeit ↓, rasche Ermüdbarkeit, Belastungsdyspnoe
- Pektanginöse Beschwerden, Schwindel bis zur Synkope
- Rhythmusstörungen
- Zeichen der Linksherzinsuffizienz: u. a. Lungenödem, Zyanose, Hypotonieneigung

Diagnostik

- Anamnese
- Klin. Untersuchung, Auskultation (spindelförmiges Systolikum)
- Rö-Thorax
- Echo, EKG, Koronarangio (insbesondere vor operativer Therapie)

Therapie

- Zunächst bedarfsgerechte medikamentöse Therapie
- Kontrolluntersuchungen je nach Stadium in bestimmten zeitl. Intervallen
- Bei kongenitaler Stenose u. zur Überbrückung bei Dekompensation bis OP ggf. Ballonvalvuloplastie
- Operativer Aortenklappenersatz:
  - < 65. Lj.: mechan. Prothese, lebenslange Marcumar®-Therapie
  - > 65. Lj.: biolog. Prothese, postop. 3 Mon. Marcumar®-Therapie

Hinweise zur Pflege

- Präop.:
  - Herz-OP ist für Pat. immer Ausnahmesituation: Pat. mit hohem Einfühlungsvermögen auf OP vorbereiten, Ängste u. Befürchtungen ernst nehmen
  - Bewegungsabläufe nach Sternotomie, Technik des Abhustens üben

Aortenklappenstenose (AKS)

- Postop.:
  - Monitoring: RR, Puls, ZVD, Atmung, O$_2$-Sättigung, Temp., Thoraxdrainagen auf Nachblutung/Durchgängigkeit u. Sog kontrollieren; Flüssigkeitsbilanzierung
  - Schmerzbeobachtung, ausreichende Schmerzmittelgabe, um Schonatmung zu vermeiden
  - Drehen u. Aufsetzen en bloc (achsengerecht), Pat. umgreift dabei mit gekreuzten Armen seinen Brustkorb
  - Schrittweise Mobilisation unter Beachtung der Herz-Kreislauf-Situation
  - Pneumonieprophylaxe u. Atemtherapie
- Bei Marcumar®-Therapie:
  - Auf Blutungen u. Hämatome achten
  - Regelm. INR-Kontrollen (INR Zielbereich: ca. 2–3)
  - I. m. Injektionen vermeiden!

Besondere Informationen

- Einteilung nach Schweregrad:
  - Leichtgradig: Klappenöffnungsfläche > 1,5 cm^2
  - Mittelgradig: Klappenöffnungsfläche 1,0–1,5 cm^2
  - Hochgradig: Klappenöffnungsfläche < 1,0 cm^2
- Sehr gute Ergebnisse bei frühzeitiger OP
- Minimal-invasive OP-Techniken bei hohem OP-Risiko mögl.
- Lebenslange Endokarditisprophylaxe (Antibiose vor operativen Eingriffen)
- Häufigste erworbene Klappenerkrankung
- Vor geplanten chirurg. Eingriffen muss unter Heparinschutz Marcumar® abgesetzt werden

- Komplikationen:
  - Ventrikuläre Herzrhythmusstörung
  - Infektiöse Endokarditis
  - Akutes Lungenödem
  - Apoplex
- Aortenklappeninsuffizienz:
  - Schlussunfähigkeit der Aortenklappe mit Teilrückfluss des Schlagvolumens in Ventrikel
  - Kongenital (u. a. bikuspide Klappe) o. erworben (u. a. Endokarditis)

Appendizitis

Entzündung des Wurmfortsatzes (Appendix vermiformis); syn. Blinddarmentzündung

Ursachen

- Meist eine vom Darm ausgehende (enterogene) bakterielle Infektion
- Begünstigende Faktoren: Verengung o. Verschluss des Appendixlumens, z. B. durch Abknickung, Narbenstränge, Kotsteine

Symptome

- Appetitlosigkeit, Übelkeit, Erbrechen, Stuhlverhalt, bei Kindern auch Durchfall
- Erhöhte Temp.: häufig typische rektal-axilläre Temp.-Differenz
- Ziehende, oft kolikartige Schmerzen in Nabelgegend, verlagern sich innerhalb weniger Std. in rechten Unterbauch, Schonhaltung
- Kleinkinder, Schwangere u. ältere Menschen weichen von klassischer Symptomfolge ab

Diagnostik

- Erschwerte Diagnosestellung durch anatomische Lagevarianten des Wurmfortsatzes u. des je nach Lebensalter variierenden Erscheinungsbildes
- Klin. Untersuchung, Palpation des Abdomens: lokaler Druck- u. Loslassschmerz am McBurney- u. Lanz-Punkt, kontralateraler Loslassschmerz sowie positives Psoaszeichen
- Blut: Entzündungszeichen (BSG ↑, CRP ↑, Leukozytose)
- Bildgebende Verfahren (z. B. Sono, Rö-Abdomen) geben weitere Hinweise, v. a. zum Ausschluss der zahlreichen DD
- Bei Frauen gyn. Untersuchung zum Ausschluss mögl. DD
- DD: Tubengravidität, Adnexitis, Pyelonephritis, Cholezystitis u. a.

Therapie

- Appendektomie (Entfernung des Wurmfortsatzes): konventionell o. minimal invasiv
- Spülung, Drainage u. Antibiotikagabe je nach OP-Befund

Hinweise zur Pflege

- Präop.: Temp.-Messung rektal u. axillar, Nahrungskarenz, Bettruhe, ggf. OP-Vorbereitung
- Postop.: Mobilisation am OP-Tag, Kostaufbau ab 1. postop. Tag, Wundversorgung

Besondere Informationen

- Komplikationen: gedeckte o. offene Perforation → diffuse Peritonitis u. Abszessbildung, bei Perforation letaler Verlauf mögl.
- Altersgipfel zwischen 10. u. 30. Lj.

Arteriosklerose

Sammelbegriff für chron. Arterienerkrankungen, die mit einer Verhärtung der Arterienwand u. Einengung des Gefäßlumens einhergehen; syn. Arterienverkalkung

Ursachen

- Ursachen nicht eindeutig geklärt
- Intima u. Endothel bzw. seiner Schädigung wird eine wichtige Rolle zugeschrieben → Schädigung führt zur Ausbildung eines Ödems u. zur Anlagerung von Blutzellen u. Lipiden (Fettstreifen) in der arteriellen Gefäßwand
- Unbeeinflussbare Risikofaktoren: höheres Lebensalter, genetische Veranlagung, männl. Geschlecht
- Beeinflussbare Risikofaktoren: Nikotinabusus, Hypertonie, Fettstoffwechselstörungen, Diabetes mellitus

Symptome

- Arterielle Gefäßverengungen u. -verschlüsse führen in nachgeschalteten Organen zu Durchblutungsstörungen bis hin zum Gewebeuntergang (Infarkt)
- Je nach Lokalisation entwickeln sich folgende Erkrankungen mit entsprechender Symptomatik:
  – Koronare Herzkrankheit (KHK)
  – Periphere arterielle Verschlusskrankheit (pAVK)
  – Akute Verschlüsse, z. B. der Bein-, Bauch- u. Leistenarterien
  – Arteriosklerotische Aneurysmen, v. a. in Bauch u. Gehirn, ischämischer Schlaganfall
  – Durchblutungsstörungen der Eingeweidearterien

Diagnostik

- Je nach Folgeerkrankung z. B. Sono, CT, MRT, Angio, Labor

Therapie

- Behandlung aller beeinflussbaren Risikofaktoren, z. B. antihypertensive Therapie, Cholesterinsenkung, Bewegung, gesunde Ernährung
- Verbesserung des arteriellen Blutflusses, z. B. durch Medikamente, rekanalisierende Verfahren wie TEA, Bypass-OP, PTCA
- Spezielle Therapie je nach Folgeerkrankung

Hinweise zur Pflege

- Beobachtung auf arterielle Durchblutungsstörungen: Durchblutung, Motorik, Sensibilität, Fuß-, Beinpulse in den Füßen/Beinen, Angina-pectoris-Beschwerden (Verweis), neurologische Auffälligkeiten
- Spezielle Pflege je nach Folgeerkrankung u. durchgeführter Therapie
- Patientenberatung über Risikofaktoren u. Möglichkeiten, diese zu minimieren
- Verweis auf Raucherentwöhnungsseminare, Ernährungs- u. Bewegungsberatung, Diabetikerschulung, Anleitung zur RR- o. Blutzuckerkontrolle
- Verbesserung der Durchblutung, z. B. durch Gefäßtraining, Lagerung, ausreichende Flüssigkeitszufuhr

Besondere Informationen

- Folgeerkrankungen der Arteriosklerose = Haupttodesursache in Industrieländern
- Äußerst komplexe pathophysiolog. Intimaveränderungen vollziehen sich über langen Zeitraum, beginnen vermutl. bereits im Jugendalter

Arthritis, rheumatoide

Chron.-entzündl. Erkrankung des Binde-, Stütz- u. Muskelgewebes; syn. chron. Polyarthritis (CP)

Ursachen

- Autoimmunreaktion v. a. gegen körpereigenes Gelenkgewebe → Gelenkinnenhaut reagiert mit Ergussbildung u. tumorähnl. Wucherung ins Gelenk → Zerstörung u. Deformierung der Gelenke
- Auslöser unbekannt; familiäre Häufung

Symptome

- Meist schubweiser Verlauf
- Abgeschlagenheit, Schwitzen, Muskelschmerzen, Morgensteifigkeit der betroffenen Gelenke (mind. 30 min andauernd)
- Gelenke: druckschmerzhaft, schmerzhaft bewegungseingeschränkt, geschwollen u. überwärmt
- Verstrichene Gelenkkonturen durch Erguss u. Weichteilschwellung
- Symmetrischer Gelenkbefall beider Körperhälften, zu Beginn meist Fingergrund- u. -mittelgelenke sowie Handgelenke, später oft auch große Gelenke, evtl. auch Wirbelsäule
- Im weiteren Verlauf charakt. Gelenkdeformationen (v. a. an Händen), Rheumaknoten, Sehnenscheiden- u. Schleimbeutelentzündungen
- Symptome, die nicht die Gelenke betreffen: Perikarditis, Lungenfibrose, Vaskulitis, Karpaltunnelsyndrom u. a.

Diagnostik

- Anamnese, klin. Bild, Rö-Befund (z. B. gelenknahe Osteoporose, Usuren)
- Blut: Entzündungszeichen (BSG ↑, CRP ↑), Rheumafaktoren in 70 % aller Fälle nachweisbar, ggf. Anti-CCP-AK u. antinukleäre AK
- Gelenk-Sono, MRT
- Synovia-Biopsie

Therapie

- Frühzeitige antientzündl. Therapie: lang wirksame Antirheumatika, Biologika
- NSAR u. Glukokortikoide zur kurzfristigen Schmerz- u. Symptomkontrolle im akuten Schub
- Basistherapie mit krankheitsmodifizierenden Medikamenten (DMARD)
- Physik. Maßnahmen, v. a. Bewegungstherapie, Massage
- Operativ: Synovektomie (Entfernung der Gelenkinnenhaut) bei rezid. Ergüssen, ggf. Gelenkersatz

Hinweise zur Pflege

- Beratung über gelenkschonendes Verhalten u. Gebrauch von Hilfsmitteln
- Beratung über Wichtigkeit von Physiotherapie: Beweglichkeit, Kräftigung der Muskulatur
- Kälteanwendungen bei akut entzündeten Gelenken; Wärmeanwendungen zwischen den entzündl. Schüben
- Ernährungsberatung: vollwertige Kost mit wenig Fleisch, Vermeidung von Über- o. Untergewicht, Rauchen, Alkohol, ggf. individuell unverträgliche Nahrungsmittel

Besondere Informationen

- Frauen 3-mal häufiger als Männer betroffen, Altersgipfel 40. Lj.
- Komplikationen:
  - Entzündl. Prozess befällt Gefäße u. innere Organe (z. B. Perikarditis, Pleuritis, Vaskulitis)
  - Sekundäre Amyloidose
  - NW der antirheumatischen Therapie
- Sonderform: juvenile chron. Arthritis, häufigste chron. rheumatische Erkrankung im Kindesalter, höchst unterschiedl. Verlauf mit Wachstumsstörungen u. Bewegungseinschränkungen

Arthrose

Degenerative Erkrankung eines o. mehrerer Gelenke

Ursachen

- Nicht entzündl. Abnutzung durch Missverhältnis zwischen Belastung u. Belastbarkeit des Gelenkknorpels
- Natürl. Alterungsprozess
- Fehl- u. Überbelastung durch: Knochenfehlstellungen, Sport, berufl. Tätigkeit, Übergewicht, Trauma

Symptome

- Anfangs: Spannungsgefühl u. Steifigkeit, wenige Min. Anlaufschmerz nach Ruhephase, Belastungsschmerz
- Fortgeschrittenes Stadium: nächtl. Schmerzen u. Ruheschmerz
- Später: Funktionseinbußen, Deformierungen, Instabilität
- Aktivierte Arthrose, wenn sich sekundär eine Entzündung aufpfropft

Diagnostik

- Anamnese u. Tastbefund
- Rö: Gelenkspaltverschmälerung, Sklerosierungen, Osteophyten, im fortgeschrittenen Stadium Zystenbildung
- Ggf. Gelenksono, Szintigr., MRT, CT

Therapie

- Symptomatisch
- Ziel: Schmerzlinderung (z. B. NSAR), Erhalt der Gelenkfunktion
- Gelenkentlastung, z. B. Abbau Übergewicht
- Physiotherapie, z. B. isometrisches Muskeltraining, Gehschule, Wärmeanwendungen (bei Entzündungen: Kälteanwendungen)
- Orthopädietechnik, z. B. Schuheinlagen, Handstock, Schienen, Bandagen
- Operativ: Gelenkersatz

Hinweise zur Pflege

- Beratung über gelenkschonendes Verhalten u. regelm. Bewegung bis zur Schmerzgrenze

Besondere Informationen

- Häufig betroffenen Gelenke: Kniegelenke (= Gonarthrose), Hüftgelenk (= Coxarthrose)
- Verlauf: zunächst Abnutzung der Gelenkknorpeloberfläche, auf Dauer Zerstörung der gesamten Knorpelschicht u. des angrenzenden Knochengewebes
- Im Gegensatz zur Arthritis sind Gelenke nicht entzündet, sondern durch Abnutzung o. Trauma zerstört

Asthma bronchiale

Anfallsweise auftretende reversible, entzündl. Atemwegsobstruktion in unterschiedl. Intensität (Stufe I–IV); syn. Bronchialasthma

Ursachen

- Entzündung der Bronchien o. bronchiale Hyperreagibilität infolge bestimmter Reize:
  - Allergisches (extrinsisches) Asthma, z. B. durch Tierhaare, Blütenpollen
  - Nicht allergisches (intrinsisches) Asthma, z. B. durch Infektion der Atemwege, chemische o. physik. Irritationen (z. B. kalte Luft, Rauch), Analgetikaasthma (z. B. nach ASS), gastroösophagealer Reflux, psychische Faktoren
  - Mischformen aus allergischem u. nicht allergischem Asthma

Symptome

- Anfallsweise Atemnot (Dyspnoe), Husten v. a. zu Anfallsbeginn, Unruhe mit Angstgefühlen
- Erschwerte, verlängerte Exspiration mit Giemen, evtl. Stridor, meist zäher Auswurf
- Alarmsymptome: Dauerspannung der Atemhilfsmuskulatur, fehlendes Atemgeräusch, Zyanose, gestaute Halsvenen, verlangsamte u. unregelm. Atmung, paradoxer Puls
- Status asthmaticus: akuter Anfall, der auf Therapie mit β_2-Sympathikomimetika nicht anspricht, lebensbedrohl.

Diagnostik

- Anamnese (auslösende Faktoren?), Auskultation
- Rö-Thorax, Lufu (Spirometrie), Ganzkörperplethysmografie, EKG
- Labor: BGA, BB, Elektrolyte
- Allergietest im anfallsfreien Intervall

Therapie

- Medikamentöse Stufentherapie:
  - Bedarfsmedikation (Stufe I): rasch wirksame inhalative β_2-Sympathikomimetika
  - Antiobstruktive Dauermedikation (Stufe II–V): inhalative Kortikosteroide, lang wirkende β_2-Sympathikomimetika, retardiertes Theophyllin, Montelukast, orale Kortikosteroide
  - Sekretolytika immer mögl.
- Auslöser erkennen u. meiden, Nikotinkarenz, Asthmaschulung
- Hyposensibilisierung bei allerg. Asthma
- Atemselbstmessung mit Peak-Flow-Gerät
- Viel Flüssigkeit zur Sekretverflüssigung (KI: Herzinsuffizienz)

Asthma bronchiale

Erstmaßnahmen bei akutem Asthmaanfall

- Pat. aufsetzen, beruhigen, möglichst keine Sedierung
- 2–4 Hübe des Bedarfmedikaments ($β_2$-Sympathikomimetika) verabreichen, ggf. nach 10–15 Min. wiederholen
- O_2-Gabe (2–4 l/Min.)
- Venösen Zugang legen, Arzneimittel nach AO vorbereiten: Glukokortikoide i. v., $β_2$-Sympathikomimetika s. c. oder i. v., ggf. Theophyllin
- BGA, Pulsoximetrie u. Vitalzeichenkontrolle
- Ggf. Bronchialsekret absaugen, ggf. Intubation u. Beatmung vorbereiten

Hinweise zur Pflege

- Erstmaßnahmen im akuten Anfall einleiten, Pat. nicht allein lassen, aufsetzen, beruhigen, Arme abstützen lassen, Kutschersitz, Lippenbremse
- In anfallsfreier Phase: Patientenberatung über atemtherapeutische Maßnahmen, Umgang mit Hilfsmitteln u. Medikamenten (z. B. Verwendung eines Dosieraerosols und Inhaliergeräts, Peak-Flow-Messgerät, Notfallspray), Teilnahme an Asthmaschulungsprogrammen, Selbsthilfegruppen, Verhalten im Notfall, Vermeidung von Rauchen/Passivrauchen, regelm. körperliche Betätigung, Möglichkeiten zur Vermeidung von Atemwegsinfekten

Besondere Informationen

- Allergisches Asthma häufig bei Kindern, nicht allergische Form gehäuft im Alter
- Komplikationen:
  – Status asthmaticus
  – Obstruktives Lungenemphysem
  – Cor pulmonale
- Prognose: bei Kindern häufig spontane Ausheilung, bei Erw. meist chron. Verlauf
- Zahl schwerer Asthmaanfälle deutl. geringer bei geschulten Asthmatikern

Aszites

Ansammlung freier Flüssigkeit in der Bauchhöhle; syn. Bauchwassersucht

Ursachen

- Symptom einer meist fortgeschrittenen Erkrankung, bei der es aufgrund verschiedener Faktoren dazu kommt, dass Flüssigkeit in die Bauchhöhle gepresst wird, z. B.: Leberzirrhose (häufigste Ursache), Rechtsherzinsuffizienz, bösartige Tumoren, Entzündungen im Bauchraum

Symptome

- Bei geringer Flüssigkeitsansammlung meist symptomlos
- Vorgewölbtes Abdomen mit verstrichener Nabelregion, evtl. Nabelbruch
- Zwerchfellhochstand, Atemnot, Schmerzen durch größere Aszitesmengen

Diagnostik

- Palpation u. Perkussion (Beklopfen) zum Nachweis größerer Aszitesmengen > 500 ml
- Sono-Abdomen ermöglicht Nachweis geringer Aszitesmengen
- CT
- Bei unklarer Ursache diagnostische Aszitespunktion zur Untersuchung der Flüssigkeit u. Laboranalyse; weitere Untersuchungen zur Ursachenklärung (Mikrobiologie, Zytodiagnostik, klin. Chemie)

Therapie

- Bettruhe, Natrium- u. Flüssigkeitsrestriktion; je nach Schwere medikamentöse Ausschwemmung mit Diuretika
- Bei erfolgloser Basistherapie entlastende Aszitespunktion, entstehenden Eiweißverlust ggf. mit Humanalbuminlösungen ausgleichen
- Bei therapieresistentem Aszites: Implantation eines peritoneovenösen Shunts zur Ableitung der Aszitesflüssigkeit ins Venensystem o. Anlage eines Kurzschlusses zwischen Pfortader u. unterer Hohlvene (transjugulärer intrahepatischer portosystemischer Shunt, TIPS)
- Behandlung der Grunderkrankung

Hinweise zur Pflege

- Unterstützung bei der Körperpflege und Mobilisation
- Gewichtskontrolle, Flüssigkeitsbilanz
- Bauchumfang tgl. an gleicher Stelle u. bei gleicher Lagerung messen
- Prophylaxen, v. a. Pneumonieprophylaxe wegen eingeschränkter Atmung

- Eiweißreiche und kochsalzarme Kost, ggf. Flüssigkeitsbeschränkung nach AO
- Assistenz bei Aszitespunktion

Besondere Informationen

- Aszites wird unterschieden nach:
  - Ursache: hepatogen (am häufigsten), kardiogen, maligne, infektiös, pankreatogen, traumatisch
  - Aussehen: serös, chylös, hämorrhagisch o. eitrig
- Schlechte Prognose bei Aszites u. Leberzirrhose
- Komplikationen: bakterielle Peritonitis

Bartholinitis

Meist einseitige Entzündung der Bartholin-Drüsen o. ihrer Ausführungsgänge im Bereich der Vulva

Ursachen

- Erreger: E. coli, Neisseria gonorrhoeae, Staphylokokken, Streptokokken, Gonokokken, Kolibakterien

Symptome

- Schmerzhafte Schwellung u. Rötung
- Schmerzen beim Sitzen u. Gehen
- Bei entzündl. Verschluss des Drüsenausführgangs → Bildung einer Retentionszyste (Bartholin-Zyste) infolge Sekretansammlung

Diagnostik

- Anamnese u. klin. Bild (Schmerzen, Schwellung, Rötung)

Therapie

- Konservative Therapie: Rotlichtbestrahlung, ggf. Antibiotikatherapie
- Operative Eröffnung der Zyste u. Vernähen der Zystenwand mit der äußeren Haut (Marsupialisation), ggf. anschließend Sitzbäder (mit Kamille o. Kaliumpermanganat)

Hinweise zur Pflege

- Postop.: regelm. Vorlagenwechsel, Genitalspülungen
- Pat. weiches Sitzkissen anbieten
- Beratung: keine übertriebene Intimhygiene, atmungsaktive Unterwäsche

Besondere Informationen

- Marsupialisation stellt eine wichtige Rezidivprophylaxe dar
- Komplikation: Infektion der Bartholin-Zyste → Abszessbildung

Borreliose

Durch Borrelia burgdorferi (Schraubenbakterien) verursachte Infektionskrankheit, die alle Organe sowie das Haut-, Nerven- u. Gelenksystem betreffen kann; syn. Lyme-Krankheit

Ursachen

- Bakterielle Infektion mit Borrelia burgdorferi
- Übertragung durch Biss einer mit Borrelien infizierten Zecke, in Mitteleuropa v. a. durch den gemeinen Holzbock (Ixodes ricinus)

Symptome

- Komplexer Krankheitsverlauf, Unterteilung in 3 Stadien:
  - 1. Stadium (Lokalinfektion): grippeähnl. Beschwerden u. schmerzlose Hautrötung, breitet sich ringförmig um Zeckenbiss aus (Erythema migrans), blasst zur Mitte hin ab
  - 2. Stadium (Ausbreitung des Erregers): Entzündungen eines o. mehrerer Gelenke (Lyme-Arthritis), Myokarditis, Meningoradikulitis Bannwarth mit Entzündung der Hirnhäute u. der Nervenwurzeln am Rückenmark, brennende Schmerzen, häufig auch einseitige Gesichtslähmung
  - 3. Stadium (chron. Infektion nach Mon. bis Jahren): entzündl. atrophisch veränderte Haut (häufig an Streckseiten der Extremitäten), chron. Gelenkentzündungen, selten chron. Neuroborreliose mit Entzündung von Gehirn u. Rückenmark
- Häufig atypische Verläufe, nur in wenigen Fällen wird jedes Stadium durchlaufen

Diagnostik

- Anamnese, klin. Bild (v. a. im Frühstadium): Zeckenbiss? Erythema migrans?
- Blut, Liquor o. Gelenkpunktat: AK-Nachweis gegen Borrelien (v. a. im Frühstadium nicht ausreichend zuverlässig)

Therapie

- Antibiotische Therapie je nach Stadium, z. B. mit Doxycyclin o. Ceftriaxon

Hinweise zur Pflege

- Zecke möglichst rasch mit Pinzette o. Zeckenzange entfernen → kein Öl o. Klebstoff verwenden, verstärkt den Ausstoß des erregerhaltigen Darminhaltes der Zecke
- Immer Arzt aufsuchen nach (V. a.) Zeckenbiss o. unklaren Hautrötungen/Wanderröte nach Aufenthalt in der Natur

Besondere Informationen

- Inkubationszeit: für das 1. Stadium 1–6 Wo.
- Weltweit die am häufigsten durch Zecken übertragene Krankheit
- Besondere Gefährdung in Waldgebieten, v. a. im Sommer u. Herbst
- Prognose: bei sofortiger Behandlung gut
- Prophylaxe: lange Hosen und Socken tragen, nicht direkt ins hohe Gras setzen, Insektenschutzmittel, Körper auf Zeckenbisse inspizieren

Botulismus

Meldepflichtige schwere lebensbedrohl. Vergiftung (Intoxikation) durch Clostridium-botulinum-Toxin

Ursachen

- Toxine des sporenbildenden Bakteriums Clostridium botulinum: beim Menschen v. a. Typ A u. B → blockieren Signalübertragung zwischen Nerven u. Muskeln
- Meist Aufnahme des Giftes durch Verzehr kontaminierter Lebensmittel
- Inhalation der Toxine
- Selten Wundbotulismus o. Säuglingsbotulismus, durch Aufnahme der nur für Kleinkinder gefährl. Sporen des Botulinumtoxins (oft in Honig)

Symptome

- Botulinumtoxin blockiert Freisetzung von Acetylcholin in peripheren Nervenendigungen → neuromuskuläre Blockade → Lähmungserscheinungen entsprechender Muskeln:
  - Augenmuskulatur (Doppelbilder, Augenflimmern, Pupillen erweitert), später Lippen-, Zungen-, Gaumen- u. Kehlkopfmuskel einhergehend mit Sprachstörungen, Schluckbeschwerden u. Mundtrockenheit
  - In schweren Fällen vom Kopf absteigende Ausbreitung der Lähmung auf die Muskulatur der Extremitäten u. Rumpf
  - Zwerchfelllähmung → Ateminsuffizienz
- Bei lebensmittelbedingtem Botulismus: Übelkeit, Erbrechen, Durchfall, Bauchkrämpfe
- Während des gesamten Verlaufs sind die Pat. bei vollem Bewusstsein

Diagnostik

- Verdachtsdiagnose durch Anamnese u. klin. Bild
- Toxinnachweis im Blut, Stuhl o. ggf. in kontaminierten Lebensmitteln

Therapie

- Unverzügl. Gabe eines Antitoxins, Magenspülung, Laxantiengabe
- Symptomatische Therapie: ggf. künstl. Ernährung u. Beatmung

Hinweise zur Pflege

- Intensivmedizinische Überwachung, Patientenzimmer evtl. abdunkeln
- Je nach Schwere der Symptomatik Unterstützung bei den Lebensaktivitäten, notwendige Prophylaxen durchführen, z. B. Aspirationsprophylaxe bei Schluckstörungen

Besondere Informationen

- Inkubationszeit: 12–36 Std.
- Komplikationen:
  – Lähmung der Atemmuskulatur
  – Herzstillstand
- Prognose: mit Einführung des Antitoxins Senkung der Sterblichkeitsrate von 90 % auf 10–15 %
- Lähmungserscheinungen der Muskulatur bilden sich nur langsam über Mon. zurück
- Prophylaxe: aufgetriebene Konservendosen nicht öffnen u. verzehren; Botulinumtoxin wird durch Kochen zerstört
- Säuglinge < 12 Mon. sollten keinen Honig erhalten
- Meldepflichtig nach dem IfSG bei Verdacht, Krankheit, Tod

Bronchialkarzinom

Bösartiger Tumor der Bronchien, ausgehend vom Epithel der Bronchialschleimhaut; syn. bronchogenes Karzinom, Lungenkrebs

Ursachen

- Inhalation von Zigarettenrauch (85 % aller Fälle), auch passiv
- Inhalation anderer Noxen, z. B. Asbest, Uran, Chrom, Ruß, Radon
- Genetische Veranlagung

Symptome

- Keine Frühsymptome, i. d. R. sind Erstsymptome Spätsymptome
- Chron. Husten, später auch Hämoptysen (Bluthusten), rezid. pulmonale Infekte
- Dyspnoe, Leistungsabfall, Gewichtsverlust, Fieber, Nachtschweiß
- Paraneoplastische Symptome durch hormonelle Tumoraktivität, z. B. Cushing-Syndrom
- Schmerzen u. Symptome je nach Wachstum (Heiserkeit bei Infiltration des Nervus recurrens) u. Metastasierungsort (Knochen, Gehirn, Leber, Herz, Nebenniere)

Diagnostik

- Anamnese, klin. Bild
- Rö-Thorax, CT, Bronchoskopie mit PE
- Metastasensuche: Schädel-CT, Sono, Knochenszintigramm, Mediastinoskopie, PET
- Präop. Lufu
- Tumormarker (NSE, CYFRA 21–1, CEA) zur Verlaufskontrolle

Therapie

- Stadium u. Art des Tumors therapieentscheidend:
- ⅔ aller Pat. sind bei Diagnosestellung bereits inoperabel
- Kurativ: chirurg. im Frühstadium u. bei nicht kleinzelligen Karzinom → Lobektomie, Pneumektomie (postop. ggf. Strahlentherapie)
- Kleinzellige Karzinome sind selten kurativ zu behandeln, meist Kombinations-Chemotherapie mit anschließend Strahlentherapie
- Palliative Therapien: Laser-, Chemo-, Strahlentherapie, ggf. palliative OP, endobronchiale Stent-Implantation, unterstützende Begleitmedikation
- Schmerztherapie
- Maßnahmen zur Verbesserung der Lebensqualität, z. B. Physiotherapie, Heimsauerstoff

Hinweise zur Pflege

- Betroffene werden meist unerwartet mit Diagnose konfrontiert, entsprechend einfühlsame psychische Betreuung u. Unterstützung bei seelischer Verarbeitung erforderl., Vermittlung weiterer Ansprechpartner, z. B. Seelsorger
- Prophylaxen, v. a. Pneumonieprophylaxe, Unterstützung bei den Lebensaktivitäten bei Erhalt größtmögl. Mobilität u. Selbstständigkeit
- Grundsätze der onkolog. Pflege beachten, z. B. Ängste ernst nehmen, Gesprächsbereitschaft, Ruhe nach therapeutischen Maßnahmen, Maßnahmen bei Haut- und Schleimhautveränderungen, Strahlenkater bei Bestrahlung, Maßnahmen bei NW der Chemotherapie, z. B. Haarausfall, Übelkeit und Erbrechen, Infektionsgefahr
- Bei operativer Therapie: engmaschige Atmungskontrolle, Überwachung/Pflege der Thoraxdrainagen, Atemtherapie, Lagerung (bei Pneumonektomie: Oberkörperhochlagerung im Wechseln mit Lagerung auf der operierten Seite; bei Lobektomie, Segmentresektion: Oberkörperhochlagerung im Wechsel mit Lagerung auf nicht-operierte Seite), stufenweise Mobilisation
- Im fortgeschrittenen Stadium palliativpflegerische Maßnahmen, z. B. ausreichende Schmerztherapie, atemerleichternde Lagerung

Besondere Informationen

- Häufigster bösartiger Tumor (25 % aller Krebstodesfälle), Männer häufiger betroffen als Frauen
- Nach Zellart werden unterschieden:
  - Kleinzelliges Bronchialkarzinom (25 %)
  - Plattenepithelkarzinom (40 %)
  - Adenokarzinom (25 %)
  - Großzelliges Bronchialkarzinom (10 %)
- Prognose: 5-Jahres-Überlebensrate beträgt nur 5 %; auch bei kurativer Therapie ≤ 25 %

Bronchiektasen

Irreversible Ausweitungen der großen Bronchien, in denen sich vermehrt Sekret ansammeln kann

Ursachen

- Erworbene Form:
  - Folge frühkindl. Infektionen, z. B. Masern, Keuchhusten
  - Infolge chron. obstruktiver Bronchitis u. Pneumonie
  - Stenose der Bronchien, z. B. durch Tumor, Fremdkörper, tuberkulöse LK
- Angeborene Form:
  - Fehlbildung des Bronchialbaums
  - Erbkrankheiten, z. B. Mukoviszidose, Kartagener-Syndrom

Symptome

- Ständiger Husten, häufig mit Hämoptysen (Bluthusten)
- Übel riechender Auswurf (maulvolle Expektoration, Drei-Schichten-Sputum), besonders morgens
- Rezid. Infekte
- Uhrglasnägel, Trommelschlegelfinger
- Herzinsuffizienz (Rechtsherzinsuffizienz)

Diagnostik

- Anamnese, klin. Bild
- Rö-Thorax, CT, Lungenfunktion
- Bronchoskopie mit Keimanalyse: häufig nachweisbar Haemophilus influenzae, Klebsiella pneumoniae, E. coli, Pneumokokken u. a.

Therapie

- Physiotherapie mit Sekretdrainage
- Antibiotikatherapie nach Antibiogramm, medikamentöse Schleimlösung
- Ggf. operative Sanierung: Resektion eines Lungensegments o. -lappens

Hinweise zur Pflege

- Sekretmanagement: Atemgymnastik, sekretlösende Maßnahmen, z. B. Inhalationen, ausreichende Flüssigkeitszufuhr, Drainagelagerungen, Vibrationsmassage
- Unterstützung beim Abhusten, Anleitung zu geeigneten Hustentechniken, ggf. endotracheales Absaugen

Besondere Informationen

- Komplikationen:
  - Cor pulmonale
  - Pneumonien
  - Thoraxempyem
- Prophylaxe: Impfung gegen Influenza (jährl.), Pneumokokkenimpfung (alle 5 Jahre)

Bronchitis

Akute o. chron. Entzündung der Bronchialschleimhaut mit unterschiedl. Genese

Ursachen

- Akute Bronchitis:
  - Meist virale, selten bakterielle Infektion
  - Chlamydien, Mykoplasmen
  - Im Rahmen anderer Erkrankungen, z. B. Masern, Keuchhusten, Scharlach
  - Selten: Reizstoffe (Gase, Stäube), Pilze
- Chron. Bronchitis:
  - Schädigung der Bronchialschleimhaut über längeren Zeitraum, zu 90 % durch Rauchen
  - Inhalative Belastungen durch Reizgase
  - Feucht-kalte Witterung

Symptome

- Akute Bronchitis: schmerzhafter Reizhusten, zäher Auswurf, allg. Krankheitsgefühl (z. B. Kopf-, Glieder-, Muskelschmerzen), Fieber, Frösteln
- Chron. Bronchitis: sog. Raucherhusten (schleimig-weißer Auswurf) ohne weitere Beschwerden, später Obstruktion, zunehmend Belastungsdyspnoe, Leistungsabfall, infektiöse Exazerbationen

Diagnostik

- Klin. Bild, Lungenauskultation (brummende, giemende Rasselgeräusche), ggf. Keimanalyse mittels Sputumabstrich
- Bei chron. Form zusätzl.: Lufu, Rö-Thorax, BB, Sputumuntersuchung, BGA
- Ausschluss eines Bronchialkarzinoms

Therapie

- Sekretolyse, z. B. Mukolytika, Inhalationen
- Hustendämpfende Medikamente behindern Abhusten des infektiösen Schleims → nur in Ausnahmefällen indiziert
- Nikotinkarenz
- Antibiotika bei bakterieller Infektion
- Bei chron. Form zusätzl.:
  - Antiobstruktive Bedarfs- o. Dauertherapie nach Stufenplan, z. B. β_2-Sympathikomimetika, Anticholinergika, inhalative Glukokortikoide, ggf. O_2-Dauertherapie
  - Pneumokokken- u. Influenzaimpfung, Physiotherapie: Atem- u. Hustentechnik

Hinweise zur Pflege

- Symptomatische Maßnahmen bei akuter Bronchitis: Hustenreiz lindern (z. B. Hustenbonbons lutschen, warme Getränke), zähen Schleim verflüssigen (z. B. Husten- und Bronchialtee, reichlich Flüssigkeitszufuhr, Inhalation, Brustwickel, Einreibung), Fieber senken (z. B. Wadenwickel), körperliche Schonung
- Chron. u. chron.-obstruktive Bronchitis ➢ COPD, ➢ Lungenemphysem

Besondere Informationen

- Akute Virusbronchitis heilt i. d. R. folgenlos aus
- Chron. Bronchitis ohne Obstruktion reversibel
- Chron. Bronchitis besteht gemäß WHO, wenn in 2 aufeinander folgenden Jahren während mind. 3 Mon. Husten u. Auswurf besteht
- Komplikationen chron. Bronchitis: Ateminsuffizienz, Cor pulmonale, Pneumothorax, pulmonale Hypertonie, Pneumonien, Lungenabszess, Bronchiektasen

Cholelithiasis

Konkremente in der Gallenblase (Cholezystolithiasis) u./o. den Gallengängen (Choledocholithiasis); syn. Gallensteinerkrankung

Ursachen

- Mit kristallbildenden Substanzen übersättigte Gallenflüssigkeit, z. B. Cholesterin, Bilirubin
- Längeres Verweilen der Galle in der Gallenblase bei geringer Gallenblasenbeweglichkeit
- Risikofaktoren (6F-Regel: **f**emale, **f**air, **f**at, **f**orty, **f**ertile, **f**amily):
  - Weibl. Geschlecht
  - Blond
  - Adipositas
  - Zunehmendes Alter (> 40. Lj.)
  - Schwangerschaften
  - Erbl. Disposition
  - Diabetes mellitus
  - Fettreiche, ballaststoffarme Ernährung

Symptome

- Meist asymptomatisch (ungefähr 75 %)
- Völlegefühl, Blähungen, Druckschmerz im rechten Oberbauch, Fettunverträglichkeit
- Gallenkolik bei Steinaustreibung in den Ductus cysticus o. Ductus choledochus: heftige krampfartige Schmerzen mit Ausstrahlung in Rücken, Schweißausbruch, Übelkeit, Erbrechen, evtl. Kreislaufkollaps, ggf. Temp. ↑
- Ikterus

Diagnostik

- Anamnese (Koliken? Risikofaktoren?) u. Palpation
- Sono, ERCP, CT, Kontrastmitteluntersuchungen
- Blut: bei Entzündung der Gallenblase BSG ↑, CRP ↑, Leukozytose, Bilirubin ↑, AP ↑ u. γ-GT ↑
- DD: Nierenkoliken, Pankreatitis, Myokardinfarkt, Ileus

Therapie

- Keine Therapie bei stummen Gallensteinen, Ausnahme: Porzellangallenblase
- Gallenkolik: Spasmolytika (Buscopan®), Schmerzmittel (z. B. Dolantin®), Nahrungskarenz, später fettarme Kost, bei anhaltender Symptomatik ggf. Früh-OP
- Bei gleichzeitiger Gallenblasenentzündung (Cholezystitis) Antibiotikagabe
- Operative Entfernung der Gallenblase (Cholezystektomie) im beschwerdefreien Intervall, laparoskopisch o. konventionell

- ERCP (endoskopisch retrograde Cholangiopankreatikografie) ggf. mit Entfernung der Steine in den Gallenwegen
- Lyse (medikamentös)
- ESWL (extrakorporale Stoßwellenlithotrypsie)

Hinweise zur Pflege

- Bei Gallenkolik: Vitalzeichenkontrolle, Schmerzverlauf kontrollieren, Schmerzmittelgabe nach AO, Bettruhe, Nahrungskarenz, Knierolle zur Bauchdeckenentspannung
- Bei Cholezystektomie: allg. postop. Überwachung, Frühmobilisation, Beobachtung auf Schmerzen und Ikteruszeichen, Kostaufbau nach AO: Verträglichkeit, Appetit
- Bei liegender T-Drainage: Beobachtung auf Durchgängigkeit, Menge der Gallenflüssigkeit; Beutel unter Patientenniveau bis Gallenfluss deutlich rückläufig, dann intermittierend abklemmen/über Patientenniveau

Besondere Informationen

- Mehrzahl der Steine bilden sich in Gallenblase, Steine in Gallenwegen meist Folge einer Steinaustreibung
- Komplikationen je nach Lokalisation der Steine:
  - Akute Cholezystitis
  - Gallenwegsentzündung (Cholangitis)
  - Verschlussikterus
  - Gallenblasenhydrops
  - Empyem
  - Gallenblasenperforation mit Peritonitis
  - Akute biliäre Pankreatitis
  - Porzellangallenblase

Chronisch obstruktive Lungenerkrankung (COPD)

Chron. Lungenkrankheit mit nicht vollständig reversibler Obstruktion d. Atemwege infolge einer chron. Bronchitis u./o. eines Lungenemphysems, syn. chronic obstructive lung disease (COLD)

Ursachen

- Langjähriger Zigarettenkonsum
- Umweltverschmutzung, z. B. Schwefeldioxid
- Inhalation anderer Schadstoffe, z. B. Feinstaub
- Selten erbliche Faktoren, z. B. α1-Antitrypsin-Mangel
- Ernährung, z. B. Nitrit

Symptome

- Husten mit schleimig-weißem Auswurf, v. a. morgens
- Belastungsdyspnoe, oft anfallsartig
- Zyanose
- Häufige bronchopulmonale Infekte → infektbedingte Verschlechterung (Exazerbationen)
- Später Gewichtsabnahme (pulmonale Kachexie), Muskelschwäche

Diagnostik

- Klin. Bild
- Labor: BB (Polyglobulie? Entzündungszeichen?), BGA ($O_2 \downarrow$, $CO_2 \uparrow$)
- Mikrobiolog. Untersuchung des Sputums
- Rö-Thorax, Lungenfunktionsprüfung

Therapie

- Raucherentwöhnung, Vermeidung von Schadstoffen
- Individuelles körperl. Training, Atemtherapie
- Sekretlösende Maßnahmen: Inhalation, Sekretolytika
- Medikamentöse Therapie n. Stufenplan:
  - **Stufe 1** (leicht): kurzwirksame β_2-Mimetika b. Bedarf
  - **Stufe 2** (mäßig schwer): zusätzl. langwirksame β_2-Mimetika u./o. Anticholinergika regelm.
  - **Stufe 3** (schwer): zusätzl. inhalative Glukokortikoide regelm.
  - **Stufe 4** (sehr schwer): zusätzl. O_2-Langzeittherapie, evtl. intermittierend nichtinvasive Selbstbeatmung, chirurg. Maßnahmen prüfen
- Antibiotikatherapie bei Infekten
- Rehabilitationsmaßnahmen

Hinweise zur Pflege

- Ressourcenorientierte Pflege
- Atemtherapie ohne und mit Atemtherapiegeräten: einfache Atemübungen, Kontaktatmung, dosierte Lippenbremse, PEP-Geräte/Ausatmen gegen Widerstand, SMI-Trainer, EzPAP®, CPAP-Atmung, NIV-Beatmung

Chronisch obstruktive Lungenerkrankung (COPD)

- Atemunterstützende und -erleichternde Positionen, z. B. Dehnlagerungen, Kutschersitz, Sitzen mit abgestützten Armen
- Sekretmanagement: ausreichende Flüssigkeitszufuhr, Inhalationen, Abklopfen/Vibration, oszillierende PEP-Geräte, produktive Abhustentechnik, evtl. endotracheales Absaugen
- Verbesserung der Oxygenierung durch Sauerstoffgabe o. Langzeitsauerstofftherapie
- Vermeiden von Komplikationen/Exazerbationen durch angeordnete antiobstruktive Therapie und Pneumonieprophylaxe
- Beobachtung auf Atmung/Atemnot, Husten, Sputum, Vitalzeichen, Hautfarbe, Ödembildung, Bewusstsein (Hyperkapnie), Infektanzeichen
- Anleitung des Pat. im Umgang mit Dosieraerosolen u. Peak-Flow-Meter
- Bei Exazerbation O_2-Gabe, BGA, Einleitung NIV n. AO
- Beratung zur Lebensführung (Raucherentwöhnung, Gewichtsnormalisierung, gezielter Muskelaufbau, Noxen u. Kälte meiden); Kontakt zu Selbsthilfegruppen

Besondere Informationen

- Häufigste chron. Lungenerkrankung; jeder 2. Raucher > 40 Jahre hat chron. Bronchitis
- Komplikationen:
  - Hb ↑ durch Hypoxie (Polyglobulie)
  - Cor pulmonale
  - Lungenemphysem → Überblähung von Lungengewebe mit Elastizitätsverlust, irreversibler Zerstörung von Alveolen u. Bildung von Emphysemblasen
- Influenza-, Pneumokokkenimpfung
- Stadieneinteilung (0-IV)

Colitis ulcerosa

Geschwürige chron. Entzündung der Dickdarmschleimhaut

Ursachen

- Ursache ungeklärt
- Diskutiert werden: genet. Veranlagung, immunolog. u. psychosomatische Faktoren

Symptome

- Blutig-schleimige Durchfälle mit krampfartigen Schmerzen (Tenesmen) bis zu 30-mal tgl.
- Allgemeinsymptome:
  - Fieber
  - Appetitlosigkeit
  - Übelkeit
  - Gewichtsabnahme
- Lokale Symptome:
  - Oberflächl. Ulzerationen
  - Kryptenabszesse
  - Später Schleimhautatrophie
- Meist chron. rezid. Verlauf mit vorübergehender Abheilung (Remission), auch chron. kontinuierl. o. akut fulminanter Verlauf mögl. o. toxisches Megacolon

Diagnostik

- Anamnese, körperl. Untersuchung, Sono
- Rekto-/Koloskopie mit Biopsie u. histolog. Untersuchung
- Blut: Entzündungszeichen (BSG ↑, CRP ↑, Leukozytose, Anämie)
- Stuhlkultur u. Serologie zum Ausschluss infektiöser Ursachen, z. B. Salmonellen
- DD: Kolitis anderer Ursache, Morbus Crohn, Divertikulitis

Therapie

- Im akuten Schub:
  - Medikamentös: 5-Aminosalicylsäure (5-ASA) o. Sulfasalazin, ggf. Glukokortikoide, bei fulminantem Verlauf Immunsuppressiva Cyclosporin A o. Azathioprin
  - Ausgleich der Elektrolyt- u. Flüssigkeitsverluste
  - Diätetisch: ballaststofffreie Diät, niedermolekulare o. parenterale Ernährung, laktosefreie Kost bei Unverträglichkeit
- In Remission: 5-ASA o. Sulfasalazin über Jahre
- Operativ: bei Komplikationen o. erfolgloser konservativer Therapie komplette Proktokolektomie mit ileoanalem Pouch (kontinenzerhaltend) o. Ileostomaanlage
- Komplementär, z. B. Probiotika (E. coli Nissle), Psychotherapie, TCM

Hinweise zur Pflege

- Psychische Betreuung und Strategien zur Krankheitsbewältigung, Kontakt zu Selbsthilfegruppen vermitteln
- Patientenbeobachtung: Vitalzeichen, Temperatur, Stuhlgang, perianale Haut, Schmerzen, Gewicht, Zeichen von Dehydration
- Ggf. Überwachung der Infusionstherapie
- Je nach Aktivität u. Schwere der Erkrankung Hilfe bei Körperpflege (v. a. Analpflege) u. Prophylaxen
- Applikation der Medikamente je nach Ausdehnung: rektal bei Befall bis zur linken Flexur, systemisch bei Befall über linke Flexur hinaus
- Ernährungsberatung: langsamer Kostaufbau mit kohlenhydratreichen Nahrungsmitteln, dann Eiweiß dazu, zuletzt Fette; eine spezielle Diät gibt es nicht, Pat. muss ausprobieren, was er verträgt; ggf. zusätzliche Multivitamin- und Mineralpräparate
- Prä- und postop. Pflege nach Darm-OP, Anleitung zur Stomaversorgung

Besondere Informationen

- Manifestation im 20.–40. Lj.
- Beginn der Entzündung meist im Rektum, Ausbreitung nach proximal, selten bis ins Ileum; Entzündung auf Mukosa u. Submukosa begrenzt
- Komplikationen:
  - Ulzerationen mit Blutungen
  - Abszesse
  - Toxisches Megakolon mit septischem Krankheitsbild (absolute OP-Indikation)
  - Erhöhtes Kolonkarzinomrisiko (Präkanzerose)
  - Amyloidose
- Nach vollständiger Entfernung des Dickdarms keine Beschwerden mehr

Cor pulmonale

Durch Erkrankungen der Lunge bedingte pulmonale Hypertonie mit Rechtsherzbelastung u. nachfolgender Hypertrophie (später auch Dilatation) der rechten Herzkammer

Ursachen

- Akutes Cor pulmonale: plötzl. Druckanstieg im Lungenkreislauf, oft bei Lungenembolie, seltener bei Status asthmaticus u. Spannungspneu
- Chron. Cor pulmonale: langfristig bestehende Widerstandserhöhung im Lungenkreislauf (pulmonale Hypertonie), verursacht durch chron. Lungenerkrankungen, z. B. chron. Bronchitis, Sarkoidose, Lungenfibrose, Mukoviszidose
- Nur pulmonal bedingte Widerstandserhöhungen lt. WHO-Definition Cor pulmonale

Symptome

- Akutes Cor pulmonale:
  - Dyspnoe, Tachykardie, atemabhängige Thoraxschmerzen, Husten
  - Bei schwerem Verlauf kardiogener Schock mit tödl. Rechtsherzversagen mögl.
- Chron. Cor pulmonale:
  - Anfangs geringe Beschwerden: Leistungsschwäche, Dyspnoe, Schwindel, Thoraxschmerzen
  - Später Zeichen der Rechtsherzinsuffizienz: Husten, gestaute Halsvenen, Beinödeme, Leberstauung, Aszites

Diagnostik

- EKG, Rö-Thorax, Echo, Lufu, Rechtsherzkatheter, CT, Sauerstoffsättigung, Lungenfunktion
- Bei akutem Cor pulmonale zum Ausschluss o. Nachweis einer Lungenembolie auch Perfusionsszintigrafie u. Pulmonalisangio
- Ggf. Rechtskatheteruntersuchung
- DD: Myokardinfarkt

Therapie

- Behandlung der Grunderkrankung u. Folgeerscheinungen:
- Chron. O_2-Mangel: O_2-Langzeittherapie, nasale CPAP-Atmung
- Herzinsuffizienztherapie
- Antikoagulation bei rezid. Lungenembolien

Cor pulmonale

- Medikamentös, z. B. Kalziumantagonisten, Prostazyklinderivate, Phosphodiesterase-5-Inhibitoren (Sildenafil) zur Senkung des pulmonalen Drucks
- Akutes Cor pulmonale: Akutthrombolyse, Notfallembolektomie (hohe Letalität!), ggf. Beatmung

Hinweise zur Pflege

- Akutes Cor pulmonale
  - Arzt verständigen, Herzbettlagerung, Pat. beruhigen, Sicherheit vermitteln
  - Hoch dosierte O_2-Gabe über Nasensonde o. Maske mit Reservoirbeutel 4–6 l/Min.
  - Vitalzeichenkontrolle, Reanimationsbereitschaft
- Chron. Cor pulmonale ≫ Herzinsuffizienz

Besondere Informationen

- Einteilung des Cor pulmonale nach:
  - Klin. Verlauf: akut o. chron.
  - Schweregrad: Stadium I–III
  - Auftreten: latent o. manifest
- Pulmonale Hypertonie: Erhöhung des mittleren Pulmonalarteriendrucks auf ≥ 20 mmHg

Cushing-Syndrom

Störung der NNR-Funktion mit Erhöhung von Kortisol im Blut; syn. Morbus Cushing

Ursachen

- Iatrogenes Cushing-Syndrom: Glukokortikoid-Dauertherapie (am häufigsten)
- Zentrales Cushing-Syndrom: NNR-Hyperplasie u. -überfunktion durch vermehrte Ausschüttung von ACTH:
  - Tumor des Hypophysenvorderlappens
  - Paraneoplastisch, v. a. bei Bronchialkarzinom
- Peripheres Cushing-Syndrom
  - NNR-Adenom
  - NNR-Karzinom

Symptome

- Leistungsabfall, Müdigkeit, Schwäche
- Stammfettsucht, Fettansammlung im Nacken, Vollmondgesicht
- Bindegewebsatrophie, Striae rubrae (dunkelrote breite Streifen der Haut)
- Muskelschwäche v. a. der proximalen Extremitäten
- Osteoporose, Knochenumbau
- Depression
- Fettige Haut, Akne

Diagnostik

- Labor:
  - Kortisolspiegel im Blut ↑
  - Kortisolbestimmung im 24 Std.-Urin
  - Dexamethasonhemmtest, CRH-Test
  - BZ ↑, Leukozytose, Thrombozyten ↑, Hb ↑
- Sono, CT, MRT

Therapie

- Nicht-iatrogen: chirurg. (Adrenalektomie), ggf. Strahlenbehandlung
- Postop. Substitution von Glukokortikoiden
- Bei Inoperabilität o. zur Überbrückung: Hemmung Hormonsynthese, z. B. Ketoconazol + Octreotid

Hinweise zur Pflege

- Psychische Unterstützung (verändertes Aussehen, Depressionen)
- Kontakt zu Selbsthilfegruppen
- Blutdruck-, Temperatur- und Blutzuckerkontrollen
- Sorgfältige Hautpflege, auf Verletzungen u. Wunden achten, mechanische Belastungen, z. B. durch Pflaster, vermeiden
- Ernährungsanpassung
- Infektions- u. Thromboseprophylaxe

Besondere Informationen

- Prognose v. a. von Grunderkrankung abhängig

Demenz

Organisch bedingter fortschreitender Verlust geistiger Fähigkeiten mit Gedächtnis-, Wahrnehmungs- u. Denkstörungen

Ursachen

- Alzheimer-Demenz (50–60 %): unklare Ursache
- Vaskuläre Demenz (20 %) = Sammelbegriff für Gehirnschädigung durch Gefäßerkrankungen:
  - Multiinfarktdemenz: viele kleine Ischämien (multiple Infarkte) als Folge einer Schädigung d. hirnversorgenden Gefäße
  - Binswanger-Enzephalopathie: Gefäßschäden durch langjährige Hypertonie
  - Selten: Vaskulitis
- Mischformen von Alzheimer- u. vaskulärer Demenz
- Demenz i. R. anderer Erkrankungen, z. B. Creutzfeld-Jakob-Krankheit
- Selten: genetische Ursachen

Symptome

- Gedächtnisstörungen
- Kognitive Störungen → Störung von Orientierung, abstraktem Denken o. Urteilsfähigkeit
- Veränderung von Verhalten, Persönlichkeit → Unruhe, Aggressionen
- Neurolog. → Gangstörungen, Reflexstörungen
- Inkontinenz
- Später zunehmender körperl. Verfall u. Gewichtsverlust

Diagnostik

- Standardisierte Tests: Mini-Mental-Status-Test, Uhrzeit-Zeichnen-Test
- Psychiatr. Untersuchung zum Ausschluss anderer organischer o. psych. Erkrankungen (z. B. Schilddrüsenerkrankungen, Depression)
- Labor: BSG, BB, BZ, Elektrolyte, Leberwerte, TSH, ggf. Medikamentenspiegel
- CT, MRT, evtl. PET
- Ggf. genetische Diagnostik

Therapie

- Behandlung von Risikofaktoren, z. B. Therapie einer arteriellen Hypertonie
- Medikamentöse Verbesserung d. Hirnleistung
  - Cholinesterasehemmer, z. B. Rivastigmin (Exelon®)
  - Memantine, z. B. Axura®
- Symptomat. Therapie mit Psychopharmaka bei Depression, Unruhe, Aggressionen
- Kontinenztraining

Hinweise zur Pflege

- Pflege von Demenzkranken erfordert Geduld u. Einfühlungsvermögen u. kann für Pflegende eine schwere Belastungsprobe sein
- Grundsätze:
  - Aktivierende, auf Stärken d. Erkrankten ausgerichtete Pflege, ohne zu überfordern
  - Zeit geben, klar strukturierter, möglichst auf die individuellen Bedürfnisse abgestimmter Tagesablauf notwendig; Zeitdruck führt zur Aggression beim Pat.
  - Bezugspflege statt Funktionspflege
  - Zeitl. u. räuml. Orientierungshilfen, z. B. Symbole, Farben, Kalender, Uhren, Fotos
  - Biografiearbeit; Anknüpfen an feste Gewohnheiten → Sicherheit, Vertrauen für Pat.
  - Spezielle Konzepte einsetzen, z. B. validierendes Arbeiten n. Naomi Feil, Dementia Care Mapping nach Tom Kidwood, Erinnerungspflege und Biografiearbeit, Realitätsorientierungstraining u. a. – spezielle Schulung für Pflegende notwendig
  - Kommunikationsregeln beachten, kein Korrigieren, Ablenken, Herunterspielen von Gefühlen, Tadeln, Nachbohren; Betroffenen möglichst von vorne mit Namen ansprechen, auf Augenhöhe begeben, Körperkontakt aufnehmen, z. B. Hand geben, Äußerungen respektieren, in kurzen Sätzen sprechen, nicht in Kindersprache verfallen, an kognitive Fähigkeiten des Pat. anpassen
  - Angehörige in Pflege einbeziehen u. beraten; Selbsthilfegruppen vermitteln
  - Ernährungssituation und Gewicht überwachen; Konstanz schaffen, z. B. durch gleich bleibende Essenszeiten, Rituale, Lieblingstasse, fester Sitzplatz; Essbiografie und Lieblingsgetränke, -essen anbieten, ruhige Atmosphäre beim Essen, Ablenkung vermeiden, Fingerfood anbieten, Essstationen (Eat-by-Walking); Trinkrituale, feste/regelm. Trinkzeiten, auch mal besondere Getränke anbieten; sorgfältig und multiprofessionell das Für und Wider einer PEG abwägen

Besondere Informationen

- Derzeit gibt es ca. 1,3 Millionen an Demenz Erkrankte in Deutschland
- Aufgrund demografischer Entwicklung: voraussichtl. Verdopplung dieser Zahl bis zum Jahr 2050

Descensus uteri

Tiefertreten des Uterus aufgrund einer Schwäche des bindegewebigen Halteapparates; syn. Gebärmuttersenkung

Ursachen

- Beckenbodeninsuffizienz u. bindegewebige Schwächung des Halteapparates der Gebärmutter, z. B. durch Geburten, Übergewicht, körperl. Anstrengung, alters- o. anlagebedingte Bindegewebsschwäche
- Durch anatomische Verbindung mit Uterus u. Vagina können Harnblase u. Rektum mit heruntergezogen werden → Zystozele (Blasenvorfall) o. Rektozele (Vorfall des Enddarms)

Symptome

- Druckgefühl nach unten, unspezifische Unterbauch- u. Rückenschmerzen, Geh- u. Sitzbehinderung, Fluor
- Bei Zystozele: Neigung zu Harnwegsinfekten, Miktionsbeschwerden, Harninkontinenz
- Bei Rektozele: Neigung zur Obstipation

Diagnostik

- Klinik, gyn. Untersuchung (Senkung ist sichtbar)

Therapie

- Konservativ: Beckenbodengymnastik, Östrogenzufuhr bei älteren Frauen, Scheidenpessar bei inoperablen Pat.
- Operative Rekonstruktion des Beckenbodens: vordere o. hintere Scheidenplastik (Kolporrhaphie), vaginale Hysterektomie

Hinweise zur Pflege

- Prä- und postop. Pflege bei OP an Uterus und Vagina
- Motivation zur dauerhaften Beckenbodengymnastik, ggf. auch mit sog. Scheidenkegeln
- Schweres Heben vermeiden
- Obstipationsprophylaxe, um starkes Pressen zu vermeiden
- Maßnahmen bei Harninkontinenz

Besondere Informationen

- Schwere Verlaufsformen: partieller o. totaler Uterusprolaps:
  - Partialprolaps: Scheidenwände u. Uterus sinken teilweise vor die Vulva
  - Totalprolaps: Uterus tritt vollständig aus dem Scheideneingang hervor
- Hohe Rezidivrate

Diabetes insipidus (DI)

Verminderte Wasserrückresorption in den Nieren mit Störung des Wasser- u. Elektrolythaushalts u. Ausscheidung großer Urinmengen; syn. Wasserharnruhr

Ursachen

- **Zentraler DI:** Mangel an ADH, z. B. bei Hypothalamus-, Hypophysentumoren, Gehirnentzündungen, nach neurochirurg. OP o. Schädel-Hirn-Trauma
- **Renaler DI:** Nieren sprechen nicht auf ausreichend gebildetes ADH an, z. B. bei Nierenerkrankungen o. autosomal-rezessiv vererbt

Symptome

- Polyurie mit Urinmengen bis zu 20 l/Tag, starker Durst mit Polydipsie
- Fehlende Harnkonzentrierung (Asthenurie)
- Trockene Schleimhäute
- Ggf. Dehydratation bei unzureichender Flüssigkeitszufuhr; v. a. bei Kleinkindern gefährl.

Diagnostik

- Anamnese
- Untersuchung von Serum- und Urinosmolarität
- Durstversuch: Pat. nehmen über bestimmten Zeitraum keine Flüssigkeit auf → beim Gesunden steigt Urinkonzentration (Osmolalität), bei vorliegendem DI bleibt Urin unkonzentriert
- Zur Differenzierung zwischen zentralem u. renalem DI Gabe einer Testdosis ADH → bei zentraler Form Anstieg Urinkonzentration, bei renaler Form kein Anstieg
- MRT, CT

Therapie

- Therapie der Grunderkrankung
- Ausgleich Flüssigkeits- u. Elektrolytverluste (bei zentralem DI ggf. ausreichend)
- Bei zentralem DI: ADH-Substitution (Desmopressin) als Nasenspray, Tbl. o. Injektion s. c.
- Bei renalem DI: Kochsalzrestriktion, Thiaziddiuretika, ggf. NSAR

Hinweise zur Pflege

- Bei Durstversuch kontinuierl. Überwachung: Puls, RR, Urinmenge, Urinosmolarität/spezifisches Gewicht, Körpergewicht

Besondere Informationen

- Prognose günstig, abhängig von Grunderkrankung

Diabetes mellitus Typ 1

Diabetes mellitus durch absoluten Insulinmangel infolge einer zunehmenden Zerstörung der B-Zellen des Pankreas; früher juveniler Diabetes genannt

Ursachen

- Meist autoimmunbedingte Zerstörung der B-Zellen mit nachfolgendem absolutem Insulinmangel
- Auslöser: vermutl. Virusinfekte bei erbl. Veranlagung

Symptome

- Klin. Manifestation, wenn 80 % der B-Zellen zerstört sind
- Rascher Beginn mit zunehmender Polyurie
- Starker Durst, Gewichtsverlust, Exsikkose, Schwäche
- Erstmanifestation bei Kindern oft als ketoazidotische Stoffwechselentgleisung mit o. ohne Koma

Diagnostik

- Anamnese, klin. Untersuchung
- Diagnosekriterien nach ADA u. WHO:
  - Symptomatik u. Gelegenheits-BZ (unabhängig von Nahrungsaufnahme u. Tageszeit) ≥ 200 mg/dl (11,1 mmol/l)
  - Wiederholte Nüchternplasmaglukose (8-Std.-Nahrungskarenz) ≥ 126 mg/dl (7,0 mmol/l) o. oraler Glukosetoleranztest (oGTT) > 200 mg/dl
- Glukose im Urin
- Meist Auto-AK nachweisbar, C-Peptid ↓
- Bestimmung der Glykohämoglobine (HbA$_1$ bzw. HbA$_{1C}$) → zeigen mittleren BZ-Spiegel der letzten 6–8 Wo., v. a. für Therapieverlauf relevant

Therapie

- Therapieziele: Nüchtern-BZ ≤ 100 mg/dl (5,5 mmol/l), Vermeidung von Hypoglykämien, größtmögl. Flexibilität bei der Nahrungsaufnahme, Vermeidung von Spätfolgen (> Diabetes mellitus Typ 2)
- Sofortige lebenslange Insulinpflicht, diabetesgerechte Ernährung

Hinweise zur Pflege

- Pat. über Erkrankung informieren, psychische Unterstützung bei Verarbeitung der Diagnose
- Inhalte der Patientenschulung:
  - Selbstkontrolle: BZ-Wert (mind. 4 × tgl.), Ketonkörper im Urin
  - Umgang mit Insulin, Insulinarten und Wirkbeginn, Spritzentechnik, Spritz-Ess-Abstand, Injektionsorte

- Ernährung: i. d. R. hohe Flexibilität bzgl. Nahrungsmittel und Häufigkeit bei einer intensivierten konventionellen Insulintherapie und Insulinpumpentherapie
- Diabetes und Bewegung
- Diabetes und Beruf und Hobbys
- Diabetes und Schwangerschaft
- Verhalten in Sondersituationen, z. B. Sport, Infektionskrankheiten
- Vermeiden/Erkennen von Hypoglykämien
- Folgeerkrankungen Spätkomplikationen durch Mikro- und Makroangiopathie und deren Prävention, z. B. sorgfältige Fußpflege

• Pflege bei diabetischem Koma:
- Intensivpflichtig
- Monitoring von RR, Puls, Atmung, Temp., Haut, Bewusstsein
- ½-stdl. bis 1-stdl. Kontrollen von BZ, Kalium, Natrium
- BGA-Kontrolle (pH)
- ZVD-Messung
- Flüssigkeitsbilanzierung (BDK)
- Bei Erbrechen evtl. Magensonde
- Überwachung Infusionstherapie
- Prophylaxen

Erstmaßnahmen bei Hypoglykämie

Bei einem bewusstlosen Diabetiker immer zuerst an eine Hypoglykämie denken u. Glukose zuführen. Auf keinen Fall Insulin verabreichen. Im Falle einer vorliegenden Hyperglykämie würde die zugeführte Glukose nicht schaden, hingegen ist die Gabe von Insulin bei Hypoglykämie lebensbedrohl.

• Arzt informieren
• Engmaschige Kontrolle BZ, Vitalwerte, Bewusstsein

Besondere Informationen

- Hauptmanifestationsalter: 10.–25. Lj.
- Häufigste Stoffwechselerkrankung bei Kindern (1:1 000)
- Akute Komplikation: ketoazidotisches Koma (z. B. durch erhöhten Insulinbedarf bei Infekt o. Insulinunterdosierung): absoluter Insulinmangel → Hyperglykämie (300–700 mg/dl) u. Lipolyse mit Produktion saurer Ketonkörper → metabolische Azidose → Kußmaul-Atmung u. Azetongeruch der Atemluft, ggf. Peritonitiszeichen
- Spätfolgen > Diabetes mellitus Typ 2

Diabetes mellitus Typ 2

Diabetes mellitus mit relativem Insulinmangel durch Insulinresistenz u. gestörte Insulinsekretion

Ursachen

- Verminderte Insulinwirkung (Insulinresistenz) an Leber-, Muskel- u. Fettzellen
- Gestörte Insulinsekretion bis zur Erschöpfung der Insulinproduktion (Sekundärversagen)
- Begünstigt durch Übergewicht, Bewegungsmangel, Stress, bestimmte Arzneimittel, häufig positive Familienanamnese

Symptome

- Langsamer Beginn über Mon. bis Jahre
- Rezid. Harnwegs- u. Hautinfektionen (Jucken, Mykosen), Sehstörungen, allg. Schwäche, Leistungsabfall
- Meist Teil des metabolischen Syndroms: stammbetonte Adipositas, Blutfettspiegel ↑, Hypertonie, gestörte Glukosetoleranz, Hyperurikämie
- Später Diabetessymptome: Polyurie, Gewichtsabnahme, Durst
- Bei Diagnose oft schon Spätfolgen:
  - Makroangiopathie: pAVK, KHK, apoplektischer Insult, Myokardinfarkt
  - Mikroangiopathie: Nierenschaden, Retinopathie, Neuropathie (z. B. Sensibilitätsstörungen, Herzrhythmusstörungen, Darm-, Blasenentleerungsstörungen, Ulzera, Potenzstörungen)
  - Diabetisches Fußsyndrom
  - Verminderte Immunabwehr
  - Hypertriglyzeridämie mit Fettleber

Diagnostik

- In 30–70 % aller Fälle Zufallsbefund
- Anamnese, klin. Untersuchung
- Diagnosekriterien nach ADA u. WHO:
  - Symptomatik u. 1 Gelegenheits-BZ (unabhängig von Nahrungsaufnahme u. Tageszeit) ≥ 200 mg/dl (11,1 mmol/l)
  - Wiederholte Nüchternplasmaglukose (8-Std.-Nahrungskarenz) ≥ 126 mg/dl (7,0 mmol/l) o. oraler Glukosetoleranztest (oGTT) > 200 mg/dl
- Glukose im Urin
- Bestimmung der Glykohämoglobine (HbA_1 bzw. HbA_{1C}) zeigen mittleren BZ-Spiegel der letzten 6–8 Wo, v. a. für Therapieverlauf relevant

Therapie

- Ziele: ➤ Diabetes mellitus Typ 1
- Lifestyletherapie u. Vorbeugung vor Langzeitschäden individuell einstellen

- Therapie nach Stufenschema:
  - Stufe 1: Schulung, Veränderung des Lebensstils, Gewichtsreduktion (Ernährung u. Bewegung)
  - Stufe 2: Orales Antidiabetikum (OAD)
  - Stufe 3: Mehrere Antidiabetika
  - Stufe 4: Insulin + OAD: Dosiseinsparung, oft nur 1 Insulininjektion pro Tag erforderl.
  - Stufe 5: Intensivierte o. konventionelle Insulintherapie

Hinweise zur Pflege

- Wirkungsweise, Abstand zur Nahrungsaufnahme, NW der oralen Antidiabetika beachten
- Bewegung intensivieren, häufig ist Gewichtsabnahme notwendig
- Tgl. sorgfältige Fußinspektion, keine engen Socken o. drückenden Schuhe, atmungsaktive Socken und Schuhe, tgl. Fußpflege, Verletzungen vermeiden (z. B. nicht barfuß gehen), auch kleinste Verletzungen behandeln, Diabetikerschuhe o. Spezialschuhe bei Fußveränderungen, regelm. eine Fußambulanz aufsuchen, bei „Problemfüßen" Fuß- und Nagelpflege durch einen Podologen
- Inhalte der Patientenschulung ➤ Diabetes mellitus Typ 1

Besondere Informationen

- In Deutschland: > 90 % aller Diabetiker Typ-2-Diabetiker
- Hauptmanifestationsfaktoren: Übergewicht, Bewegungsmangel
- Akute Komplikationen:
  - Hypoglykämien
  - Hyperglykämien
  - Diabetisches Koma

Diphtherie

Meldepflichtige akute, mitunter lebensbedrohl. verlaufende Infektionskrankheit

Ursachen

- Erreger: toxinbildendes Corynebacterium diphtheriae (grampositiv)
- Übertragung: Tröpfcheninfektion

Symptome

- Langsamer Beginn: mäßiges Fieber, Halsschmerzen, Schluckbeschwerden
- **Rachendiphtherie** (häufigste Form): großflächige Tonsillitis, grau-weiße Beläge, süßl. Mundgeruch, Rachenschwellung, geschwollene Hals-LK, Blutung in Membranbeläge
- **Kehlkopfdiphtherie:** bellender Husten, Heiserkeit, Dyspnoe (→ Kehlkopfbeteiligung, Erstickungsgefahr durch Kehlkopfschwellung)
- **Nasendiphtherie** (v. a. bei Säuglingen, Kleinkindern): blutig-seröser Schnupfen, krustige Beläge

Diagnostik

- Klin. Bild, mikroskopischer u. kultureller Erregernachweis aus Nasen-Rachen-Abstrich
- Mikrobiolog. Nachweis des Diphtherietoxins

Therapie

- Bei begründetem Verdacht noch vor Erregernachweis unverzügl. Therapiebeginn: Diphtherieantitoxin u. Antibiotika
- Stat. Behandlung mit Isolierung u. Bettruhe
- Tracheotomie bei Erstickungsgefahr durch Kehlkopfschwellung

Hinweise zur Pflege

- Isolierungs- u. Hygienemaßnahmen einhalten
- Unterstützung bei Körperpflege, isoliertem Pat. Zeit für Gespräche einräumen
- Überwachung wegen drohender Erstickungsgefahr u. weiterer mögl. Komplikationen

Besondere Informationen

- Inkubationszeit: 1–7 Tage
- Komplikationen: Laryngitis, Ausbreitung auf Herzmuskel, Leber, Niere o. Nervensystem
- Keine langfristige Immunität
- Prophylaxe: Schutzimpfung, aktive Immunisierung u. prophylaktische Antibiotikatherapie für gesunde Kontaktpersonen empfohlen
- DD: Pseudokrupp, Epiglottitis

Divertikulose, Divertikulitis

Auftreten zahlreicher Divertikel (sackförmige Ausstülpungen), meist im Bereich der Dickdarmwand; Divertikulitis bezeichnet die Entzündung der Divertikel

Ursachen

- Divertikulose: erhöhter Innendruck im Darmlumen, z. B. durch Kotstau bei ballaststoffarmer Kost u. chron. Verstopfung (Obstipation)
- Divertikulitis: Stuhlaufstau u. bakterielle Besiedlung in Divertikeln

Symptome

- Divertikulose: i. d. R. symptomloser Verlauf
- Divertikulitis:
  – Schmerzen im linken Unterbauch, Völlegefühl, Übelkeit, Blähungen, Stuhlunregelmäßigkeiten
  – Subfebrile Temp., evtl. Blut im Stuhl

Diagnostik

- Anamnese, klin. Untersuchung
- Koloskopie, strenge Indikationsstellung wegen Perforationsgefahr
- Labor: Entzündungszeichen ↑ (BB, BSG, CRP)
- Sono u. CT zum Divertikelnachweis
- DD: Karzinom, Morbus Crohn

Therapie

- Therapie je nach Symptomatik u. Schweregrad der Entzündung
- Divertikulose:
  – Stuhlregulierung
  – Ballaststoffreiche Kost, z. B. Kleie
  – Ausreichend Flüssigkeit
  – Bewegung
- Divertikulitis:
  – Bettruhe
  – Ballaststoffarme Kost
  – Je nach Schwere Nahrungskarenz, parenterale Ernährung
  – Ggf. Breitbandantibiotikum, Spasmolyse, z. B. Buscopan®
- Operative Entfernung des betroffenen Darmabschnitts bei:
  – Erfolgloser konservativer Therapie u. rezid. Divertikulitis
  – Verschlimmerung der Symptomatik, z. B. Peritonitiszeichen
  – Stenosierung, Perforation o. Perforationsverdacht in Bauchhöhle

Hinweise zur Pflege

- Ernährungsberatung, ggf. Nahrungskarenz
- Bei Nahrungskarenz Soor- u. Parotitisprophylaxe
- Bauchdeckenentlastende Lagerung mit Knierolle
- Wärme- o. Kälteanwendung zur Schmerzlinderung ausprobieren
- Keine peristaltikanregenden Laxantien u. Einläufe verabreichen → Perforationsgefahr
- Postop. jegl. Manipulation am Enddarm vermeiden: keine Suppositorien, Klysmen, Einläufe, rektale Temp.-Messung
- Prä- und postop. Pflege nach Darmresektion

Besondere Informationen

- Dickdarmdivertikel (zu 80 % im Sigma): häufigste Divertikel des Verdauungstrakts
- Jenseits des 70. Lj. haben ca. 50 % der Menschen Dickdarmdivertikel
- Komplikationen:
  - Perforation mit Abszessbildung o. diffuser Peritonitis
  - Fistelbildung zur Harnblase o. Vagina
  - Narbige Einengungen (Stenosierung)
  - Blutung

Echinokokkose

Meldepflichtige Infektion durch Larven des Hunde- o. Fuchsbandwurms

Ursachen

- Parasiten: Hundebandwurm (Echinococcus granulosus) u. Fuchsbandwurm (Echinococcus multilocularis)
- Übertragung durch Hunde- u. Fuchskot, orale Aufnahme über z. B. ungewaschene Waldbeeren, direkten Kontakt mit infiziertem Tier
- Im menschl. Darm geschlüpfte Larven gelangen in Organe u. kapseln sich als Bläschen ein:
  - Beim Hundebandwurm i. d. R. als raumfordernde großblasige Zyste (Hydatiden)
  - Beim Fuchsbandwurm Anhäufungen zahlreicher kleiner, sich infiltrativ ausbreitender Bläschen

Symptome

- Verläuft primär asymptomatisch
- Mit zunehmendem Wachstum je nach Lokalisation:
  - Leber: Druckgefühl, Schmerzen, Ikterus, Lebervergrößerung bei Fuchsbandwurm
  - ZNS: Krampfanfälle, erhöhter Hirndruck mit Kopfschmerzen
  - Lunge: Husten
- Zysten können aufplatzen u. sich in Bauchhöhle entleeren (> Peritonitis), anaphylaktische Reaktion

Diagnostik

- Sono, CT, ggf. MRT, AK-Nachweis
- DD: Amöben, Abszesse, Tumore

Therapie

- Operative Therapie: vollständige Entfernung der Zysten des Echinococcus granulosus, Entfernung kleinblasiger Herde des Echinococcus multilocularis durch Leberteilresektion
- Medikamente (Mebendazol, Albendazol) töten Würmer nicht ab, stoppen aber ihre Entwicklung
- Lebensverlängernde medikamentöse Langzeittherapie bei inkompletter Resektion o. Inoperabilität

Hinweise zur Pflege

- Je nach Schwere Hilfe bei den Lebensaktivitäten und notwendige Prophylaxen durchführen

Besondere Informationen

- Inkubationszeit: 10–20 Jahre
- Schlechtere Prognose bei Infektion mit Fuchsbandwurm, da viele Pat. bei Diagnosestellung bereits inoperabel sind
- Hundebandwurm befällt zu 60 % Leber, 20 % Lunge, aber auch andere Organe; Fuchsbandwurm befällt zu 98 % Leber

Endokarditis

Entzündung der Herzinnenhaut (Endokard) mit drohender Zerstörung der Herzklappen

Ursachen

- **Bakterielle Endokarditis** (infektiös): meist grampositive Erreger, v. a. Streptokokken (40–50 %), Staphylokokken, seltener gramnegative Bakterien u. Pilze
- **Rheumatische Endokarditis** (nichtinfektiös): rheumatisches Fieber (eher selten)
- Risikofaktoren:
  - Angeborene o. erworbene Herzklappenfehler
  - Künstl. Herzklappe
  - Schlechter Immunstatus
  - Hämatogene Streuung bei bekannter Bakteriämiequelle, z. B. i. v.-Drogenabusus, Herzklappenprothesen, Schrittmachersonden

Symptome

- Bei bakterieller Endokarditis je nach Erreger hochakuter o. schleichender Verlauf:
  - Fieber je nach Verlauf: ≤ 39 °C (subakut), ≥ 39 °C mit Schüttelfrost (akut)
  - Gewichtsverlust, allg. Schwäche, Gelenk- u. Muskelschmerzen, Nachtschweiß
  - Zeichen der Herzinsuffizienz
  - Splenomegalie
  - Nierenbeteiligung mit Hämaturie u. Proteinurie
  - Periphere Manifestationen: petechiale Blutungen, Osler-Knötchen (kleine schmerzhafte Knötchen an Finger- u. Zehenspitzen)
- Rheumatische Endokarditis:
  - Fieber, Gelenkschmerzen
  - Ringförmige Hautausschläge
  - Allg. Krankheitsgefühl (zunächst ohne Herzbeschwerden)

Diagnostik

- Anamnese, klin. Untersuchung (neu aufgetretenes Herzgeräusch)
- Blut: BSG ↑, CRP ↑, Leukozytose, Anämie, Blutkulturen zum Erregernachweis
- EKG-Kontrollen, Echo (transthorakale Echokardiografie TTE, transösophageale Echokardiografie TEE)

Therapie

- Bakterielle Endokarditis:
  - Nach Blutkulturentnahme sofortige Antibiotikatherapie
  - Operativer Klappenersatz, z. B. bei antibiotisch nicht beherrschbarer Sepsis, infizierter Klappenprothese, Klappenzerstörung, kardialer Dekompensation
- Rheumatische Endokarditis:
  - Antibiotikatherapie zur Beseitigung des Streptokokkeninfekts (Penicillin)
  - Behandlung der rheumatischen Beschwerden

Hinweise zur Pflege

- Bettruhe einhalten lassen, Unterstützung bei den Lebensaktivitäten und notwendige Prophylaxen durchführen
- Engmaschige o. kontinuierl. Überwachung von Blutdruck und Puls, Temp., Atmung, Ausscheidung/Flüssigkeitsbilanzierung

Besondere Informationen

- Komplikationen:
  - Septische Embolien meist in Niere, Milz, Gehirn, Retina, Koronarien u. Lunge
  - Schwere Klappenschäden
- Bakterielle Endokarditis: akuter Verlauf meist schnell u. fulminant mit Sepsis, mögl. Multiorganversagen u. tödl. Ausgang
- Prognose: Letalität beträgt ca. 30 %; nach überstandener Endokarditis müssen sich ca. 40 % der Pat. einer Herzklappen-OP unterziehen

Endometriose

Vorkommen von Gebärmutterschleimhaut (Endometrium) außerhalb der physiolog. Lokalisation

Ursachen

Genaue Ursache ungeklärt, diskutiert werden:
- Metaplasie: Umwandlung aus anderen Gewebearten durch wiederholte Irritationen
- Retrograde Menstruation: Endometriumzellen gelangen mit Menstrualblut retrograd (rückwärts) durch Eileiter in Bauchhöhle u. nisten sich dort ein, v. a. bei gestörtem Immunsystem
- Streuung durch operative Eingriffe, z. B. Kaiserschnitt, Kürettage
- Kontinuierl. Vorwachsen des Endometriums
- Lymphogene/hämatogene Aussaat

Symptome

- Komplexe Erkrankung mit vielfältiger Symptomatik
- Mit Menstruationszyklus auftretende Schmerzen u. Beschwerden (Endometrioseherde unterliegen gleichen hormonabhängigen zyklischen Veränderungen wie Gebärmutterschleimhaut)
- Typisch: Maximum der Schmerzen vor Menstruation
- Weitere Symptomatik je nach Lokalisation, z. B.:
  - Muskelschicht der Gebärmutter: schmerzhafte, verstärkte u. verlängerte Menstruation
  - Hinter der Zervix: Kreuzschmerzen, Schmerzen beim Geschlechtsverkehr
  - Außerhalb der Geschlechtsorgane (z. B. Darm, Harnblase): zyklisches Auftreten blutiger Stühle o. Hämaturie
  - Am Ovar: Bildung sog. Teer- bzw. Schokoladenzysten
- Bei Verwachsungen evtl. Dauerschmerz
- Ungewollte Kinderlosigkeit, mitunter als einziges Symptom

Diagnostik

- Anamnese, gyn. Tastuntersuchung, Sono
- Laparoskopie zur Einteilung des Schweregrades mit Biopsie zur histolog. Sicherung → aussagekräftigstes Verfahren
- Je nach Lokalisation ggf. Darm- o. Blasenspiegelung

Therapie

- Medikamentös bei leichten Beschwerden o. Inoperabilität: Gestagene, gestagenbetonte Ovulationshemmer (Pille), Danazol (Hormon mit antiöstrogenem Effekt) o. GnRH-Analoga zur Unterdrückung der Hormonproduktion in den Ovarien
- Schmerzmittel, z. B. NSAR
- Operative Therapie bei Ovarialzysten, stärkeren Beschwerden o. Sterilität: laparosko-

pisch, mittels Laservaporisation o. durch Laparotomie mit Resektion befallener Organe
- Häufig Kombination aus operativer u. medikamentöser Therapie

Hinweise zur Pflege

- I. d. R. erfolgt die Behandlung ambulant
- Prä- und postop. Pflege bei endoskopischer o. laparatomischer Zystenentfernung

Besondere Informationen

- Beschwerden korrelieren nicht immer mit dem Grad der Ausbreitung
- Komplikationen: eine der häufigsten Ursachen für Sterilität, Zysten, Verwachsungen, Ileus, Vernarbungen, Entartung (selten)
- Mit Menopause meist rückläufige Symptomatik
- Schwangerschaft beseitigt Endometriose häufig

Endometriumkarzinom

Von der Gebärmutterschleimhaut (Endometrium) ausgehender Gebärmutterhöhlenkrebs; syn. Korpuskarzinom

Ursachen

- Meist ein Adenokarzinom, mögl. Ursache: Gewebewucherung durch langjährige Östrogendominanz gegenüber Gestagenen, z. B. bei Kinderlosigkeit, früher Menarche, später Menopause, östrogenbetonter Hormontherapie
- Risikofaktoren: Hypertonie, Übergewicht, Diabetes mellitus, Mutationen

Symptome

- Blutungen nach Menopause
- Im gebärfähigen Alter verstärkte Menstruation, Metrorrhagien, Schmierblutungen
- Eitriger, blutiger o. dunkler Ausfluss (Fluor)
- Tastbarer Tumor, Schmerzen, Aszites → Hinweis auf fortgeschrittenen Prozess
- Bei Verschluss des Gebärmuttermundes mit sekundärer Infektion → Pyometra (Eiteransammlung in Gebärmutterhöhle)

Diagnostik

- Gyn. Untersuchung oft unauffällig
- Vaginalsono zum Nachweis atypisch aufgebauter Schleimhaut
- Diagnosesicherung durch fraktionierte Abrasio (Ausschabung) mit Gewebeprobe
- Zur Beurteilung der Tumorausdehnung, z. B. CT, MRT, Tumormarker, ggf. Blasenspiegelung u. Rektoskopie

Therapie

- Basistherapie: abdominelle Hysterektomie, je nach Tumorstadium mit Adnexe, oberen Scheidenanteilen u. Becken-LK
  - In höheren Stadien postop. Bestrahlung
  - Kontaktbestrahlung im Afterloading-Verfahren zur Vermeidung eines Scheidenrezidivs, z. B. bei Pat. mit Tumorübergang auf die Zervix
- Bei Inoperabilität primäre Strahlentherapie
- Hoch dosierte Gestagentherapie bei Fernmetastasen o. als palliative Maßnahme bei Inoperabilität u. nicht mögl. Bestrahlung

Hinweise zur Pflege

- ➤ Zervixkarzinom

Besondere Informationen

- Häufigkeitszunahme (heute 30 % aller Genitalkarzinome), Altersgipfel 65.–70. Lj.
- Metastasierung v. a. in Zervix, Adnexe, Vagina
- Diagnose häufig im Frühstadium, somit gute Prognose

Enzephalitis

Meldepflichtige Entzündung des Hirngewebes; syn. Gehirnentzündung

Ursachen

- Meist Virusinfektion: Herpes-simplex-Virus (häufigster Erreger), Varizella-zoster-, Zytomegalie-, Ebstein-Barr-, Tollwut-, Mumps-, Masern-, FSME-, HI-Viren
- Bakterien o. a. Krankheitserreger
- Allergisch o. immunolog.
- Embolische Herdenzephalitis als Folge kleiner septischer Embolien

Symptome

- Symptome der Grunderkrankung, z. B. Mumps, Masern, Grippe
- Kopf- u. Gliederschmerzen, Fieber, Übelkeit, Erbrechen
- Bewusstseinsstörung, z. B. Verwirrtheit, Halluzinationen, Koma
- Zerebrale Krampfanfälle, neurolog. Ausfälle
- Hemiparese, Hirnnervenausfälle, Aphasie, Ataxie
- Häufig begleitend Meningitis

Diagnostik

- Anamnese, klin. Untersuchung
- Lumbalpunktion zur Liquordiagnostik (Zellzahl, Eiweißgehalt, ggf. Erregernachweis mögl.), Erregersuche in Blut, Stuhl, Sputum, Urin
- EEG, CT, MRT

Therapie

- Herpes-simplex-Enzephalitis: sofortige i. v.-Gabe von Aciclovir
- Symptomatisch, z. B. Hirndrucktherapie, antiepileptische Therapie, ggf. Beatmung
- Antibiotika bei bakterieller Enzephalitis

Hinweise zur Pflege

- Meist intensivmedizinische Betreuung, Bettruhe
- Engmaschige Kontrolle: Vitalzeichen, Temp., Bewusstsein, Pupillen, Symptomverlauf (v. a. Nackensteifigkeit, Hirndruckzeichen)
- Abdunkeln des Raums, Abschirmung von Reizen
- Je nach Grunderkrankung Isolierung, Hygienerichtlinien beachten

Besondere Informationen

- Prognose je nach Erreger unterschiedl.:
  – Parainfektiöse Enzephalitiden eher milder Verlauf, selten Dauerschäden
  – Herpes-simplex-Enzephalitis, häufig Folgeschäden, Letalität 10–25 %
- Prophylaxe durch mögl. Impfungen, z. B. Masern, Mumps, Polio

Epididymitis

Nebenhodenentzündung

Ursachen

- Über Samenstrang fortgeleitete Infektion von Prostata u. Harnwegen
- Bei Männern < 35 Lj, häufig Folge sexuell übertragbarer Erreger, z. B. Chlamydien
- Infolge diagnostischer u. therapeutischer Maßnahmen, z. B. Katheterisierung, Endoskopie

Symptome

- Akute schmerzhafte Schwellung des Skrotums (akutes Skrotum)
- Rötung der Skrotalhaut
- Starke Schmerzen im Hodenbereich mit Ausstrahlung in Leiste u. Samenstrang
- Fieber mit allg. Krankheitsgefühl
- Im Gegensatz zur Hodentorsion Linderung durch Anheben des Skrotums (positives Prehn-Zeichen)

Diagnostik

- Klin. Untersuchung (Inspektion, Palpation), Sono
- Urinuntersuchung u. Erregernachweis: Harnröhrenabstrich, Blutkultur, evtl. Virusserologie Restharnbestimmung
- Prehnsches Zeichen
- DD: Hodenentzündung (Orchitis), Hodentorsion

Therapie

- Antibiotikatherapie sofort nach Abnahme von Urin- u. Blutkultur
- Schmerzmedikation, je nach Schmerzintensität ggf. Samenstrangblockade mit Lokalanästhetikum
- Bei chron. Rezidiven ggf. Entfernung der Nebenhodens (Epididymektomie) o. Durchtrennung des Samenstrangs (Vasektomie)

Hinweise zur Pflege

- Bettruhe: notwendige Prophylaxen durchführen
- Kühlung u. Hochlagerung (Hodenbänkchen) des Hodens auf Oberschenkelhöhe → Schmerzreduktion u. verbesserter Lymphabfluss
- Mobilisation mit Hodensuspensorium o. enger Unterhose

Besondere Informationen

- Langsamer Heilungsprozess
- Komplikationen:
  - Unfruchtbarkeit
  - Abszess- o. Fistelbildung
  - Chronifizierung

Epidurales Hämatom

Arterielle Blutung zwischen Schädelkalotte u. Dura mater

Ursachen

- Arterienruptur (meist Arteria meningea media) nach Schädelfraktur
- Trauma
- Hypertonie
- Hirntumore
- Vaskulitis
- Gerinnungsstörungen
- Behandlung mit Antikoagulanzien
- Zerebrale Amyloidangiopathie

Symptome

- Kurzer Bewusstseinsverlust, meist folgt ein freies Intervall (wenige Std.), dann erneute Eintrübung bis hin zum Koma; freies Intervall kann auch fehlen
- Hirndruckzeichen, kontralaterale Halbseitensymptomatik, Mydriasis (Pupillenweitstellung) auf Seite des Hämatoms
- Steigender Hirndruck → Gefahr der Einklemmung des Hirnstamms → Gefahr des Hirntods

Diagnostik

- Anamnese, neurolog. Status
- CCT

Therapie

- Sofortige neurochirurg. Versorgung: Trepanation, Hämatomausräumung, ggf. Drainage
- Ggf. Hirndrucktherapie

Hinweise zur Pflege

- Intensivmed. Überwachung: Vitalzeichen, Pupillen, Bewusstseinslage, ggf. Hirndruckmessung, achten auf Zeichen einer Rezidivblutung, zerebrale Ischämien, postop. Hirnödem, Hirndruckzeichen
- Maßnahmen gegen Hirndruckerhöhung
  > Subarachnoidalblutung
- Bettruhe, Körperpflege, Prophylaxen

Besondere Informationen

- Entnommener Schädelknochen wird nach einigen Mon. wieder eingesetzt
- Einklemmungssyndrom: Verschiebung des Hirngewebes mit Einklemmung,
- Prognose: bei schneller Druckentlastung gut, nach Einklemmung des Hirnstamms schlecht

Epilepsie

Spontanes wiederholtes Auftreten zerebraler Krampfanfälle; syn. Fallsucht

Ursachen

- Genuine o. idiopathische Form: keine erkennbare Ursache, genet. Disposition
- Symptomatische Form: Hirnschädigung durch z. B. Tumor, Blutung, Entzündung, Trauma, Alkohol, Intoxikationen
- Erhöhte Erregbarkeit der Gehirnzellen durch z. B. Alkohol, Schlafentzug, Lichtreize

Symptome

- Unterschiedl. je nach betroffener Hirnregion u. Umfang der Fehlfunktion
- Aura: dem Anfall vorausgehende subjektive Wahrnehmungen, z. B. eines Gefühls, Geruchs
- Absencen: plötzl. beginnende kurz andauernde (5–20 Sek.) Bewusstseinsstörungen mit starrem Blick, ggf. Automatismen
- Tonische, klonische o. myoklonische Anfälle
- Motorische, sensible, sensorische, vegetative Symptome
- Automatismen, z. B. Schmatzen, Nesteln, Sprechautomatismen, Weglaufen

Es werden unterschieden:

- Generalisierte Anfälle: gesamtes Gehirn betroffen, z. B. Petit-mal-Anfälle, Grand-mal-Anfall
  - Grand-mal-Anfall: Initialschrei, Hinstürzen, tonische Krämpfe, klonische Zuckungen mit Urin- u. Stuhlabgang, Schaum vor Mund, evtl. Zungenbiss, Terminalschlaf, Amnesie
- Fokale Anfälle: eine Hirnregion betroffen, z. B. Jackson-Anfälle, fokal-motorische o. psychomotorische Anfälle
  - Einfach fokal: ohne Bewusstseinsstörung
  - Komplex fokal: mit Bewusstseinsstörung, fokaler Anfall kann sekundär generalisieren
- Status epilepticus: Serie von Anfällen > 20 Min. ohne volle Bewusstseinserlangung, lebensbedrohl. (Letalität 5–10 %)

Diagnostik

- Anfallsbeobachtung u. -beschreibung, EEG, CT, MRT
- Nach Anfall häufig erhöhte CK nachweisbar
- DD: Synkopen, psychogener Anfall, Affektkrämpfe bei Kindern

Therapie

- Status epilepticus sofort medikamentös unterbrechen, O_2-Gabe, ggf. Barbituratnarkose
- Antiepileptika, z. B. Benzodiazepine, Phenytoin, Carbamazepin, Valproinsäure, Barbiturate

- Genuine Form: Antiepileptika, mind. über 2 Jahre, ggf. dauerhaft
- Symptomatische Form: Therapie der Grunderkrankung, wenn nicht mögl. Antiepileptikagabe
- Vermeidung auslösender Faktoren
- Operative Ausschaltung des Epilepsieherdes bei Therapieresistenz, Vagusnervstimulator-Implantation

Hinweise zur Pflege

Erstmaßnahmen bei epileptischem Anfall
- Sicherheit des Pat. gewährleisten, Pat. ggf. aus Gefahrenbereichen wegziehen (nicht aufrichten!)
- Arzneimittel nach AO
- Anfallsform und -zeitraum, Patientensituation genau erfassen
- Pat. nicht an Krampfbewegungen hindern, Gummikeil nicht mehr empfohlen
- Nach Anfall: stabile Seitenlage, wenn der Pat. noch nicht vollständig bei Bewusstsein ist, Freihalten der Atemwege, Überwachung des Pat.

- Patientenberatung über: auslösende Faktoren, Medikamenteneinnahme (nie abrupt absetzen), allg. Lebensführung (z. B. mögl. Berufe, Familiengründung), Führen eines Anfallkalenders, Selbsthilfegruppen

Besondere Informationen

- Häufigkeit ca. 0,8 % der Bevölkerung; Erstmanifestation je nach Anfallsart unterschiedl.
- ⅔ der Pat. sind unter medikamentöser Therapie anfallsfrei
- Ein einzelner Anfall bedarf i. d. R. keiner Therapie, aber einer diagnostischen Abklärung

Erysipel

Örtl. begrenzte bakterielle Entzündung der Haut u. Unterhaut; syn. Wundrose

Ursachen

- Erreger: β-hämolysierende Streptokokken der Gruppe A
- Eintrittspforte häufig über kleine Hautläsionen, z. B. Wunde, Rhagade, Fußpilz
- Ausbreitung entlang der Lymphbahnen

Symptome

- Betroffener Hautbezirk (meist Gesicht o. Unterschenkel) schmerzhaft geschwollen, zeigt scharf begrenzte, flammende Rötung mit zungenförmigen Ausläufern
- Hohes Fieber mit Schüttelfrost u. schwerem Krankheitsgefühl
- LK-Schwellung

Diagnostik

- Blickdiagnostik
- Blut: Entzündungszeichen (BSG ↑, CRP ↑, Leukozytose), meist nach 1–2 Wo. Antistreptolysin-Titeranstieg
- Wundabstrich

Therapie

- Stationäre Behandlung u. Bettruhe
- Systemische Penicillin- o. Erythromycingabe
- Sanierung der Eintrittspforte

Hinweise zur Pflege

- Bettruhe: entsprechende Prophylaxen durchführen
- Betroffene Extremität hochlagern
- Bei Gesichtserysipel Sprechverbot, flüssige Nahrung reichen
- Feuchte Umschläge mit kühlenden u. desinfizierenden Substanzen
- Kontrolle von Blutdruck, Puls und Temperatur, Hautsituation

Besondere Informationen

- Inkubationszeit: 1–3 Tage
- Keine Immunität nach Erkrankung
- Komplikationen:
  - Lokale Rezidive
  - Thrombophlebitis
  - Nekrotisierenden Faszitis
  - Sepsis
  - Endokarditis
  - Lymphödeme

Erythema infectiosum acutum

Harmlose Virusinfektion des Kindesalters mit typischem Hautausschlag u. geringer Symptomatik; syn. Ringelröteln

Ursachen

- Erreger: Parvovirus B19
- Übertragung: Tröpfcheninfektion

Symptome

- Evtl. leichtes Fieber, dann typisches Exanthem: zu Beginn schmetterlingsförmige Gesichtsrötung mit perioraler Blässe, dann ring- u. girlandenförmige Rötung v. a. an Streckseiten der Extremitäten u. Rumpf, Gelenkbeteiligung mögl.
- Exanthem blasst schnell ab, kann aber rezidivieren

Diagnostik

- Klin. Bild

Therapie

- Spontanheilung

Hinweise zur Pflege

- Körperliche Schonung
- Ggf. fiebersenkende Maßnahmen

Besondere Informationen

- Inkubationszeit: 1–2 Wo.
- Meist im Alter von 6–15 Jahren
- Nach Erkrankung lebenslange Immunität
- Infektion in Schwangerschaft kann zum Abort führen
- Prophylaxe durch Impfung nicht mögl.
- Komplikation: Knochenmarkshemmung mit aplastischer Anämie (selten)

Fibromyalgie

Nichtentzündl. bedingtes Schmerzsyndrom mit chron. Weichteilbeschwerden

Ursachen

- Unklar; evtl. genet. Veranlagung

Symptome

- Heftige Druckschmerzen an sog. Tenderpoints (Schmerzdruckpunkte)
- Starke Schmerzen, v. a. an Muskulatur u. Sehnenansätzen, ggf. Entwicklung zum Ganzkörperschmerz
- Abgeschlagenheit, Müdigkeit, Konzentrationsstörungen, Morgensteifigkeit, Schlafstörungen, Reizdarm, Depressionen
- Subjektives Schwellungsgefühl der Hände
- Zunehmende Schmerzverstärkung
- Vegetative Symptome: Hyperhidrosis, kalte Akren, trockener Mund

Diagnostik

- Anamnese, körperl. Untersuchung
- Diagnose nach Kriterien der ACR (American College of Rheumatology):
  - Mind. 3 Mon. anhaltende Schmerzen in oberen u. unteren Extremitäten beider Körperhälften, Wirbelsäule u. vorderer Brustwand
  - Heftiger Schmerz bei leichtem Druck auf Schmerzdruckpunkte, mind. bei 11 der 18 Tenderpoints

Therapie

- Kurative Therapie nicht mögl.
- Schmerzlinderung durch z. B.: Physiotherapie, physik. Maßnahmen, Massage, Akupunktur, Schmerzmedikation
- Ggf. begleitende Psychotherapie
- Positiver Effekt häufig durch Sport, z. B. Walking, Wandern

Hinweise zur Pflege

- Psychische Betreuung, Beratung zu Entspannungstechniken und gesunder Lebensweise (von Ernährung bis Stressmanagement)
- Beratung zum Führen eines Schmerztagebuchs
- Kontaktdaten zu Selbsthilfegruppen vermitteln

Besondere Informationen

- Lebensqualität durch starke Schmerzen stark eingeschränkt

Frühsommer-Meningoenzephalitis (FSME)

Virale ZNS-Infektion durch Biss einer Zecke

Ursachen

- Erreger: FSME-Virus (Flavivirus)
- Übertragung durch Biss einer infizierten Zecke, in Mitteleuropa v. a. durch gemeinen Holzbock (Ixodes ricinus)

Symptome

- 70–90 % der Pat. bleiben beschwerdefrei
- 10–30 % der Pat. entwickeln grippeähnl. Symptome, anschließend heilen die meisten FSME-Infektionen aus
- In 10 % aller Fälle nach fieberfreiem Intervall erneuter Fieberanstieg u. Entwicklung einer Meningitis o. Meningoenzephalitis

Diagnostik

- Erreger- u. AK-Nachweis im Blutserum u. ggf. im Liquor

Therapie

- Nur symptomatische Therapie mögl.
- Bei Jugendl. > 14. Lj. u. Erw. passive Impfung innerhalb der ersten 24 Std. mögl.

Hinweise zur Pflege

- Zecke möglichst rasch mit Pinzette o. Zeckenzange entfernen; kein Öl o. Klebstoff verwenden, da dies die Entleerung des infektiösen Darminhalts der Zecke fördert
- Bei (V. a.) Zeckenbiss immer einen Arzt aufsuchen
- Pflege bei Meningitis o. Meningoenzephalitis > Meningitis

Besondere Informationen

- Inkubationszeit: 4–14 Tage
- Besondere Gefährdung in Waldgebieten, v. a. im Sommer
- Aktive Impfung bei erhöhter Gefährdung empfohlen, z. B. Förster, Waldarbeiter, Einwohner u. Reisende in Endemiegebiete
- Krankheitsverlauf bei Erw. i. d. R. schwerer als bei Kindern
- Letalität bei Meningoenzephalitis 1–2 %
- Prophylaxe: Schutz vor Zeckenbiss durch körperbedeckende Bekleidung, Insektenschutzmittel, nicht ins hohe Gras setzen, Inspektion des Körpers auf Zeckenbisse nach Aufenthalt in der Natur

Furunkel, Karbunkel

Furunkel: tiefe Entzündung des Haarbalges mit Abszessbildung; Verschmelzung mehrerer Furunkel bildet ein Karbunkel

Ursachen

- Erreger: Bakterium Staphylococcus aureus
- Eintrittspforte: kleine Verletzungen
- Furunkel geht meist eine Infektion des Haarfollikels (Follikulitis) voraus
- Begünstigt durch Abwehrschwäche, z. B. bei Diabetes mellitus

Symptome

- Furunkel:
  - Schmerzhafter, geröteter Knoten mit Eiterpfropf, umgebende Schwellung
  - Bevorzugte Lokalisation: Gesicht, Nacken, Gesäß, Oberschenkelinnenseiten
- Karbunkel:
  - Flächenhaft eitrige Entzündung mit starken Schmerzen
  - Evtl. Fieber u. Nekrosen

Diagnostik

- Blickdiagnostik, Erregernachweis durch Abstrich

Therapie

- Eröffnung u. lokale Antiseptika
- Systemische Antibiotikagabe bei Lokalisation im Gesicht wegen Gefahr der Keimverschleppung ins Gehirn

Hinweise zur Pflege

- Feuchtwarme Umschläge u. Zugsalbe fördern Reifeprozess u. ggf. spontane Entleerung
- Nach chirurg. Eröffnung tgl. VW mit antiseptischer Behandlung bis Wunde trocken ist
- Bei Lokalisation im Gesicht- o. Nackenbereich: Bettruhe, Pat. soll wenig sprechen u. kauen (flüssige o. breiige Kost anbieten)

Besondere Informationen

- Keine mechanische Manipulation, z. B. nicht drücken
- Bei wiederholter Ausbildung von Furunkeln (Furunkulose) Ursachenforschung
- Komplikationen:
  - Sinusthrombose
  - Meningitis, Enzephalitis

Gastrinom

Gastrinbildender, meist maligner Tumor, syn. Zollinger-Ellison-Syndrom

Ursachen

- Zu 75 % o. erkennbare Ursache, zu 25 % im Rahmen einer multiplen endokrinen Neoplasie Typ-I (MEN I)
- Tumorzellen des Gastrinoms produzieren im Überschuss Gastrin; Gastrin stimuliert Magensäureproduktion → hohe Säurekonzentration → Zollinger-Ellison-Syndrom

Symptome

- Rezid. peptische Ulzera in Magen, Duodenum, Jejunum mit entsprechender Symptomatik: Schmerzen im Oberbauch, Durchfälle, Übelkeit, saures Aufstoßen, Gewichtsverlust
- Hypersekretion u. -azidität des Magensaftes, Refluxösophagitis

Diagnostik

- Erhöhter Gastrinspiegel im Blut, Magensaftanalyse zeigt Säuresekretion; zur Diagnosesicherung ggf. Sekretin-Stimulationstest
- Oberbauchsono, Endoskopie mit PE, Endosono, CT, MRT, Somatostatinrezeptorszintigrafie
- Gastrinome sind aufgrund ihrer geringen Größe durch bildgebende Verfahren nicht immer nachweisbar

Therapie

- Chirurg. Entfernung
- Hemmung der Säuresekretion durch Protonenpumpenhemmer, z. B. Omeprazol
- Bei Inoperabilität Chemotherapie

Hinweise zur Pflege

- Jede Tumorerkrankung bedarf einer einfühlsamen psychische Betreuung, Unterstützung bei seelischer Verarbeitung u. Vermittlung weiterer Ansprechpartner, z. B. Seelsorger
- Ernährungsberatung: Verzicht auf Speisen, die zusätzlich die Magenschleimhaut belasten
- Prä- und postop. Pflege bei OP am Magen

Besondere Informationen

- Lokalisation: Pankreas (75 %), Duodenum (25 %)
- Gastrinome können einzeln o. multiple auftreten

Gastritis

Akute o. chron. Entzündung der Magenschleimhaut; syn. Magenschleimhautentzündung

Ursachen

- Akute Gastritis:
  - Übermäßige Medikamenteneinnahme (z. B. NSAR, Zytostatika)
  - Übermäßiger Alkoholgenuss
  - Stresssituationen (z. B. Traumen, Schock, OP)
  - Strahlentherapie
  - Lebensmittelvergiftung durch toxinbildende Bakterien
- Chron. Gastritis:
  - Typ A (<5 %): Autoimmunreaktion gegen Belegzellen des Magens
  - Typ B (85 %): bakterielle Besiedelung mit Helicobacter pylori
  - Typ C (10 %): chem. Reizung z. B. durch ASS, NSAR, Alkohol, Gallenreflux
  - Typ D (diverse Sonderformen)
  - Typ E (infolge von Refluxösophagitis)
- Jede Gastritis ist Folge eines Ungleichgewichts zwischen schleimhautprotektiven u. schleimhautaggressiven Faktoren

Symptome

- Akute Gastritis:
  - Druckgefühl o. Schmerzen im Oberbauch
  - Appetitlosigkeit
  - Übelkeit, Erbrechen
  - Bei erosiver Gastritis Hämatemesis (Bluterbrechen) u. Teerstuhl mögl.
- Chron. Gastritis:
  - Häufig über Jahre symptomlos
  - Oberbauchschmerzen
  - Sodbrennen
  - Übelkeit, Brechreiz
  - Anämie

Diagnostik

- Gastroskopie mit PE
- Helicobacter-pylori-Nachweis, z. B. Ureaseschnelltest, histolog. Nachweis, ^{13}C- o. ^{14}C-Atemtest

Therapie

- Akute Gastritis:
  - Nahrungskarenz
  - Entbehrl. Medikamente absetzen
  - B. Bed. Protonenpumpeninhibitoren (PPI), z. B. Omeprazol
- Chron. Gastritis Typ A:
  - Evtl. Vitamin-B_{12}-Substitution
  - Jährl. Kontrollendoskopie

- Chron. Gastritis Typ B: medikamentöse Therapie gegen bakterielle Besiedelung (HP-Eradikationstherapie) mit PPI u. Antibiotika
- Chron. Gastritis Typ C:
  – Auslösende Medikamente möglichst absetzen, sonst ergänzend PPI
  – Bei Reflux möglichst Ursache behandeln

Hinweise zur Pflege

- Beobachtung auf Übelkeit, Erbrechen, Magen-, Oberbauchschmerzen, Stuhl (Teerstuhl?)
- Ggf. Nahrungskarenz (24–36 Std.), dann Kostaufbau mit kleinen Mahlzeiten und Schonkost
- Es gibt keine spezielle Kost, Pat. soll ausprobieren, was ihm bekommt; Verzicht auf Kaffee, Nikotin und Alkoholverzicht

Besondere Informationen

- Blutungsgefahr bei akuter Gastritis, Gefahr der Entartung bei chron. Gastritiden, bei Typ-B-Gastritis entwickeln sich häufig gastroduodenale Ulzera
- Typ-B-Gastritis ansteigende Häufigkeit mit zunehmendem Alter, Faustregel: 25 % der 25-Jährigen, 50 % der 50-Jährigen, 75 % der 75-Jährigen

Gastroenteritis, infektiöse

Infektionskrankheit des Magen-Darm-Trakts; syn. Magen-Darm-Grippe

Ursachen

- Bakterien, z. B. Salmonellen (Salmonellose), Shigellen, Campylobacter, E. coli, Yersinien
- Viren, z. B. Adeno- u. Noroviren
- Parasiten, z. B. Lamblien, Helminthen
- Protozoen, z. B. Amöben
- Physik. Ursachen, z. B. Strahlen
- Übertragung meist auf fäkal-oralem Wege (Schmierinfektion), z. B. über Trinkwasser- u. Nahrungsaufnahme

Symptome

- Anamnese
- Übelkeit, Erbrechen, Bauchschmerzen, Durchfälle, Fieber
- Dehydratation u. Elektrolytverlust, v. a. bei Säuglingen, Kindern, alten Menschen
- In schweren Fällen schwere Exsikkose mit Volumenmangelschock

Diagnostik

- Erregernachweis im Stuhl, Erbrochenen o. Nahrungsmittelresten
- Blutuntersuchungen zur Kontrolle des Wasser- u. Elektrolythaushalts

Therapie

- Rehydratation u. Elektrolytausgleich (oral o. i. v.)
- Ggf. Antibiotikatherapie
- Gabe von Lactobacillen bei Infektion durch Rotaviren (v. a. bei Kindern) empfehlenswert
- Stationäre Einweisung bei schweren Verläufen u. immunschwachen Pat.

Hinweise zur Pflege

- Hygienerichtlinien beachten
- Reichl. ungesüßte Flüssigkeit anbieten, ballaststoffarme Kost (Tee u. Zwieback)
- Bei schweren Verläufen Infusionstherapie, dann Kostaufbau nach AO
- Ggf. Hilfe bei Körperpflege, evtl. Toilettenstuhl neben das Bett stellen
- Sorgfältige Intimtoilette, perianaler Hautschutz (z. B. panthenolhaltige Salben)
- Feucht-warme Bauchwickel, Wärmflasche

Besondere Informationen

- Inkubationszeit: 1–7 Tage je nach Erreger
- Meist schnelle Beschwerdenbesserung
- Komplikationen je nach Erreger u. Verlauf, z. B. Sepsis, Meningitis, Invagination
- Meldepflicht bei V. a. Cholera, Typhus, Paratyphus

Gehirntumor

Intrakranielle Tumoren

Ursachen

- Primäre Tumoren: entstehen aus unbekannter Ursache aus Gehirngewebe o. seinen Hüllen
- Sekundäre Tumoren: Metastasen von Tumoren außerhalb des Gehirns

Symptome

- Klin. Bild sehr variabel
- Kopfschmerzen, Konzentrationsstörungen, bei Blutungen > Schlaganfall
- Symptome einer intrakraniellen Hirndrucksteigerung (durch Tumor o. umgebendes Hirnödem)
- Neurolog. Symptomatik durch Lokalisation u. Tumorgröße bestimmt, z. B.:
  - Tumoren im Frontallappen: Lähmungen, Verhaltensänderung, motorische Aphasie, Inkontinenz
  - Tumoren im Scheitellappen: v. a. Sensibilitäts- u. Werkzeugstörungen (Agrafie, Alexie u. a.)
  - Tumoren der Hypophyse: z. B. Gesichtsfeldausfälle, endokrine Störungen
- Zerebrale Krampfanfälle (⅓ aller Tumoren)

Diagnostik

- Anamnese
- CT, MRT, EEG, ggf. Angio
- Lumbalpunktion zur Liquordiagnostik
- Tumormarker im Blut, ggf. Biopsie
- Bei V. a. Gehirnmetastasen Suche nach Primärtumor

Therapie

- Entfernung o. Verkleinerung des Tumors durch OP, Strahlen- o. Chemotherapie
- Operative Entfernung meist Therapie der Wahl, je nach Ausbreitung ggf. nur mikrochirurg. Teilentfernung mögl.
- Bei Inoperabilität: symptomatische Therapie des Hirndrucks, medikamentöse Unterdrückung zerebraler Krampfanfälle

Hinweise zur Pflege

- Postop. intensivmedizinische Betreuung: Vitalzeichen, Pupillen, Bewusstseinslage, ggf. Hirndruckmessung; achten auf Symptome/ neurologische Auffälligkeiten als Zeichen von Rezidivblutung, zerebrale Ischämien, postop. Hirnödem

- Maßnahmen gegen Hirndruckerhöhung
  ➤ Subarachnoidalblutung
- Schmerztherapie und Sedierung nach AO
- Übernahme, Unterstützung bei den Lebensaktivitäten
- Psychische Betreuung, Grundsätze der onkolog. Pflege beachten, Pat. über Chemo- u. Strahlentherapie informieren
- Prinzipien der Palliativpflege im Endstadium

Besondere Informationen

- Gehirn hat im festen knöchernen Schädel kaum Ausweichmöglichkeiten → auch benigne Tumoren können durch Raumforderung zu schwersten Beeinträchtigungen führen
- Einteilung nach Lokalisation, Histologie, Malignität:
  - Häufige benigne Tumoren, z. B. Astrozytome Grad I–II, Meningeome, Hypophysenadenom
  - Häufige maligne Tumoren, z. B. Astrozytome Grad III–IV, Medulloblastom, Lymphom, Metastasen (schlechte Prognose)
- Ins Gehirn metastasieren bevorzugt Bronchial-, Mamma-, Nierenzellkarzinom, Tumoren des Magen-Darm-Trakts
- Prognose abhängig von histolog. Gewebediagnose u. Tumorlokalisation
- Bei Kindern zweithäufigste bösartige Erkrankung

Gerstenkorn, Hagelkorn

Gerstenkorn: akut-eitrige Entzündung der Liddrüsen; syn. Hordeolum; Hagelkorn: Granulom der Augenlider; syn. Chalazion

Ursachen

- Gerstenkorn: bakterielle Infektion (V. a. Staphylococcus aureus)
- Hagelkorn: Entzündung infolge Sekretstaus in Meibom-Drüsen der Lidinnenseite
- Begünstigende Faktoren:
  - Magen-Darm-Erkrankungen
  - Diabetes mellitus
  - Akne
  - Kontaktlinsen

Symptome

- Gerstenkorn:
  - Rötung; eitrige, schmerzhafte Lidschwellung
  - Innerhalb weniger Tage gelbl. Eiterherd meist am Lidrand
  - Reizung, Rötung des Bindehaut
  - Spannungsgefühl im Auge
- Hagelkorn: umschriebene, schmerzfreie, nicht verschiebbare Verdickung in Lidmitte

Diagnostik

- Blickdiagnostik
- Inspektion eines Gerstenkorns an Lidinnenseite durch Umklappen des Augenlids (Ektropionieren)

Therapie

- Gerstenkorn:
  - Öffnet sich spontan, heilt i. d. R. komplikationslos ab
  - Ggf. chirurg. Stichinzision
  - Ggf. Gabe antibiotischer, desinfizierender Augentropfen u. -salben
  - Darf keinesfalls ausgedrückt werden
- Hagelkorn:
  - Entzündungshemmende Augentropfen
  - Meist chirurg. Entfernung

Hinweise zur Pflege

- Gerstenkorn:
  - Ggf. trockene Wärmeanwendung, z. B. Rotlicht
  - Desinfizierende o. antibiotische Augensalben einbringen
  - Feuchte Wärme vermeiden
- Hagelkorn: postop. Wundversorgung mit antibiotischem Augensalbenverband
- Sorgfältige Hygiene im Umgang mit Augensalben, Augenverbänden

Besondere Informationen

- Unterscheidung Gerstenkorn je nach Lokalisation:
  - Äußeres Gerstenkorn (Hordeolum externum): eitrige Entzündung der Schweiß- u. Talgdrüsen am äußeren Lidrand o. Wimpernbereich
  - Inneres Gerstenkorn (Hordeolum internum): sehr selten, eitrige Entzündung der Meibom-Drüsen an Lidinnenseite
- Berührung u. Augenreiben vermeiden, Erreger sind übertragbar
- Bei rezid. Gerstenkörnern Diabetes mellitus abklären
- Komplikationen Gerstenkorn: Lidabszesse, Orbitaphlegmone, Thrombosen

Gicht

Klin. Manifestation der Hyperurikämie; syn. Urikopathie

Ursachen

- Hyperurikämie (Harnsäureerhöhung im Blut ≥ 6,5 mg/dl) → Ablagerungen von Harnsäurekristallen (Urate) in Gewebe, Gelenken, Harnwegen
- Unterschieden werden:
  - Primäre Hyperurikämie (häufig): erbl. bedingte Störung der Harnsäureausscheidung (autosomal dominant), manifestiert sich bei Übergewicht, purinreicher Kost, Alkoholkonsum
  - Sekundäre Hyperurikämie (seltener): Harnsäureerhöhung infolge vermehrten Zellunterganges (z. B. Zytostatikatherapie) o. einer Nierenfunktionsstörung

Symptome

- Stadium I: asymptomatische Hyperurikämie
- Stadium II: akuter Gichtanfall (meist nachts): plötzl. heftigste Schmerzen in einem Gelenk (meist Großzehengrundgelenk), Gelenk gerötet, geschwollen, überwärmt, extrem berührungsempfindl., ggf. Fieber
- Stadium III: symptomfreie Intervalle zwischen 2 Gichtanfällen
- Stadium IV (heute selten): chron. Gicht mit Gelenkdeformierungen u. Harnsäureablagerungen in Weichteilen u. Knochen

Diagnostik

- Labor: Harnsäure ↑
- Gichtanfall: klin. Symptomatik, Entzündungszeichen (BSG ↑, CRP ↑, Leukozytose)

Therapie

- Bei Gichtanfall: NSAR (entzündungs- u. schmerzhemmend); ggf. auch Colchicin, unterbricht Anfall rasch, aber keine schmerz- u. entzündungshemmende Wirkung; ggf. Kortisongabe
- Intervalltherapie (Harnsäurespiegel senken):
  – Diät
  – Medikamente, Mittel der Wahl: Allopurinol (Urikosurika) zur Hemmung der Harnsäureproduktion

Hinweise zur Pflege

- Gesundheitsberatung über:
  - Diät u. ihren Stellenwert: purinarme Kost (wenig Fleisch), Alkoholabstinenz (Bier ist purinreich), wenig Kaffee
  - Gewichtsreduktion, aber keine Fastenkuren (erhöhen Harnsäurespiegel)
  - Extreme körperliche Belastung und Unterkühlung können Gichtanfall auslösen
- Bei Gabe von Urikosurika auf ausreichende Trinkmenge zur Bildung von mind. 2 l Urin pro Tag achten
- Betroffene Gelenke im akuten Anfall ruhigstellen und kühlen

Besondere Informationen

- Zu 95 % sind Männer betroffen, gute Prognose bei konsequenter Therapie
- Komplikation: Uratnephropathie (Gichtniere), in allen Stadien mögl.

Glaukom

Sammelbegriff für verschiedene Erkrankungen, die mit einer Erhöhung des Augeninnendrucks (IOD) einhergehen; syn. grüner Star

Ursachen

- Erhöhung des Augeninnendrucks (IOD) durch Abflussstörungen des Kammerwassers in Kammerwinkel → Missverhältnis zwischen Produktion u. Abfluss des Kammerwassers
- Primäres Glaukom:
  - Häufigste Form Glaucoma simplex (Offenwinkelglaukom): Abflussstörung direkt im Abflussbereich durch altersbedingte, mikroskopische Ablagerungen im Kammerwinkel
  - Winkelblockglaukom: Abflussbehinderung durch makroskopische Veränderung der Vorderkammer; bei akuter Form (Glaukomanfall): Augenvorderkammer anlagebedingt so flach, dass Iris den Kammerwinkel blockieren kann, z. B. durch Stress o. Medikamente
- Kongenitales Glaukom (Hydrophthalamus, Ochsenauge)
- Sekundäres Glaukom: Folge anderer Augenerkrankungen, z. B. Entzündungen, Tumore, Verletzungen

Symptome

- Durch erhöhten Augeninnendruck Druckschädigung der Sehnerven mit Gesichtsfeldeinschränkung u. typische Veränderung der Papille (Exkavation)
- Glaucoma simplex: lange symptomfrei, erst im Spätstadium irreversible, hochgradige Gesichtsfeldausfälle bis zur Erblindung
- Chron. Winkelblockglaukom: schwankender IOD, bei Druckspitze Nebelsehen, Sehen farbiger Ringe um Lichtquellen, Kopfschmerzen, gerötete Augen
- Akutes Winkelblockglaukom: plötzl. auftretende sehr hohe IOD-Werte → Notfall!
  - Heftigste Augenschmerzen, ggf. Ausstrahlung in Trigeminusbereich u. Körper
  - Nebelsehen, Sehen farbiger Ringe um Lichtquellen, deutl. reduziertes Sehvermögen bis zum Sehverlust
  - Steinhartes, rotes Auge mit entrundeter, erweiterter, lichtstarrer Pupille
  - Evtl. Übelkeit, Erbrechen, Bauchschmerzen

Diagnostik

- IOD-Messung, Gesichtsfelduntersuchungen, Inspektion des Kammerwinkels, Fundoskopie
- Ggf. Sono u. CT

Therapie

- Glaucoma simplex:
  - Konservativ: IOD-Senkung durch Verminderung der Kammerwasserproduktion (lokale Anwendung von β-Blockern) u. Förderung des Abflusses (z. B. Prostaglandin-Analoga)
  - Ggf. operative Therapie (Trabekulektomie) o. Laser
- Sekundäres Glaukom: Therapie der Grunderkrankung
- Akutes Winkelblockglaukom:
  - Sofortige Behandlung
  - Medikamentöse Verbesserung des Abflusses u. Hemmung der Kammerwasserproduktion
  - Shuntanlage zwischen hinterer u. vorderer Augenkammer (basale Iridektomie, YAG-Laseriridotomie)

Hinweise zur Pflege

- Pat. aufklären über:
  - Bedeutung einer konsequenten Einhaltung der Therapie
  - Warnzeichen einer akuten IOD-Erhöhung, die Arztbesuch erfordern
  - Verhaltensweisen zur Vermeidung einer IOD-Erhöhung, z. B. Vermeidung von Stress, Heben, Bücken
  - Weitere Medikamente nur nach Rücksprache mit Arzt einnehmen
- Sorgfältige Hygiene im Umgang mit Augentropfen, z. B. Verfall nach Anbruch beachten
- Zur selbstständigen Gabe von Augentropfen anleiten

Besondere Informationen

- Ab 40. Lj. regelm. IOD-Messung zur Früherkennung empfohlen

Glomerulonephritis, akute

Bezeichnung einer Reihe von unterschiedl. Nierenerkrankungen, die durch eine Entzündung der Gefäßknäuel (Glomeruli) der Nierenkörperchen gekennzeichnet sind

Ursachen

- Primär z. B. autoimmun
- Sekundär z. B. Infektion, z. B. durch Streptokokken
- Überproduktion von Immunglobulin A (IgA)

Symptome

- Appetitlosigkeit
- Schwäche
- Kopfschmerzen
- Leichtes Fieber
- Rötl.-brauner Urin
- Lidödeme
- Schmerzen in der Lendengegend
- IgA-Glomeulonephritis: abwechselnd Phasen mit Mikro- u. Makrohämaturie

Diagnostik

- Anamnese: Wasserlassen, AZ, Vorerkrankungen, Infektionen
- Körperl. Untersuchung
- Urin: Proteine, Erythrozyten, Leukozyten
- Blutserologie: Kreatinin, Harnstoff ↑, Harnsäure ↑, AK-Nachweis
- Bei V. a. IgA-Glomeulonephritis: Nierenbiopsie

Therapie

- Bettruhe
- Kochsalzarme Kost
- Ggf. Verabreichung von Penizillin
- Ggf. Flüssigkeitsrestriktion

Hinweise zur Pflege

- Kontrolle/Beobachtung von
  - RR (engmaschig)
  - Temp. (mind. 3 ×/Tag)
  - Gewicht
  - Urinaussehen, -menge, Flüssigkeitsbilanzierung
  - Ödemen
- Körperliche Schonung, ggf. Bettruhe
- Ggf. eiweißreiche, kochsalz- und kaliumarme Ernährung

Besondere Informationen

- Günstige Prognose
- Chron. Glomerulonephritis äußert sich im nephrotischen Syndrom

Glossitis

Akute o. chron. Entzündung der Zungenschleimhaut

Ursachen

- Bakterielle Infektion o. Pilzinfektionen
- Traumen, z. B. durch Zahnprothesen, scharfe Zahnkanten
- Allergien, chemische Reize, Medikamenten-NW
- Internistische Erkrankungen, z. B. Vitaminmangelerkrankungen, Diabetes mellitus, Stomatitis
- Angeborene o. erworbene Varianten der Schleimhautstruktur

Symptome

- Zungenbrennen, Schmerzen an Zungenspitze u. -rändern, Geschmacksstörungen
- Lokale Zeichen, z. B. Schwellung, Beläge, Bläschen, Fissuren, Geschwüre

Diagnostik

- Anamnese, klin. Untersuchung, interdisziplinäre Abklärung

Therapie

- Behandlung der Ursache, falls bekannt
- Symptomatische Therapie, z. B. Mundspülungen, Reizstoffe meiden

Hinweise zur Pflege

- Mundpflege intensivieren
- Mundspülungen mit Salbei- o. Kamillentee o. Bepanthen-Lösung
- Bei Infektionen: Mundpflege mit Schleimhautantiseptikum
- Scharfe und saure Speisen vermeiden, weiche Kost
- Bei starken Schmerzen: Eiswürfel lutschen lassen, anästhesierende Lutschtabletten, Gels

Besondere Informationen

- Häufig unbefriedigender Erfolg bei symptomatischer Therapie

Gonorrhö

Häufigste Geschlechtskrankheit; syn. Tripper

Ursachen

- Erreger: Neisseria gonorrhoea (Gonokokken)
- Übertragung durch Geschlechtsverkehr, sehr selten durch Schmierinfektion

Symptome

- Geschlechtsspezifische Symptomatik
- Frau:
  - Frühphase symptomarm mit unspez. Symptomen (z. B. Brennen beim Wasserlassen, Scheidenausfluss), daher häufig unerkannt
  - Unbehandelt bei aufsteigender Infektion Endometritis, Adnexitis, Peritonitis
- Mann:
  - Akute eitrige Urethritis mit gründelbl.-eitrigem Ausfluss
  - Unbehandelt schmerzhafter Übergriff auf Nebenhoden u. Prostata

Diagnostik

- Erregernachweis: Abstriche von Genitalsekreten, Bakterienkultur als sicherster Nachweis
- Urinsediment u. -kultur

Therapie

- Systemische Cephalosporingabe (ggf. Partnermitbehandlung), kulturelle Therapiekontrolle nach 1 Wo.
- Sexuelle Enthaltsamkeit während der Behandlung
- Mitbehandlung des Sexualpartners

Hinweise zur Pflege

- Pat. zu einer sorgfältigen Intimhygiene anleiten, Einmalwaschlappen, häufiger Vorlagenwechsel, Unterwäsche bei mind. 60° waschen; zur richtigen Händedesinfektion anleiten
- Abfall, Steckbecken, Waschschüssel, Urinflasche nach Hygienestandard entsorgen bzw. aufbereiten

Besondere Informationen

- Inkubationszeit: 2–10 Tage, meldepflichtig
- Auch rektale Infektion u. Infektion im Mund-Rachenraum mögl.
- Komplikationen:
  - Sterilität bei Mann u. Frau
  - Gonokokkensepsis
  - Eitrige Konjunktivitis bei Neugeborenen infizierter Mütter
  - Neugeborenenprophylaxe (Credé-Prophylaxe) bei mütterlichercher Gonokokken-Infektion

Hämorrhoiden

Krampfaderähnl. Erweiterungen des arteriovenösen Gefäßgeflechts in der Submukosa des Analkanals

Ursachen

- Genet. Disposition
- Begünstigende Faktoren: chron. Obstipation, Entzündungen im Analbereich, Schwangerschaft, sitzende Lebensweise, Adipositas

Symptome

- Stadium I: Blutauflagerungen auf Stuhl; keine Schmerzen, selten Pruritus ani (Afterjucken)
- Stadium II: Schmerzen, Nässen, Brennen, evtl. Blutauflagerungen, Knoten prolabieren bei Defäkation, anschließend spontane Reposition
- Stadium III: Nässen, Brennen, starke Schmerzen bei Defäkation u. im Sitzen, quälender Juckreiz, keine spontane Reposition, manuelles Zurückschieben mögl.
- Stadium IV: verhärtete u. bläul. Knoten, heftigste Schmerzen, Schleimsekretion, permanent vorgewölbte Knoten, kein Zurückschieben mögl.

Diagnostik

- Analinspektion, rektale Untersuchung, Proktorektoskopie

Therapie

- Allg.: Gewicht ↓, Stuhl weich halten, Waschen nach jedem Stuhlgang, ballaststoffreiche Ernährung, ausreichend Flüssigkeitszufuhr
- Frühstadium: Salben, Zäpfchen, Sitzbäder, kalt-feuchte Umschläge
- Stadium I–II: Sklerosierung (Verödung) o. Gummibandligatur
- Stadium III–IV: operative Entfernung der Knoten (Hämorrhoidektomie)

Hinweise zur Pflege

- Auf Nachblutung achten, Wundkontrolle
- Eher Seiten- o. Bauchlage, Sitzring
- Nach Darmentleerung: mit lauwarmen Wasser abduschen/reinigen, Salbenkompressen o. trockene Kompressen mit Netzhose
- Obstipationsprophylaxe, ggf. Schmerzmittelgabe vor Stuhlgang

Besondere Informationen

- Ca. 80 % der über 30-Jährigen haben Hämorrhoiden, häufig ohne Beschwerden
- Komplikationen: massive Blutungen, Nekrosen, Ulzerationen bei permanentem Prolaps, Infektion, Thrombosierung

Harninkontinenz

Unfreiwilliger Abgang von Urin; syn. Blasenschwäche

Ursachen

- Funktionelle Inkontinenz, Unfähigkeit, die Toilette rechtzeitig zu erreichen, z. B. weil Mobilität und Kognition eingeschränkt sind, keine Störung des Urogenitaltrakts
- Harninkontinenz aufgrund veränderter Speicher- und Entleerungsfunktion:
  - Belastungs- (Stress-)Inkontinenz: mangelhafte Funktion von Verschluss- u. Haltemechanismen von Blasenhals u. Beckenbodenmuskulatur; bei Frauen durch Schwangerschaft, Alter, Übergewicht; bei Männern infolge einer Prostata-OP, z. B. bei Prostatahyperplasie
  - Dranginkontinenz: Überaktivität der glatten Blasenmuskulatur z. B. durch Prostatahyperplasie, MS, Schlaganfall
  - Inkontinenz bei chron. Harnretention: übermäßige Dehnung der Blase u. Unfähigkeit der Blase sich zusammenzuziehen, z. B. durch Prostatahyperplasie, Diabetes mellitus, Medikamenteneinnahme
  - Mischinkontinenz: unfreiwilliger Urinverlust durch Harndrang und körperliche Belastung
  - Extraurethrale Inkontinenz, z. B. Harnleiter- o. Harnblasenfisteln
  - Unkategorisierbare Inkontinenz, wenn Symptome nicht eindeutig zuzuordnen sind

Symptome

- Belastungsinkontinenz
  - Zu Beginn Urinabgang bei starker Belastung in aufrechter Haltung
  - Später auch Urinabgang im Liegen
- Dranginkontinenz
  - Zu Beginn häufiger Harndrang u. Entleerung nur kleiner Harnmengen (Pollakisurie)
  - Später unwillkürl. Urinabgang oft bis zur völligen Blasenentleerung
- Inkontinenz bei chron. Harnretention
  - Unvollständige Entleerung (Restharnbildung)
  - Stauung in der Blase mit Gefahr einer „Überlaufblase"
- Extraurethrale Inkontinenz:
  - Urinabgang über Fistel
  - Gefahr von Harnwegsinfektionen

Diagnostik

- Anamnese, Miktionsanamnese
- Miktionsprotokoll
- Klin. Untersuchung (Abdomen, Genitale, rektale u. vaginale Untersuchung)
- Hustentest
- Ggf. Sono

Therapie

- Abhängig von der Ursache
- OP bei Prostatahyperplasie
- Harnableitung mittels Katheter, z. B. Anlage eines Dauerkatheter über die Harnröhre (transurethral) o. Anlage eines Katheters durch die Bauchdecke in die Blase (suprapubisch)

Hinweise zur Pflege

- Allg. Maßnahmen:
  - Wertschätzender und einfühlsamer Umgang, Wahrung der Intimsphäre
  - Gewichtsreduktion
  - Obstipationsprophylaxe
  - Ausreichende Flüssigkeitszufuhr
  - Sorgfältige Hautreinigung und -pflege
  - Förderung von Autonomie und Mobilität
- Kontinenzfördernde Umgebung:
  - Weg zur Toilette frei halten, deutlich kennzeichnen; nachts Licht brennen lassen; ggf. nachts Toilettenstuhl bereitstellen
  - Toilette soll warm und sauber sein, Inkontinenzmaterialien, Mülleimer bereit halten
- Kontinenzfördernde Kleidung, z. B. Hosen mit Gummizug/Klettverschluss, weitere Kleidung (kaschiert Inkontinenzversorgung); Kleidung soll bei 60° waschbar sein
- Kontinenzprofil (Schweregrad der Inkontinenz) ermitteln:
- Spezielle Maßnahmen:
  - Blasentraining
  - Toilettentraining (mit festgelegten o. individuellen Zeiten)
  - Beckenbodentraining ohne o. mit Hilfsmittel, z. B. Vaginalkonen, Biofeedback
  - Stimulation der Blase, z. B. durch Triggern, Hände in warmes Wassser, feuchtwarme Blasenauflage
- Inkontinenzhilfsmittel (I) individuell einsetzen
  - Aufsaugende/absorbierende I., z. B. Slipeinlagen, Inkontinenzslip
  - Auffangende I., z. B. Kondomurinal, Steckbecken
  - Ableitende I., z. B. Blasenkatheter, intermittierender Selbstkatheterismus
  - Mechanische I., z. B. Vaginaltampons, Pressare
- Expertenstandard Förderung der Harnkontinenz implementieren

Besondere Informationen

- \> 5 Millionen Betroffene in Deutschland (lt. Gesellschaft für Inkontinenz)
- 2 Millionen sind 60 Jahre u. älter
- Inkontinenz = häufigste Erkrankung im Alter
- Frauen häufiger betroffen als Männer
- Dranginkontinenz häufigste Form bei Männern

Harnkontinenz 91

Hepatitis

Akute o. chron. Entzündung der Leber; syn. Leberentzündung

Ursachen

- Viren: Hepatitisviren Typ A–E, Epstein-Barr-Virus, Zytomegalievirus u. a.
- Bakterien, z. B. Leptospiren, Salmonellen; Protozoen, z. B. Toxoplasmose
- Nicht infektiöse Hepatitis: Alkoholabusus, Medikamente, andere Lebererkrankungen

Symptome

- Klin. Bild bei allen Formen ähnl., typischer 3-phasiger Verlauf:
  - Prodromalphase: Müdigkeit, Übelkeit, Brechreiz, Durchfall, Druckgefühl im rechten Oberbauch, Gelenk- u. Muskelschmerzen
  - Krankheitsphase: Haut- u. Sklerenikterus, dunkler Urin, entfärbter Stuhl, Juckreiz, druckschmerzhafte Vergrößerung von Leber u. Milz, subjektive Beschwerden nehmen ab
  - Rekonvaleszenzphase: Ikterus klingt ab, unspez. Symptome wie Müdigkeit (oft länger anhaltend)
- Bei Hepatitis C anikterischer Verlauf
- Anikterischer Verlauf u. milde Symptomatik nicht gleichbedeutend mit komplikationslosem Abheilen der Erkrankung

Diagnostik

- Ausführl. Anamnese, z. B. Auslandsreisen? Transfusionen? Berufl. Risiko?
- Blut: Hepatitisserologie, Bilirubin, Leberwerte, BB, Elektrophorese, Eisen, Gerinnung

Therapie

- Hepatitis A:
  - Kausale Therapie nicht mögl.
  - Symptomatisch: Ausschalten leberschädigender Noxen (z. B. Alkohol, Medikamente), körperl. Schonung
- Akute Hepatitis B: Interferon α u./o. Nukleosidanaloga
- Chron. Hepatitis B o. D: ebenfalls α-Interferon-Gabe
- Akute Hepatitis C: Peginterferon
- Chron. Hepatitis C: Kombinationstherapie aus α-Interferon u. Ribavirin sinnvoll

Hinweise zur Pflege

- Pat. u. Angehörige über Infektionswege u. Hygienemaßnahmen informieren; Achtung: auch getrocknetes Blut ist infektiös
- Hygienemaßnahmen abhängig vom Übertragungsweg/infektiösem Material einhalten, einrichtungsinterne Hygienestandards beachten
- Körperliche Schonung, Unterstützung bei den Lebensaktivitäten abhängig vom AZ, notwendige Prophylaxen durchführen
- Beobachtung und Kontrollen: Vitalzeichen, Temperatur, Gewicht, Urin- und Stuhlausscheidung, Haut und Skleren
- Lindern von Juckreiz (z. B. Ingelan-Puder) u. Oberbauchbeschwerden (z. B. warme Wickel)
- Absolutes Alkoholverbot!
- Pat. darf essen, was ihm bekommt, i. d. R. kohlenhydratfreiche und fettarme Kost

Besondere Informationen

- Inkubationszeit: 2–25 Wo.
- Namentl. Meldepflicht bei V. a. Virushepatitis u. akuter Infektion
- Prophylaxe: Impfung gegen Hepatitis A u. B
- Frühkomplikation: fulminanter Verlauf bis hin zum Leberversagen
- Spätkomplikation: Chronifizierung (bei Typ B, C, D) → erhöhtes Risiko für Leberzirrhose u. Leberzellkarzinom

Herpes simplex

Viruserkrankungen verursacht durch Herpes-simplex-Viren

Ursachen

- Herpes-simplex-Virus Typ-I (HSV-1) u. Typ-II (HSV-2)
- Übertragung: Schmier- u. Tröpfcheninfektion

Symptome

- Herpes labialis (HSV-1):
  - Zunächst Juckreiz in Mundregion, anschließend Rötung u. Bläschenbildung
  - Bläschen trocknen nach 5–10 Tagen ein
- Herpes genitalis (HSV-2): schmerzhafte Rötung u. Bläschen in Genital- u. Analregion

Diagnostik

- Klin. Bild
- Virus im Bläscheninhalt nachweisbar
- Bei V. a. Herpes-Enzephalitis Liquordiagnostik

Therapie

- Lokaltherapie mit Aciclovir, ggf. orale o. i. v. Gabe

Hinweise zur Pflege

- Alternativ können Hausmittel aufgetragen werden, z. B. Honig (aber: Wirksamkeit wissenschaftl. nicht belegt)
- Hygiene beachten, z. B. separates Glas, nach Berührung der Lippen Hände sorgfältig waschen o. Händedesinfektion

Besondere Informationen

- Erstinfektion meist im Kindesalter
- Durchseuchung der erwachsenen Bevölkerung: mit HSV-1 ca. 90 %, HSV-2 ca. 30 %
- Reaktivierung, z. B. durch Fieber, Sonnenstrahlen, Magen-Darm-Störungen
- Gefürchtete Komplikationen durch Erregerausbreitung:
  - Herpes-Enzephalitis
  - Herpes-Sepsis des Neugeborenen (meist bei Herpes genitalis der Mutter)
  - Herpetische Keratokonjunktivitis
  - Herpes-Sepsis bei Immunschwäche

Herpes zoster

Hauterkrankung aufgrund der Reaktivierung des Varizella-Zoster-Virus; syn. Zoster, Gürtelrose

Ursachen

- Reaktivierung der nach Windpockenerkrankung in Spinalganglien verbliebenen Varizella-Zoster-Viren bei Abwehrschwäche
- Reaktivierte Viren wandern entlang der Spinalnerven zu dazugehörigem Dermatom

Symptome

- Prodromalstadium: Krankheitsgefühl, Fieber
- Stärkste, brennende Schmerzen im betroffenen Dermatom (meist einseitig), später Bildung kleiner gruppiert stehender Hautbläschen, die unter Krustenbildung abheilen
  - Bläschen sind bis zum Abfallen der Kruste infektiös (Windpocken)
  - Zosterausschlag bis zur Lösung der Krusten ca. 2–3 Wo. sichtbar
  - Schmerzen können über Wo. andauern

Diagnostik

- Klin. Bild, im Zweifel PCR (Polymerase Kettenreaktion) u. serolog. Untersuchung

Therapie

- Systemische Gabe antiviraler Substanzen
- Beginn möglichst innerhalb von 48–72 Std. nach Auftreten der Hautsymptomatik
- Lokaltherapie: austrocknende, antiseptische, antientzündl. Mittel
- Adäquate Schmerztherapie

Hinweise zur Pflege

- Befallene Hautpartien nicht waschen, nur Lokaltherapie
- Lokaltherapie abends zur Linderung von Juckreiz u. Schmerzen wiederholen
- Körperliche Schonung
- Beobachtung auf Schmerzen und Wirksamkeit der Schmerztherapie

Besondere Informationen

- Altersgipfel zwischen 60. u. 70. Lj.
- Bei Erstkontakt mit Varizella-Zoster-Virus: Windpocken
- Alle Dermatome können betroffen sein, zu 50 % thorakale Dermatome
- Komplikationen: postzosterische Neuralgien, generalisierter Zoster mit Befall innerer Organe o. ZNS-Beteiligung (Meningitis, Enzephalitis), bei Gesichtsrose: Fazialisparese, Hornhautulzerationen, Nervenentzündungen
- DD: Herpes simplex, Morbus Hailey-Hailey

Herzinsuffizienz

Unvermögen des Herzens, das vom Körper benötigte Blutvolumen zu fördern; syn. Herzmuskelschwäche

Ursachen

- Immer Folgeerscheinung einer anderen Grunderkrankung
- KHK, Hypertonie (häufigste Ursachen der chron. Herzinsuffizienz)
- Aortenstenose, Aorten- u. Mitralinsuffizienz
- Entzündl. Herzerkrankungen, Kardiomyopathie, Myokardinfarkt, Herzrhythmusstörungen, Herzfehler, kardiotoxische Medikamente

Symptome

- Linksherzinsuffizienz (Blutrückstau in kleinen Kreislauf):
  - Ruhe- u. Belastungsdyspnoe, Orthopnoe (v. a. nachts), Zyanose
  - Stauungshusten (Sputum trocken o. rostbraun), Rasselgeräusche, Lungenödem
- Rechtsherzinsuffizienz (Blutrückstau in großen Kreislauf): periphere Ödeme, Halsvenenstauung, Gewichtszunahme, Stauungsleber u. -gastritis, Aszites
- Gemeinsame Symptome: Leistungsdefizit, Nykturie, Tachykardie, Herzvergrößerung, Pleuraerguss

Diagnostik

- Anamnese u. Inspektion (Dyspnoe? Stauungszeichen? Ödeme?)
- BNP-Spiegel (natriuretisches Peptid B)
- Lungenauskultation
- EKG, Rö-Thorax (z. B. Herzgröße?), Echo (z. B. Auswurfleistung?), Kardio-MRT

Therapie

- Therapie der Grunderkrankung
- Allg.:
  - Kardiovaskuläre Risikofaktoren minimieren, individuelles Bewegungsprogramm
  - Diät: Maßnahmen (kochsalzarm), Flüssigkeitsrestriktion (1,5–2 l tgl.), ggf. O_2-Gabe
- Medikamentös je nach Schweregrad: ACE-Hemmer, β-Blocker, Diuretika, Digitalis, Nitrate
- Invasiv: bei Dekompensation (intraaortale Gegenpulsation IABP, Assist-Devise), terminales Stadium ggf. Herztransplantation

Hinweise zur Pflege

- Beobachtung und Kontrollen: Blutdruck, Puls, Atmung, Gewicht/Gewichtsverlauf, Unterschenkel-, Fußödeme, Urinausscheidung

- Ernährung: Wunschkost, keine blähenden, fetten o. schwerverdaulichen Speisen, mehrere kleine Mahlzeiten, Kalorienreduzierung bei Übergewicht, individuelle Trinkmengenbeschränkung, ggf. Einfuhrbilanzierung
- Mobilität:
  - Bei Dekompensation: Bettruhe, die bei Besserung gelockert wird, Herzbettlagerung; Unterstützung bei den Lebensaktivitäten, notwendige Prophylaxen durchführen
  - Bei Kompensation: Belastbarkeit und Mobilität langsam steigern
- Beobachtung auf Nebenwirkungen von Medikamenten, z. B. Sehstörungen, Übelkeit/Erbrechen, Schwindel, Kopfschmerzen, Herzrhythmusstörungen
- Beratung: Gewicht reduzieren, regelm. Selbstkontrolle von Blutdruck und Puls, regelm. körperliche Betätigung

Besondere Informationen

- Einteilung nach:
  - Lokalisation: Links-, Rechts- o. Globalinsuffizienz
  - Klin. Verlauf: chron. o. akut (akute Linksherzinsuffizienz ist Notfall)
  - Schweregrad: kompensiert o. dekompensiert
  - Stadieneinteilung nach NYHA I–IV
- Komplikationen:
  - Kardiogener Schock
  - Lungenödem bei akutem Linksherzversagen
  - Thromboembolien
  - Globalinsuffizienz: kombinierte Rechts- und Linksherzinsuffizienz

Herz-Kreislauf-Stillstand

Plötzl. Stillstand von Herz- u. Kreislauffunktionen mit Reanimationspflichtigkeit

Ursachen

- Hyperdyname Form (80 %):
  - Kammerflimmern o. -flattern
  - Pulslose ventrikuläre Tachykardie (VT)
- Hypodyname Form (20 %):
  - Asystolie
  - Pulslose elektrische Aktivität (PEA)
- Meist kardial (> 90 % der Fälle):
  - KHK/Myokardinfarkt (70 %)
  - Kardiomyopathien (10 %)
  - Myokarditis, angeborene Herzerkrankungen
- Schock unterschiedl. Ursache
- Hypoxie z. B. Aspiration, Intoxikation, Spannungspneumothorax
- Lungenembolie

Symptome

- Bewusstlosigkeit
- Atemstillstand
- Kreislaufstillstand

Diagnostik

- Prüfen der Kreislauffunktionen:
  - Bewusstsein: keine Reaktion auf Ansprechen o. Schmerzreize
  - Atmung: keine Atembewegung sichtbar o. fühlbar
  - Kreislauf: kein Karotis- o. Leistenpuls tastbar
- Pupillenstatus: weite, reaktionslose Pupillen (bereits nach 2 Min.)

Therapie

Basismaßnahmen (Basic Life Support)
- Atemwege freimachen
- Kardiopulmonale Reanimation (CPR): Herzdruckmassage/Beatmung = 30:2 (Frequenz 100–120 Kompressionen pro Min.)

Erweiterte Maßnahmen (Advanced Life Support)
- Kammerflattern, Kammerflimmern, pulslose ventrikuläre Tachykardie:
  - Defibrillation mit 150–360 J (geräteabhängig) bei biphasischen Geräten
  - Anschließend CPR für 2 Min., Rhythmuskontrolle
  - Bei Erfolglosigkeit erneute Defibrillation
  - Adrenalin: 1 mg mit 9 ml 0,9 % NaCl i. v. alle 3–5 Min.
  - Amiodaron 300 mg i. v. bei 3-maliger erfolgloser Defibrillation
  - Intubation, Beatmung
- Asystolie, elektromechanische Entkopplung:

- Kardiopulmonale Reanimation: Herzdruckmassage/Beatmung = 30:2
- Adrenalin 1 mg alle 3–5 Min.
- Evtl. 3 mg Atropin i. v. einmalig
- Evtl. Schrittmachertherapie (transthorakale Stimulation)
- Bei V. a. Lungenembolie: Lysetherapie

Hinweise zur Pflege

Erstmaßnahmen Reanimation
- Notruf absetzen
- Beginn CPR bis zum Eintreffen des Arztes
- Mithilfe bei CPR u. medizinischer Therapie, Medikamentengabe nach AO
- Intensivüberwachung, Beatmung, Komplettmonitoring

- Minimal handling in ersten 24 Std. nach Ereignis
- Anschließende Pflege > Myokardinfarkt, > Koronare Herzkrankheit, > Lungenembolie

Besondere Informationen

- Komplikationen durch Reanimation: Frakturen (Rippen, Sternum) mit Verletzung von Herz, Lunge bzw. Leber-/Milzruptur
- Nach erfolgreicher Reanimation: Engerwerden der Pupillen, tastbarer Karotispuls, Spontanatmung
- Evtl. Hypothermietherapie nach Reanimation (32–34 °C für 12–24 Std.)

Herzrhythmusstörungen

Veränderungen der Herzfrequenz o. der Regelmäßigkeit des Herzschlags (Arrhythmie) aufgrund einer Störung der Erregungsbildung u./o. -leitung

Ursachen

- Kardiale Ursachen:
  - KHK
  - Myokardinfarkt
  - Herzinsuffizienz
  - Hypertonie
  - Herzklappenfehler
  - Myokarditis
  - Kardiomyopathien
- Extrakardiale Ursachen, z. B.:
  - Elektrolytstörungen
  - Hormonelle Störungen (z. B. Hyperthyreose)
  - Körperl. u. seelische Belastungen
  - Medikamente
  - Fieber
  - Drogenkonsum
- Formen von Herzrhythmusstörungen bei:
  - Störung der Erregungsbildung, z. B. Bradykardie, Tachykardie, Extrasystolen, Sinusarrhythmie, Vorhofflimmern, Vorhofflattern, Kammerflimmern, Kammerflimmern
  - Störung der Erregungsleitung, z. B. SA-Block, AV-Block, Schenkelblock

Symptome

- Leichte u. kurzzeitige Störungen oft symptomlos
- Herzklopfen u. Herzjagen, z. B. bei Tachykardie/Tachyarrhythmie
- Herzstolpern, z. B. bei Extrasystolen
- Leistungsdefizit, Schwindel, Benommenheit, Sehstörungen, Synkopen
- Angina pectoris, Zeichen der Herzinsuffizienz
- Gefahr des Hirninfarkts durch arterielle Embolien
- Kardiogener Schock, plötzl. Herztod (z. B. bei Kammerflimmern o. Asystolie)
- Funktioneller Herz-Kreislauf-Stillstand bei Kammerflimmern → führt ohne sofortige Reanimation u. Defibrillation zum Tode

Diagnostik

- Anamnese, Elektrolytkontrolle, Hormonstatus
- Ruhe-, Belastungs- u. Langzeit-EKG, ggf. EPU (intrakardiales EKG)

Therapie

- Therapie der Grunderkrankung
- Je nach Art der Rhythmusstörung medikamentös mit:
  - Antiarrhythmika der Klasse I–IV (Natriumkanalblocker, β-Blocker, Kaliumkanalblocker, Kalziumantagonisten), Digitalispräparate
  - Parasympatholytika (z. B. Atropin), Sympathikomimetika (z. B. Adrenalin)
- Elektrotherapie, z. B. Herzschrittmacherimplantation, automatischer implantierbarer Kardiodefibrillator (AICD), Kardioversion, Defibrillation, Katheterablation

Hinweise zur Pflege

- Monitorüberwachung im Akutstadium u. bei i. v. Antiarrhythmikatherapie
- Blutdruck- und Pulskontrolle, v. a. auf den Pulsrhythmus achten
- Körperliche Schonung, ggf. Unterstützung bei den Lebensaktivitäten
- Antiarrhythmische Therapie überwachen: Einnahmemodalitäten beachten; NW frühzeitig erfassen, z. B. gastrointestinale Beschwerden, Schwindel, Blutdruckabfall, Benommenheit, Kopfschmerzen
- Schrittmacher: Vorbereitung des Pat., Überwachung nach der Anlage, Entlassungsberatung, Schrittmacherausweis aushändigen

Besondere Informationen

- Es gibt zahlreiche verschiedene Arten von Herzrhythmusstörungen
- Einteilung nach:
  - Genese: Reizleitungsstörung o. -bildung
  - Frequenz: Bradykardie (> 60/Min.) o. Tachykardie (> 100/Min.)
  - Lokalisation: supraventrikulär o. ventrikulär
- Rhythmusstörungen können bei Gesunden vorkommen, harmlos o. lebensbedrohl. sein
- Ventrikuläre Tachykardien sind immer lebensbedrohl.
- Antiarrythmika können selbst Herzrhythmusstörungen hervorrufen, Nutzen gegen NW abwägen

Hiatushernie

Zwerchfellbruch mit Verlagerung von Bauchorganen (meist Magen) in den Thorax

Ursachen

- Anlage- u. altersbedingte Bindegewebsschwäche
- Erhöhter Druck im Bauchraum, z. B. bei Schwangerschaft, Übergewicht, chron. Obstipation

Symptome

- Axiale Gleithernie: meist symptomlos (häufig Zufallsbefund), evtl. Refluxösophagitis
- Paraösophageale Hernie: je nach Schwere Völlegefühl, Schluckbeschwerden, Druckgefühl in Herzgegend, Dyspnoe; fast nie Refluxösophagitis

Diagnostik

- Endoskopie u. Ösophagusbreischluck in Kopftieflage

Therapie

- Axiale Hernien nur bei Refluxkrankheit behandlungsbedürftig
- Paraösophageale Hernien komplikationsträchtig, daher auch bei asymptomatischem Verlauf operative Therapie (transabdominale Gastropexie)

Hinweise zur Pflege

- Allg. postop. Pflege, v. a. auch Pneumonie- u. Obstipationsprophylaxe
- Lage der zur Schienung intraoperativ eingeführten Magensonde regelm. kontrollieren

Besondere Informationen

- Axiale Gleithernie (80–90 %): oberer Teil des Magens in Brustraum verlagert
- Paraösophageale Hernie: Teile des Magens o. tiefer gelegener Bauchorgane neben Ösophagus in Bauchraum verschoben
- Paraösophageale Hernie komplikationsreich:
  - Ulzera, Einklemmung des Magens mit Strangulation der Blutzufuhr
  - Magenvolvulus, Einklemmung des Ösophagus
  - Upside-down-stomach (gesamter Magen in Brustraum verlagert)

Hodentorsion

Akute Drehung von Hoden u. Samenstrang um die Längsachse mit Abschnürung der Blutversorgung; syn. Samenstrangtorsion

Ursachen

- Abnorme Beweglichkeit des Hodens innerhalb seiner Hüllen u. Aufhängung

Symptome

- Akuter, heftig ziehender Schmerz im Hoden, Unterbauch u. in Leiste
- Skrotum geschwollen u. äußerst druckschmerzhaft, betroffener Hoden steht höher
- Übelkeit, Erbrechen, Schweißausbruch

Diagnostik

- Anamnese, klin. Bild, Doppler-Sonografie
- DD: Epididymitis, Orchitis

Therapie

- Hodentorsion = hochakutes Krankheitsbild → organerhaltende OP nur innerhalb von 6 Std. mögl.
- Operative Detorsion meist mit Fixierung beider Hoden im Hodensack (Orchidopexie)
- Bei Infarzierung Hodenentfernung u. Fixierung des gesunden Hodens

Hinweise zur Pflege

- Hoden bis zum Abschluss der OP-Vorbereitungen kühlen
- Postop.: Hodensack auf Oberschenkelniveau lagern, ggf. Kühlung u. Bettbogen

Besondere Informationen

- Hodentorsion kann ein- o. beidseitig auftreten
- Betroffen sind v. a. Säuglinge, Jugendl. u. junge Männer
- Ein gesunder Hoden ist für Zeugungsfähigkeit u. Produktion männl. Hormone ausreichend
- Im Gegensatz zur Epididymitis besteht kein Fieber, keine Entzündungszeichen
- Komplikation: Hodennekrose durch Unterbrechung der Durchblutung

Hodenkarzinom

Meist von den Keimzellen ausgehende, bösartige Tumoren des Hodens

Ursachen

- Ursache unbekannt
- Risikofaktoren:
  - Hodenretention
  - Operative Verlagerung des Hodens im Kindesalter
  - Hodenhochstand

Symptome

- Langsam entstehende schmerzlose Hodenvergrößerung u. Schweregefühl
- Derber, meist nicht druckschmerzhafter Knoten

Diagnostik

- Häufig Zufallsbefund im fortgeschrittenen Stadium
- Anamnese, Inspektion, Palpation, Diaphanoskopie (Durchleuchtung des Hodensacks), Hoden-Sono
- Blut: Entzündungszeichen, Tumormarker (β-HCG, AFP, PLAP)
- Metastasensuche: Sono, Rö-Thorax, CT, Skelettszintigrafie

Therapie

- Operative Entfernung von Tumor u. betroffenem Hoden (Orchiektomie, auch Semikastration)
- Weitere Behandlung je nach histolog. Befund u. Stadium: Bestrahlung u./o. LK-Entfernung, Chemotherapie z. B. beim Nichtseminom
- Präop. Konservierung von Sperma o. Hodengewebe mögl.

Hinweise zur Pflege

- Allg. prä- und postop. Pflege
- Psychische Betreuung, einfühlsamer Umgang mit Schamgefühlen u. Sorge, kein richtiger Mann zu sein, ggf. Psychologen o. Seelsorger einbeziehen
- Grundsätze der onkolog. Pflege beachten, Pat. über Chemo- u. Strahlentherapie informieren

Besondere Informationen

- Nur 5 % aller Hodentumoren sind gutartig, z. B. Fibrome, Adenome
- Altersgipfel 20.–40. Lj.
- Einteilung der Tumoren nach ihrem Ausgangsgewebe:
  - Zu 95 % vom Keimgewebe ausgehend, z. B. Seminom, embryonales Karzinom
  - Vom Stützgewebe ausgehend, z. B. Leydig- o. Sertoli-Zelltumoren

Hodgkin-Lymphom

Bösartige Erkrankung des lymphatischen Systems; syn. Lymphgranulomatose, Morbus Hodgkin

Ursachen

- Ursache ist unbekannt, vermutl. mit Epstein-Barr-Virus assoziiert
- Nach immunsuppressiven Therapien (z. B. Transplantation)

Symptome

- Schmerzlose LK-Vergrößerung, meist am Hals, in Achseln o. Leisten
- Je nach Stadium (I–IV) Befall einzelner o. mehrerer LK-Regionen u. extralymphatischer Organe
- In Stadium (IV) diffuser Befall extralymphatischer Organe mit o. ohne LK-Befall: Haut, Leber, Lunge, Knochenmark, Pleura, Milz
- Entweder mit o. ohne sog. B-Symptome: Fieber, Gewichtsverlust, Nachtschweiß

Diagnostik

- Histolog. Untersuchung eines betroffenen LK
- Zur Beurteilung des Krankheitsstadiums: CT, Rö, Skelettszintigrafie, Knochenmarkbiopsie, Sono
- Blutuntersuchungen

Therapie

- Je nach Stadium Chemotherapie o. kombinierte Radiochemotherapie
- Remission, wenn Tumor anschließend nicht mehr nachweisbar ist; kann aber immer wieder auftreten → regelm. Verlaufskontrollen erforderl.
- Bei Rezidiven Hochdosis-Chemotherapie mit nachfolgender Knochenmark- bzw. Stammzelltransplantation

Hinweise zur Pflege

- Pat. bedürfen besonderer psychischer Zuwendung, Grundsätze der onkolog. Pflege beachten
- Spezielle Pflege bei Chemo- und Strahlentherapie
- Im Endstadium Prinzipien der Palliativtherapie und -pflege

Besondere Informationen

- 4-Stadieneinteilung nach Ann-Arbor-Klassifikation
- Prognose je nach Stadium u. Verlauf, meist sterben Pat. mit Hodgkin-Lymphom an Rezidiven, Zweittumoren, Infektionen o. den Folgeschäden an Herz o. Lunge

Hörsturz

Plötzl. auftretende, meist einseitige Hörminderung bis hin zu Taubheit

Ursachen

- Wahrscheinl. Durchblutungsstörungen im Innenohr
- Weitere mögl. Ursachen: Stress, Autoimmunerkrankungen

Symptome

- Plötzl. einsetzende Schwerhörigkeit unterschiedl. Grades (geringgradig bis zur Taubheit)
- Druckgefühl u. Tinnitus oft Vorboten

Diagnostik

- Anamnese, Otoskopie, Tonschwellenaudiogramm
- DD: Akustikusneurinom

Therapie

- Durchblutungsfördernde Infusionsbehandlung, z. B. mit HAES u. Pentoxifyllin
- Glukokortikoide
- Kombinationstherapien

Hinweise zur Pflege

- Körperl. Schonung, ruhige Atmosphäre
- Hilfen zum Stressabbau, Hinweis auf Entspannungstechniken, z. B. Autogenes Training

Besondere Informationen

- Je früher Behandlungsbeginn, desto besser Prognose

Hydrozephalus

Patholog. Erweiterung der Liquorräume

Ursachen

- Angeboren/erworben
- Ungleichgewicht zwischen Liquorsekretion u. -resorption
- Verschlusshydrozephalus: Blockade des Liquorabflusses, z. B. durch Tumoren, Verwachsungen
- Hydrozephalus malresorptivus: behinderte Liquorresorption, z. B. nach Meningitis
- Hydrozephalus hypersecretorius: vermehrte Liquorproduktion, z. B. Plexuspapillom

Symptome

- Abhängig vom Lebensalter:
  - Säuglinge: vorgewölbte Fontanellen u. Stirn, großer Kopf, gestaute Schädelvenen, durch Blicklähmung nach unten gerichtete Pupillen (sog. Sonnenuntergangsphänomen), Spastik, Unruhe, epileptische Anfälle
  - Nach Schluss der Schädelnähte (ca. ab 3. Lj.): Zeichen der chron. Hirndrucksteigerung, z. B. Kopfschmerzen, Sehstörungen, psychische Veränderungen, Übelkeit, zerebrale Krampfanfälle, Bewusstseinstrübung bis hin zum Koma
- Gefahr der lebensgefährl. Einklemmung von Hirngewebe in Tentoriumschlitz o. Foramen magnum

Diagnostik

- Schädel-Sono (bei noch offenen Schädelnähten), CT, MRI

Therapie

- Kausale Therapie, z. B. Tumorentfernung
- Liquorableitung zur Druckentlastung durch:
  - Shuntanlage, z. B. in Bauchhöhle (ventrikuloperitoneal) o. rechten Vorhof (ventrikuloatrial)
  - Bei Verschlusshydrozephalus endoskopische Ventrikulostomie: Schaffung eines Umgehungskreislaufs, z. B. vom Ventrikel zur basalen Zisterne
  - Akut auch über externe Ventrikeldrainage mögl.

Hinweise zur Pflege

- Zur Senkung des Hirndrucks: Hochlagerung des Kopfes u. Oberkörpers um 15–30°, seitl. Abknicken des Kopfes vermeiden

- Beobachtung auf Zeichen der Hirndruckerhöhung: zunehmende Kopfschmerzen, Schwindel, Übelkeit/Erbrechen, Unruhe und Verwirrtheit o. Antriebslosigkeit, psychische Veränderungen und Bewusstseinsveränderung bis zur Bewusstlosigkeit, motorische Störungen, Hypertonie und Druckpuls, Atemstörung, Pupillenveränderung
- Überwachung und Pflege der externe Liquordrainage
- Pflegerische Maßnahmen abhängig von Grunderkrankung u. bestehender Symptomatik
- Psychische Betreuung, Eltern o. Bezugspersonen einbeziehen

Besondere Informationen

- Prognose abhängig von Grunderkrankung, spätere Behinderung häufig bei angeborenen Formen
- Hohe Komplikationsrate von Shuntsystemen: Verschluss von Katheter u. Ventilen, Diskonnektion an vielen Stellen mögl., Abstoßung u. Infektion des Systems

Hyperaldosteronismus

Beim Hyperaldosteronismus produziert die Nebennierenrinde (NNR) vermehrt Mineralokortikoide, v. a. Aldosteron

Ursachen

- Primäre Form (Conn-Syndrom):
  - Gutartiges Adenom der NNR
  - Beidseitige idiopathische Nebennierenrindenhyperplasie
  - NNR-Karzinom
- Sekundäre Form: erhöhte Aldosteronsekretion durch RAAS-Aktivierung (Aktivierung des Renin-Angiotensin-Aldosteron-Systems), z. B. bei Nierenarterienstenose, Herzinsuffizienz, Leberinsuffizienz

Symptome

- Leitsymptom: Hypertonie mit all ihren Folgen (teilweise hohe diastolische Werte > 110 mmHg)
- Kopfschmerzen, Müdigkeit, Muskelschwäche
- Symptome der Hypokaliämie, z. B. Obstipation
- Symptome der metabolischen Alkalose, z. B. Parästhesien
- Sek. Form: Ödeme, Aszites

Diagnostik

- Labor: Kalium ↓, BGA zeigt metabolische Alkalose
- Beim Conn-Syndrom Renin ↓, bei sekundärer Form Renin ↑
- Diagnostik eines Adenoms der NNR durch: Sono, CT, MRT, Szintigrafie

Therapie

- Bei Adenom der NNR: operative Entfernung der NNR
- Bei Nebennierenrindenhyperplasie: konservative Therapie mit Aldosteronantagonisten (z. B. Spironolacton) u. Antihypertensiva
- Bei sekundärer Form: Behandlung der Grunderkrankung

Hinweise zur Pflege

- Kochsalzarme, kaliumreiche Kost

Besondere Informationen

- Prognose abhängig von Grunderkrankung
- Nach operat. Entfernung des Adenoms meist Normalisierung von Hypertonie u. Hypokaliämie

Hyperparathyreoidismus

Überfunktion der Nebenschilddrüsen mit vermehrter Bildung von Parathormon (PTH)

Ursachen

- Primär: Nebenschilddrüsenadenom (85 %), Nebenschilddrüsenhyperplasie (15 %)
- Sekundär: Kalziumspiegel ↓ im Blut (z. B. Vitamin-D-Mangel aufgrund chron. Nierenerkrankung)
- Tertiär: lange Zeit bestehender sek. Hyperparathyreoidismus

Symptome

- 50 % asymptomatisch
- Hyperkalzämie, oft Zufallsbefund
- Weichteilverkalkungen u. wiederholte Nierensteine mit Koliken
- Knochen- u. Gliederschmerzen
- Obstipation u. Magenbeschwerden, Magengeschwür
- Psychische Veränderungen, Müdigkeit, Muskelschwäche

Diagnostik

- Blut: PTH ↑, Kalzium ↑, Phosphat ↓
- Rö-Aufnahmen des Skelettsystems, Sono, CT, MRT

Therapie

- Bei leichtem Verlauf (normale Nierenfunktion u. Knochendichte) abwartendes Vorgehen
- Bei älteren o. inoperablen Pat. symptomatische Behandlung: ausreichende Flüssigkeitszufuhr, kalziumarme Ernährung, orale Gabe von Phosphaten, intermittierend auch Bisphosphonate
- Operative Entfernung der Adenome; sind alle Epithelkörperchen betroffen, werden alle entfernt u. ein kleiner Rest in die Muskulatur am Unterarm eingepflanzt (bei Zweit-OP besser zugängl.)
- Präop. muss erhöhter Kalziumspiegel medikamentös gesenkt werden

Hinweise zur Pflege

- Prä- und postop. Pflege bei OP an der Schilddrüse, v. a. Beobachtung der Urinmenge und Trinkmenge, Blutkalziumspiegel
- Beobachtung auf Zeichen einer hyperkalzämischen Krise: massive Polyurie, Polydipsie, Erbrechen, Exsikkose, Fieber und Bewusstseinseintrübung

Besondere Informationen

- Akute Komplikation: hyperkalzämische Krise mit zunehmenden psychischen Störungen bis hin zum Koma (= lebensbedrohl. Notfall)

Hyperthyreose

Überproduktion von SD-Hormonen; syn. SD-Überfunktion

Ursachen

- SD-Autonomie
- Morbus Basedow
- Selten: Thyreoiditis, SD-Karzinom

Symptome

- Im Alter oft symptomarmer Verlauf
- Struma, Unruhe, feinschlägiger Tremor, Schlaflosigkeit, Wärmeintoleranz, Schweißneigung
- Psyche: leicht reizbar, labil, depressiv
- Tachykardie, Herzrhythmusstörungen, hohe RR-Amp.
- Gewichtsverlust bei reichl. Nahrungsaufnahme durch gesteigerten Energiebedarf
- Haut erwärmt, gerötet, feucht; Haar dünn u. weich
- Muskelschwäche
- Erhöhte Stuhlfrequenz
- Thyreotoxische Krise spontan o. nach Gabe jodhaltiger Arznei- o. Kontrastmittel: hochgradige Tachykardie, Vorhofflimmern, Fieber bis 41 °C, Erbrechen, Erregung, später Somnolenz, Koma, Kreislaufversagen → sofortige Notfalltherapie einleiten (Letalität 30–50 %)

Diagnostik

- Bestimmung der SD-Hormone im Blut: fT_3 ↑, fT_4 ↑, TSH ↓
- Bei V. a. Morbus Basedow Auto-AK-Suche (TRAK)
- Sono: Größe, Ausdehnung, Entzündung, Knoten?
- Szintigrafie erfasst autonome SD-Bezirke

Therapie

- Medikamentös: orale Thyreostatika zur Hemmung der Hormonproduktion
- Operativ: subtotale Strumaresektion bzw. Adenomentfernung, z. B. bei großen Strumen mit Verdrängungssymptomen, SD-Funktion vor OP medikamentös normalisieren
- Radiojodtherapie bei kleineren Strumen, Morbus Basedow o. Inoperabilität

Hinweise zur Pflege

- Beobachtung und Kontrollen: Vitalzeichen, Bewusstsein und psychischer Zustand, Motorik, Gewicht
- Beobachtung auf Zeichen einer thyreotoxischen Krise

- Ruhige Umgebung schaffen, kühlere Raumtemperatur, ggf. Hilfe bei Körperpflege u. Prophylaxen gemäß Schwere der Erkrankung
- Postop.: Pat. halb sitzend lagern, dadurch besserer Abfluss von Wundödem u. -sekret; Hals durch kleines Kissen unterstützen, keine ruckartigen Kopfbewegungen, Beobachtung aus Halsumfangszunahme (Nachblutung) und Funktionsfähigkeit des N. recurrens, Wund- und Drainagenkontrolle
- Vor Kontrastmittel-Untersuchungen medikamentöse Prophylaxe einer kontrastmittelinduzierten thyreotoxischen Krise erforderl.

Besondere Informationen

- Keine Selbstmedikation, Medikamente können in Wirkungsprozess der SD-Medikation eingreifen

Hypertonie

Dauerhafte, situationsunabhängige Erhöhung des arteriellen Blutdrucks ≥ 140/90 mmHg; syn. Bluthochdruck, Hypertonus

Ursachen

- Primäre (essenzielle) Hypertonie (90 %): unbekannte Ursache; häufig genetisch bedingt; begünstigt durch Stress, Rauchen, Übergewicht u. salzreiche Kost
- Sekundäre Hypertonie (10 %): Folge einer Grunderkrankung, z. B. renale (z. B. Nierenarterienstenose), endokrine, neurogene, vaskuläre Erkrankungen; Schlafapnoe-Syndrom; Medikamente; Schwangerschaft
- Arterielle Hypertonie: Hochdruck in Arterien des Körperkreislaufs; im tgl. Sprachgebrauch ist mit Hypertonie o. Bluthochdruck i. d. R. die arterielle Hypertonie gemeint
- Pulmonal-arterielle Hypertonie (pulmonale Hypertonie): hoher Blutdruck im Lungenkreislauf, in den Arterien vom Herz zu den Lungenflügeln
- Portale Hypertension: erhöhter Druck in der Pfortader
- Pathogenese: Blutdruck = HZV × Gefäßwiderstand

Symptome

- Häufig asymptomatisch u. Zufallsbefund
- Kopfschmerzen, Schwindel, Ohrensausen, Nasenbluten
- Insbesondere bei Belastung: Herzklopfen, Dyspnoe, Schwindel, Schweißausbruch
- Hypertensive Krise: krisenhafter RR-Anstieg ≥ 230/120 mmHg ohne Hinweis auf akute Organschäden, kann in lebensbedrohl. hypertensiven Notfall übergehen
- Hypertensiver Notfall: RR ≥ 230/120 mmHg mit zusätzl. Organschäden
- Nierenarterienstenose: ggf. Stenosegeräusch über Bauchnabel

Diagnostik

- RR-Messungen: RR-Tagesprofil, 24-Std.-RR-Messung (Messungen anfangs beidseits, später immer am Arm mit höheren Werten)
- Augenärztl. Untersuchung mit Spiegelung des Augenhintergrunds
- Abklärung mögl. Grund- u. Folgeerkrankungen, z. B. Blut- u. Urinuntersuchungen, Hormonanalysen, EKG, Echo, CT, Doppler- u. Duplexsono, Nieren-Sono, Nierenszintigrafie

Therapie

- Risikofaktoren minimieren
- Bei sekundärer Hypertonie Therapie der Grunderkrankung, z. B. bei Nierenarterienstenose Aufdehnung der Stenose durch

PTCA, ggf. Stenteinlage; operative Gefäßrekonstruktion

- Medikamentös: Diuretika, β-Blocker, ACE-Hemmer, Angiotensin II-Antagonisten, Kalziumantagonisten

Hinweise zur Pflege

- Pat. über blutdruckregulierende Allgemeinmaßnahmen beraten, z. B. salzarme Diät, Gewichtsreduktion, Nikotinverzicht, Stressabbau, sportl. Betätigung
- Pat. zur Blutdruckselbstkontrolle anleiten

Erstmaßnahmen bei hypertensiver Krise

- Bettruhe, Pat. beruhigen, leichte Oberkörperhochlagerung
- Vitalzeichenkontrolle, O_2-Gabe (2–4 l/Min.)
- Medikamentengabe nach AO, z. B. Glyzeroltrinitrat Zerbeißkapsel

Besondere Informationen

- Nach Definition der WHO gilt ein systolischer Blutdruck höher als 140 mmHg o. ein diastolischer Blutdruck größer als 90 mmHg als Hypertonie
- Es wird zwischen optimalem, normalem, hoch-normalem Blutdruck u. verschiedenen Schweregraden (Stufe 1–3) und einer isolierten, systolischen Hypertonie unterschieden
- Komplikationen: Endorganschäden an Gefäßen, Augen, Herz, Nieren, Gehirn
- Nierenarterienstenosen sind für 1–5 % aller Hypertonien verantwortl.

Hypoparathyreoidismus

Unterfunktion der Nebenschilddrüsen mit Parathormon-Mangel

Ursachen

- Meist nach SD-OP mit Schädigung o. versehentl. Entfernung der Nebenschilddrüsen → Serumkalziumspiegel ↓

Symptome

- Übererregbarkeit von Nerven u. Muskulatur → gesteigerte Reflexe, Tetanie, Parästhesien, Pfötchenstellung der Hände
- Spätsymptome:
  - Haar- u. Nagelwuchsstörungen
  - Katarakt
  - Stammganglienverkalkung
  - Osteosklerose
  - Depressive Verstimmung

Diagnostik

- Blut: PTH ↓, Kalzium ↓, Phosphat ↑
- Abklärung mögl. Spätsymptome: Rö, CT, EKG, augenärztl. Untersuchung

Therapie

- Dauermedikation: Kalziumzufuhr u. Vitamin-D-Präparate
- Akuttherapie bei tetanischen Anfällen: Kalziumglukonatlösung i. v. (langsam applizieren)

Hinweise zur Pflege

- Regelm. Blutkalziumspiegel kontrollieren lassen
- Beachtung auf Zeichen einer Hypokalziämie: Parästhesien, Muskelkrämpfe, psychische Veränderungen

Besondere Informationen

- Spätfolgen wie Katarakt u. Verkalkungen sind irreversibel

Hypothyreose

Mangel an SD-Hormonen; syn. SD-Unterfunktion

Ursachen

- Primäre Hypothyreose: Störung liegt in SD
- Sekundäre Hypothyreose v. a. infolge einer Hypophysenvorderlappeninsuffizienz, Thyreoiditis, SD-OP
- Angeboren sog. Kretinismus

Symptome

- Antriebsarmut, Müdigkeit
- Bradykardie, Herzinsuffizienz
- Haut: kühl, blass, trocken, teigig infiltriert; Haare: trocken, brüchig
- Raue u. heisere Stimme
- Kälteempfindlichkeit
- Appetitlosigkeit, Gewichtszunahme, Obstipation
- Später: Zyklusstörungen, Infertilität
- Bei Kindern bleibt körperl. u. geistige Entwicklung zurück
- Hypothyreotisches Koma (Myxödem-Koma): verstärkte Hypothyreose-Symptome mit Bewusstseinstrübung, Krampfanfällen, Atemstörungen, Hypothermie u. Elektrolytentgleisungen → Therapie auf Intensivstation

Diagnostik

- SD-Hormone im Blut: $fT_3 \downarrow$, $fT_4 \downarrow$, $TSH \downarrow$ (bei primärer Form: $TSH \uparrow$)
- Bei V. a. Hashimoto-Immunthyreoiditis Auto-AK-Suche
- Sono, ggf. Szintigrafie

Therapie

- Dauersubstitution mit SD-Hormonen (L-Thyroxin), besonders bei Herzkranken Beginn mit niedriger Dosis u. vorsichtiger Steigerung

Hinweise zur Pflege

- Zu Beginn der Therapie: regelm. Vitalzeichen- u. EKG-Kontrollen
- Eigenaktivität des Pat. födern, höheren Zeitbedarf beachten
- Für warme Räume sorgen
- Obstipationsprophylaxe
- Haut- und Haarpflege
- Einnahme der SD-Hormone morgens 30 Min. vor Frühstück

Besondere Informationen

- Hypothyreose wird oft als Altersdepression verkannt

Hypotonie

Chron. o. chron.-rezid. Blutdruckwerte ≤ 100 mmHg

Ursachen

- Primäre (essenzielle) Hypotonie: unbekannte Ursache
- Sekundäre Hypotonie:
  - Medikamente
  - Folge einer Grunderkrankung, z. B. Herzkrankheiten, endokrine Störungen
  - Hypovolämie
  - Immobilisation
- Orthostatische Hypotonie (RR ↓ beim Wechsel vom Liegen zum Stehen): Störung der Kreislaufregulation

Symptome

- Leistungsdefizit, rasche Ermüdbarkeit
- Depressive Verstimmungen
- Schlafstörungen
- Kalte Hände u. Füße, Frösteln
- Stiche in Herzgegend
- Schwindel, Schwarzwerden vor Augen (besonders beim Aufstehen), Synkopen

Diagnostik

- RR-Messungen an Armen u. Beinen
- Schellong-Test
- Abklärung mögl. Grunderkrankungen u. Medikamenten-NW

Therapie

- Grunderkrankung behandeln

Hinweise zur Pflege

Erstmaßnahmen bei akutem Kollaps
- Bettruhe, Pat. beruhigen, Beinhochlagerung
- Vitalzeichenkontrolle, O_2-Gabe (2–4 l/Min.)
- Medikamentengabe nach AO

- Pat. aktivieren u. schulen: Gefäßtraining durch Wechselduschen u. Bürstenmassage, regelm. Bewegung, Bettgymnastik vorm Aufstehen, langsam aufstehen, auf der Stelle gehen, dann erst losgehen
- Sturzgefahr beachten
- Reichl. Trinken (KI beachten)
- Ggf. Kompressionsstrümpfe

Besondere Informationen

- Primäre Hypotonie hat keinen Krankheitswert

Ileus

Lebensbedrohl. Unterbrechung der Darmpassage durch mechanischen Verschluss des Darms o. infolge einer Darmlähmung; syn. Darmverschluss

Ursachen

- Mechanischer Ileus (mechanische Verengung des Darmlumens):
  - Tumoren (v. a. Kolonkarzinom), Fremdkörper (z. B. Gallen- o. Kotsteine)
  - Eingeklemmter Bruch
  - Narbenverwachsungen (Brideniileus, Adhäsionsileus)
  - Darmpolypen, Morbus Crohn, Colitis ulcerosa (v. a. bei älteren Kindern u. jungen Erw.)
  - Volvulus (Verdrehung des Darms; v. a. bei Kindern)
  - Invagination (Einstülpung eines Darmabschnitts in einen anderen; syn. Intussuszeption; v. a. bei Kindern)
  - Mekonium, Atresien bei Neugeborenen
- Paralytischer Ileus (Lähmung der Darmmuskulatur):
  - Entzündl.-toxisch, z. B. Peritonitis, Morphinvergiftung
  - Reflektorisch, z. B. nach Bauch-OP (Darmatonie), bei Koliken
  - Metabolisch, z. B. Hypokaliämie, diabetische Ketoazidose
  - Vaskulär, z. B. Mesenterialinfarkt

Symptome

- Mechanischer Ileus:
  - Kolikartige Bauchschmerzen mit Abwehrspannung
  - Ggf. anfangs Hyperperistaltik
  - Klingende Darmgeräusche
  - Bei Invagination im Säuglingsalter: schrilles Schreien, galliges Erbrechen, Spätsymptome: Blutauflage (himbeergeleeartig) auf Stuhl o. bei rektaler Untersuchung, palpable Spitze des Invaginatkopfes
- Paralytischer Ileus:
  - Druckempfindl., aufgetriebenes Abdomen
  - Fehlende Peristaltik
  - Keine Darmgeräusche („Totenstille")
- Stuhl- u. Windverhalt, Übelkeit u. Erbrechen (kann galle- o. kothaltig sein), Meteorismus
- Hypovolämie u. Elektrolytentgleisungen
- Gefahr: rasche Entwicklung eines Schocksyndroms, Durchwanderungsperitonitis

Diagnostik

- Anamnese, klin. Untersuchung
- Rö-Abdomen im Stehen u. Linksseitenlage: Flüssigkeits- o. Luftspiegel
- Ursachenklärung: Rö-Thorax, Sono, Kolonkontrasteinlauf, Angio der Bauchgefäße, CT, Endoskopie

Therapie

- Allg. Maßnahmen:
  - Nahrungskarenz, parenterale Flüssigkeits- u. Elektrolytsubstitution, ggf. Antibiotikagabe
  - Entlastung des Darms durch Magen- bzw. Dünndarmsonde
- Mechanischer Ileus:
  - Sofortige OP zur Beseitigung des Hindernisses
  - Schmerztherapie erst nach gesicherter Diagnosestellung
  - Bei Invagination im Kindesalter: Versuch, Invagination durch sonografiegesteuerten Kontrasteinlauf zu reponieren; bei Nichterfolg OP
- Paralytischer Ileus:
  - Operativ nur bei chirurg. angehbarer Ursache, z. B. Mesenterialinfarkt
  - Peristaltikstimulierende Medikamente, z. B. Prostigmin, Takus

Hinweise zur Pflege

- Bei mechanischem Ileus: keine Einläufe u. orale Abführmittel verabreichen, prä- und postop. Maßnahmen bei Darm-OP, Magensonde und Infusionstherapie überwachen, Flüssigkeitsbilanz, auf Darmgeräusche und Stuhlgang achten
- Bei paralytischem Ileus: Nahrungskarenz, Legen einer nasogastralen Sonde nach AO, Überwachung der Infusionstherapie, Kolonmassage, Legen eines Darmrohrs, rektale Abführmaßnahmen (z. B. Hebe-Senkeinlauf), Beobachtung der Peristaltik, Blähung, Abgang von Darmgasen, Stuhlgang
- Bei Invagination: Eltern über Rezidivgefahr informieren (oft schon innerhalb der ersten Tage nach Erstmanifestation mögl.); auf ausreichende Flüssigkeitszufuhr achten

Besondere Informationen

- Komplikationen:
  - Perforation
  - Peritonitis
  - Darmgangrän
  - Schock
  - Sepsis
  - ARDS
  - Nierenversagen
  - Leberinsuffizienz
- Prognose: abhängig von Ursache u. Zeitpunkt der Diagnosestellung, Letalität 10–25 %
- Subileus: inkompletter Verschluss der Darmpassage
- Invagination: häufigste Ursache für einen Darmverschluss im Kindesalter; Häufigkeit 1:1 000, meist sind Kinder im 4.–12. Lebensmon. betroffen; selten nach 3. Lj; Spontanheilungen selten, ohne Behandlung ist Invagination lebensbedrohl.

Impetigo contagiosa

Hochinfektiöse bakterielle Hautinfektion; syn. Grindflechte, Grindblasen

Ursachen

- Erreger: Streptokokken, Staphylokokken
- Übertragung durch direkten Kontakt, auch durch Kleidung u. vom Infizierten benutzte Gegenstände
- Begünstigt durch mangelnde Hygiene u. Abwehrschwäche

Symptome

- Umschriebene Rötung, Bildung eitergefüllter dünnwandiger Blasen, die platzen u. typische honiggelbe Krusten hinterlassen
- 2 Formen: kleinblasig (meist Streptokokken), großblasig (meist Staphylokokken)
- Meist im Mund-Nasenbereich u. an Händen lokalisiert; Übertragung auf andere Hautstellen durch infektiösen Bläscheninhalt mögl.
- Juckreiz

Diagnostik

- Klin. Bild
- AK-Nachweis im Serum u. Erregernachweis durch Abstrich mögl.

Therapie

- Lokale Therapie mit Antiseptikum o. Antibiotikasalbe, in schweren Fällen systemische Antibiotikagabe

Hinweise zur Pflege

- Vor Lokaltherapie Krusten mit Salbe aufweichen, z. B. 0,5 % Clioquinol-Vaseline
- Hautreinigung mit desinfizierenden Zubereitungen o. Syndets
- Aufkratzen infektiöser Bläschen durch Abdecken der juckenden Herde vermeiden, bei Kindern auch Handschuhe anziehen; Pat. soll sich sorgfältig die Hände waschen bzw. desinfizieren
- Hygiene beachten: tgl. Wechsel von Körperwäsche, Handtüchern, Bettwäsche

Besondere Informationen

- Inkubationszeit: 2–10 Tage
- Nach Infektionsschutzgesetz meldepflichtig
- Tritt vorwiegend im Kindesalter auf
- Komplikationen:
  - Staphylogenes Lyell-Syndrom
  - Streptokokkenweiterkrankung
- Urinkontrolle nach ca. 6 Wo. zum Ausschluss von Streptokokkenweiterkrankungen

Influenza

Akute Infektion der Atemwege durch Influenza-Virus, syn. Virusgrippe, echte Grippe

Ursachen

- Infektion mit Influenzavirus Typ A, B o. C
- Übertragung: Tröpfcheninfektion u. direkter Kontakt, z. B. Händeschütteln

Symptome

- Grippeähnl. Symptome:
  - Hohes Fieber (> 38,5 °C)
  - Schweres Krankheitsgefühl
  - Kopf-, Hals- u. Gliederschmerzen
- Atemwegsbeschwerden:
  - Trockener Husten
  - Schnupfen
- Schnelle Ausbildung der Symptome innerhalb von Std.
- Schwere Verläufe mit Tod innerhalb von Std. o. Tagen mögl.

Diagnostik

- Anamnese u. Klinik
- Direkter Virusnachweis im Rachenabstrich (Schnelltest)
- DD: grippaler Infekt (durch Adeno-, Echo-, Rhino-Viren) mit leichterem Verlauf

Therapie

- Symptomat. Therapie: fiebersenkende, schmerzlindernde Medikamente
- Antibiotika bei zusätzl. bakterieller Folgeinfektion
- Bei schwerem Verlauf: antivirale Therapie mit Neuraminidasehemmern, z. B. Oseltamivir (Tamiflu®), alternativ: Amantadin

Hinweise zur Pflege

- Unterbringung in Einzelzimmer (hohe Ansteckungsgefahr)
- Hygienerichtlinien beachten:
  - Mundschutz, Schutzkittel u. Handschuhe
  - Hände- u. Flächendesinfektion
  - Anzahl der Kontaktpersonen begrenzen
  - Pat. trägt Mundschutz bei Transporten im Krankenhaus
- Kontrolle von Vitalzeichen, Temp.
- Achten auf Husten u. Sputum
- Ausreichende Flüssigkeitszufuhr, v. a. bei starkem Schwitzen (Achtung: Herzbeteiligung)
- Leichte/vitaminreiche Kost
- Unterstützung bei den Lebensaktivitäten je nach AZ; notwendige Prophylaxen durchführen
- Ggf. temp.-senkende Maßnahmen

Besondere Informationen

- Direkter Nachweis von Influenza-Viren ist meldepflichtig
- Häufige Mutationen der Oberflächenproteine (Hämaglutinin, Neuraminidase) u. Entstehung neuer Virus-Subtypen → häufige Influenzaepidemien alle 3–4 Jahre
- Komplikationen:
  - Viruspneumonie
  - Myokarditis
  - ZNS-Beteiligung
  - Nervenentzündung
  - Bakterielle Folgeinfektion
  - Respiratorische Insuffizienz mit Beatmungspflichtigkeit
- Prophylaxe: jährl. „Grippe-Impfung" für Risikogruppen (ältere Menschen, medizin. Personal, Immungeschwächte)

Intrazerebrale Blutung (ICB)

Meist akut verlaufende Blutung aus einer Hirnarterie ins Gewebe (Hirnparenchym); syn. Hirnblutung

Ursachen

- Primäre ICB meist durch Hypertonie bedingt
- Sekundäre ICB: Aneurysmen, AV-Fistel, Blutungsleiden, Gerinnungsstörungen, Therapie mit Antikoagulantien, Tumoreinblutungen, äußere Gewalteinwirkung

Symptome

- Klin. Bild differiert nach Ort u. Schwere der Blutung
- Rasende Kopfschmerzen, Erbrechen, Bewusstseinseintrübung, Pupillendifferenz, Übelkeit, neurolog. Ausfälle (Schlaganfall)
- Hirndruckerhöhung → lebensbedrohl. Notfall mit Gefahr der Einklemmung (epidurales Hämatom)

Diagnostik

- Anamnese, neurolog. Status, Basislabor mit Gerinnung, immunolog. Status
- CCT o. MRT, ggf. Angio

Therapie

- Sorgfältiges Blutdruckmonitoring
- Operativ: Hämatomausräumung, Ventrikeldrainage, Entlastungstrepanation
- Korrektur einer Gerinnungsstörung
- Hirndrucktherapie, frühzeitige Intubation u. Beatmung

Hinweise zur Pflege

- Intensivmedizinische Überwachung: Vitalzeichen, Pupillen, Bewusstseinslage, Zeichen einer Hirndruckerhöhung o. drohenden Einklemmung ➤ Hydrozephalus, ggf. Hirndruckmessung
- Maßnahmen gegen Hirndruckerhöhung ➤ Subarachnoidalblutung
- Bettruhe, Prophylaxen
- Nach Akutphase frühzeitige Rehabilitation

Besondere Informationen

- Prognose: abhängig von Ausmaß u. Lokalisation der Blutung, Letalität in Akutphase 20–50 %

Kardiomyopathie

Gruppe von Herzmuskelerkrankungen, die mit einer Funktionsstörung des Herzens einhergehen, aber nicht durch Koronarsklerose, Erkrankungen des Perikards, einen Bluthochdruck o. einen Herzfehler bedingt sind

Ursachen

- Dilatative Kardiomyopathie (DCM):
  - Häufigste Form
  - Ursache oft unklar
  - Genet. Disposition
  - Viral o. autoimmun, toxisch durch Alkohol
- Hypertrophe Kardiomyopathie (HCM):
  - Angeboren
  - Tritt mit familiärer Häufung (50 %) auf
- Sekundäre Kardiomyopathien: z. B. durch toxische, endokrine, metabolische, neuromuskuläre Erkrankungen, Speicherkrankheiten, Strahlentherapie, Hypertonie, Herzklappen

Symptome

- Im Vordergrund stehen die Hypertrophie des Herzmuskels u./o. die Dilatation der Herzhöhlen
- Häufig über langen Zeitraum symptomlos
- Plötzl. Herztod kann Erstmanifestation der HCM sein
- Symptome unterscheiden sich je nach Art der Kardiomyopathie
- Häufig: Leistungsdefizit, Zeichen einer Linksherzinsuffizienz, Herzrhythmusstörungen, Angina pectoris, Thromboembolien, Zeichen einer Mitralklappeninsuffizienz (bei DCM)

Diagnostik

- Anamnese, klin. Untersuchung
- EKG, Rö-Thorax, Echo, MRT, Herzkatheter, ggf. Myokardbiopsie

Therapie

- Angepasste körperl. Anstrengung
- DCM:
  - Symptomat. Therapie
  - Embolieprophylaxe, ggf. Herztransplantation
- HCM:
  - Symptomat. Therapie
  - Ggf. transseptale Ablation
  - Chirurg. Abtragen der hypertrophen Muskulatur
  - Schrittmachertherapie o. Herztransplantation

Hinweise zur Pflege

- Pflege abhängig vom klin. Erscheinungsbild u. Schweregrad: ➤ Herzinsuffizienz, ➤ Herzrhythmusstörungen, ➤ Angina pectoris

Besondere Informationen

- Definition u. Einteilung der Kardiomyopathien entsprechend neuer Erkenntnisse häufig überarbeitet, aktuelle Einteilung der American Health Association (AHA 2006) unterscheidet:
  - Primäre Kardiomyopathien (unbekannte Ätiologie): angeborene (z. B. HCM), erworbene (z. B. Schwangerschaftskardiomyopathie) u. Mischformen
  - Sekundäre Kardiomyopathien: bekannte Ätiologie, z. B. Speicherkrankheiten, endokrine Erkrankungen
- Komplikationen:
  - Schwere Herzrhythmusstörungen
  - Plötzl. Herztod
  - Embolie
  - Dekompensierte Herzinsuffizienz

Karotisstenose

Stenose der Arteria carotis interna; syn. Halsschlagaderverengung

Ursachen

- Arteriosklerose (häufigste Ursache)

Symptome

- Unspezifisch: Schwindelgefühle, Tinnitus, Kopfschmerzen
- Spezifisch: halbseitige Lähmungen u. Sensibilitätsstörungen, Amaurosis fugax (einseitige temporäre Blindheit), Fazialisparese kontralateral, Sprachstörungen

Diagnostik

- Anamnese, klin. Untersuchung (Auskultation)
- Bestimmung von Stenosegrad, Plaquemorphologie u. zerebralen Läsionen durch Doppler- u. Duplexverfahren, CT, Angio

Therapie

- Konservativ: Risikofaktoren minimieren, medikamentöse Sekundärprophylaxe (ASS, Lipidsenker, Antihypertensiva)
- Operativ: Karotis-TEA, Karotis-PTA
- OP-Indikationen: hochgradige Stenose in Stadium II, ggf. bei asymptomatischer Stenose > 70–80 %, Verschluss der gegenseitigen Karotis, sonograf. Progressionstendenz, Embolierisiko ↑

Hinweise zur Pflege

- ➤ Schlaganfall
- Postop.:
  - Intensive postop. Überwachung von Blutdruck (muss in sehr engen Grenzen konstant gehalten werden), u. a. Vitalzeichen, Kontrolle auf Nachblutungen, Gefahr eines Wundhämatoms mit Komprimierung der oberen Atemwege
  - Beobachtung auf neurologische Symptome als Zeichen einer Restenose
  - Cave: Wundhämatom → chirurg. Notfall, erfordert wegen Erstickungsgefahr umgehende chirurg. Intervention
  - 30°-Oberkörperhochlagerung mit achsengerechte Lagerung des Kopfes, sonst Gefahr der Abflussbehinderung
  - Beratung zur Notwendigkeit einer lebenslangen Thrombozytenaggregationshemmung

Besondere Informationen

- Postop. sonograf. Kontrollen: im 1. Jahr alle 6 Mon., später jährl.

Katarakt

Trübung der Augenlinse; syn. grauer Star

Ursachen

- Angeborene Katarakt: genetisch o. intrauterine Infektion (z. B. Röteln)
- Erworbene Katarakt: häufigste Form: altersbedingte senile Katarakt (Cataracta senilis); durch Allgemeinerkrankungen, z. B. Diabetes mellitus; durch Medikamente o. Röntgenbestrahlung im Bereich der Augen; als Folge von Augenerkrankungen (Cataracta complicata) o. Trauma (Cataracta traumatica)

Symptome

- Herabgesetzte Sehschärfe, z. B. unscharfe Farben u. Konturen, Nebelsehen, Blendungsempfindlichkeit, evtl. Doppelbildersehen
- Pat. sehen in Dämmerung besser
- Sehstörungen nehmen im Verlauf weiter zu

Diagnostik

- Spaltlampenmikroskop bei weitgestellten Pupillen
- Im fortgeschrittenen Stadium Linsentrübung mit bloßem Auge erkennbar

Therapie

- Operative Entfernung der Linse, anschließend Implantation einer Kunstlinse
- Angeborene Katarakt: OP innerhalb von 3 Mon., sonst irreversible Schwachsichtigkeit

Hinweise zur Pflege

- OP meist ambulant
- Pat. erhält postop. alle 1–2 Std. kombinierte Glukokortikoid-Antibiotika-Augentropfen, zur Nacht Salbe
- Postop. Weitstellung der Pupille zur Inspektion des Augenhintergrunds u. um Verklebungen zwischen Iris u. Linse rechtzeitig erkennen zu können
- Lochkapselverband für ca. 3 Tage, anschließend zur Nacht Hohlverband
- Körperliche Schonung in den ersten Tagen

Besondere Informationen

- Entstandene Linsentrübung ist irreversibel, i. d. R. kann mit OP wieder gute Sehschärfe erreicht werden
- Komplikationen nach Katarakt-OP: Nachstar, Irisprolaps, Verlagerung des Implantats, Glaskörpervorfall, Infektionen, Verwachsungen

Kolorektales Karzinom

Bösartiger Tumor des Dick- bzw. Enddarms; syn. Kolon- bzw. Rektumkarzinom, Darmkrebs

Ursachen

- Kolonadenom
- Familiäre Häufigkeit, z. B. genetische Ursachen (HNPCC=hereditäres non-polyposöses Kolonkarzinom; FAP = Familiäre adenomatöse Polypose)
- Colitis ulcerosa
- Fettreiche, ballaststoffarme Ernährung

Symptome

- Späte, unspezifische Symptomatik
- Plötzl. Änderung der Stuhlgewohnheiten: Obstipation, Durchfall, Blähungen, unwillkürl. Stuhlabgang
- Blut im Stuhl, Gewichtsabnahme, Schmerzen, Blutungsanämie, reduzierter AZ
- Im Spätstadium: Ileus, Fistelbildung, Perforation

Diagnostik

- Anamnese, rektale Untersuchung (oft tastbarer Tumor)
- Koloskopie mit Biopsie
- Blut: Anämie, Tumormarker CEA zur Verlaufskontrolle
- Stuhl auf okkultes Blut
- Metastasensuche: Rö-Thorax, Sono, CT, Zystoskopie, i.v.-Pyelogramm, gyn. Untersuchung
- Ggf. genetische Abklärung

Therapie

- Kurativ: Resektion des betroffenen Kolonabschnitts einschl. regionaler LK:
  - Je nach Lokalisation mit o. ohne Anlage eines künstl. Darmausgangs
  - Oft postop. Chemotherapie, bei Rektumkarzinom Radiochemotherapie
  - Regelm. Nachkontrolle zur Erkennung von Lokalrezidiven u. Metastasen
- Ggf. operative Entfernung isolierter Leberu. Lungenmetastasen
- Palliativverfahren, z. B. Stentimplantation, Anus-praeter-Anlage, Umgehungsanastomosen, bei Rektumkarzinom transanale Tumorverkleinerung, z. B. durch Lasertherapie

Hinweise zur Pflege

- Die Kolonresektion ist eine große, den Pat. physisch u. psychisch stark belastende OP
  → psychische Betreuung, Kontakt zu Selbsthilfegruppen o. Psychologen vermitteln, Grundsätze der onkolog. Pflege beachten
- Präop.: Nahrungskarenz und Darmreinigung

- Postop.: Beobachtung und Pflege von Magensonde, Blasenkatheter, Wunddrainagen; ggf., Unterstützung der Darmperistaltik und Stuhlausscheidung nach AO; Nahrungskarenz in den ersten postop. Tagen, dann langsamer Kostaufbau nach AO/Standard unter Beachtung der Verträglichkeit
- Bei Enterostoma: Beobachtung des Stomas auf Durchblutung, Größe, Position, Umgebung, Ausscheidung; individuelles Versorgungssystem auswählen; Anleitung des Betroffenen zur selbstständigen Stomaversorgung, Stomatherapeuten einschalten
- Nach Rektum-OP bis zur Abheilung der Anastomosen keine Manipulationen am Enddarm vornehmen, z. B. rektale Temp.-Messung, Darmrohr
- Beratung zu veränderter Stuhlausscheidung
- Im Endstadium, Prinzipien der Palliativpflege berücksichtigen

Besondere Informationen

- Häufigstes Karzinom des Magen-Darm-Trakts, meist 50.–70. Lj.; Metastasierung in Leber, Lunge, Skelett
- Prophylaxe: Vorsorgeuntersuchungen (Koloskopie, Test auf Blut im Stuhl) ab 50. Lj.

Kolpitis

Entzündung der Vagina; syn. Scheidenentzündung, Vaginitis

Ursachen

- Verdrängung der physiolog. Scheidenflora, z. B. durch Östrogenmangel, Antibiotika, Scheidenspülungen (ermöglichen Erregerausbreitung)
- Erreger, z. B. Bakterien (E. coli), Viren, Pilze (Soorkolpitis), Parasiten (Trichomonadenkolpitis)
- Eindringen der Erreger, z. B. beim Geschlechtsverkehr o. durch Tampons

Symptome

- Patholog. Fluor vaginalis, unangenehmer Geruch
- Juckreiz, brennende Schmerzen im Bereich der Vaginalhaut
- Scheideneingang gerötet

Diagnostik

- Anamnese, gyn. Untersuchung
- Erregersuche im Nativpräparat, evtl. Anlegen einer Kultur
- Bei älteren Pat. Ausschluss eines Karzinoms

Therapie

- Medikamentöse Lokaltherapie (ggf. auch systemische Gabe), erregerabhängig
- Nach Erregerbehandlung Aufbau einer intakten Schleimhaut u. normalen Scheidenmilieus, z. B. durch Milchsäureovula

Hinweise zur Pflege

- Pat. über Intimhygiene u. begünstigende Faktoren informieren, z. B. Seifen, die physiolog. pH-Wert beeinträchtigen, übermäßige Intimhygiene
- Ggf. Unterstützung bei der Anwendung von Vaginaltherapeutika

Besondere Informationen

- Bei rezid. Infektionen ggf. Partnermitbehandlung

Konjunktivitis

Akute o. chron. Entzündung der Augenbindehäute; syn. Bindehautentzündung

Ursachen

- Infektiöse Konjunktivitis: Erreger, z. B. Bakterien, Viren, Pilze, Chlamydien
- Nicht infektiöse Konjunktivitis:
  - Allergien, trockene Augen
  - Physik. chemische Reize, z. B. Verätzungen, Fremdkörper
  - Allgemeinerkrankungen, z. B. Pemphigoid
  - Erkrankungen der Tränenwege, Stellungsanomalien der Augenlider, latentes Schielen

Symptome

- Meist beide Augen betroffen
- Fremdkörpergefühl, Augenbrennen, Jucken
- Abwehrtrias: Lichtscheu, Tränenfluss, Blepharospasmus (krampfhafter Lidschluss)
- Rötung der Bindehaut, Schwellung
- Sekretion, je nach Ursache wässrig, schleimig o. eitrig

Diagnostik

- Klin. Bild, Bindehautabstrich (Erreger- u. Resistenzbestimmung)
- Ausschluss einer Hornhautbeteiligung

Therapie

- Je nach Ursache, z. B. antibiotikahaltige, kortisonhaltige, antiallergische Augentropfen
- Symptomatisch, z. B. künstl. Tränen, kalte Kompressen

Hinweise zur Pflege

- Eiter u. Schorf durch Augenspülung mit klarem Wasser entfernen, Wasser nicht über das gesunde Auge laufen lassen
- Pat. soll Augen nicht reiben, Entzündung kann auf das andere Auge übertragen werden
- Augentropfen nach AO verabreichen, bei beidseitigem Befall zwei Fläschen verwenden, um eine Keimübertragung zu vermeiden

Besondere Informationen

- Virale Bindehautentzündungen heilen i. d. R. innerhalb kurzer Zeit spontan aus
- Symptome bei akuter Konjunktivitis meist stärker ausgeprägt als bei chron.
- Komplikation bei bakterieller Konjunktivitis:
  - Entzündung der Hornhaut
  - Hornhautgeschwür

Kontaktekzem, allergisches

Akute o. chron. Dermatitis nach Hautkontakt mit einem Allergen

Ursachen

- Kontaktallergene, häufig z. B. Chromate in Zement, Nickel, Duft-, Farb- u. Konservierungsstoffe (z. B. in Kosmetika)

Symptome

- Beginn 12–48 Std. nach Allergenkontakt
- Akuter Verlauf:
  - Rötung, ödematöse Schwellung, Bläschenbildung an Kontaktstelle, starker Juckreiz
  - Nach Platzen der Blasen nässende Läsionen, nach Verkrustung Abheilung unter Schuppenbildung
- Chron. bei anhaltendem Allergenkontakt:
  - Kein Ödem, geringe Hautrötung, trocken
  - Haut: verdickt, lichenifiziert, schuppig, Kratzeffekte wegen Juckreiz
  - Rhagaden, entzündungsbedingte Pigmentverschiebungen

Diagnostik

- Sorgfältige Anamnese, Allergensuche
- Epikutantest nach vollständiger Abheilung der Hautveränderungen
- DD: toxisches Kontaktekzem (= nicht allergisches Ekzem durch Kontakt mit einer für Haut schädl. Substanz)

Therapie

- Allergenkarenz (Meiden auslösender Substanzen)
- Akutes Kontaktekzem: lokal Glukokortikoide (ggf. kurzzeitig systemisch), dann rückfettende Externa, bei nässenden Läsionen feuchte Umschläge u. Schüttelmixturen
- Chron. Kontaktekzem: steroidhaltige Salben, Teersalben

Hinweise zur Pflege

- Ggf. Schutzverbände anlegen o. Handschuhe anziehen, um Kratzen u. Hautirritationen zu vermeiden
- Unterstützung beim Auftragen der therapeutischen Salben
- Sorgfältige Hautpflege, an die Hautsituation angepasst

Besondere Informationen

- Berufsbedingte Kontaktekzeme sind bereits im Verdachtsfall meldepflichtig an die Berufsgenossenschaft

Kopfläuse

Die Kopflaus (Pediculus humanus capitis) siedelt sich auf der Kopfhaut u. in den Haaren des Menschen an

Ursachen

- Ansteckung meist von Kopf zu Kopf, auch z. B. durch Bettwäsche, Kämme, Stofftiere (Läuse springen o. fliegen nicht)
- Kopflaus klammert sich an Haaren fest → befruchtete Weibchen kleben 150–300 Eier (Nissen) mit wasserunlösl. Substanz an Kopfhaare → nach 7–10 Tagen schlüpfen junge Läuse, die nach 2–3 Wo. geschlechtsreif sind
- Ernähren sich vom Blut ihres Wirtes (ohne Blut überleben sie je nach Temp. max. 1 Wo.)

Symptome

- Jucken der Kopfhaut, betroffen sind v. a. Partien hinter den Ohren u. Nackengegend → Kratzwunden u. Ekzem (rote, quaddelähnl. Papeln)
- Nissen als weißl. Anhaftungen am Haarschaft sichtbar

Diagnostik

- Kopfhaut u. Haare (v. a. Haaransatz) mit Lupe nach Nissen u. Läusen absuchen
- Nissen sind als weiße runde Eier zu erkennen u. finden sich i. d. R. nur nahe an der Kopfhaut
- Zur Unterscheidung: Schuppen lassen sich abstreifen, Nissen nicht

Therapie

- Medikamentös: läuseabtötende Substanzen, z. B. Carbamate
  - Haare mit Substanz tränken, 30 Min. einwirken lassen u. ausspülen
  - Behandlung nach 8–10 Tagen wiederholen
  - Familienmitglieder untersuchen u. ggf. behandeln
- Zusätzl. Entfernung der toten Nissen durch Auskämmen der Haare mit Nissenkamm u. wiederholtes Spülen der Haare mit Essigwasser (1 Esslöffel auf 1 l Wasser)

Hinweise zur Pflege

- Therapeutische Substanz streng nach Vorschrift anwenden, i. d. R. Behandlung nach 8 Tagen wiederholen
- Waschen aller Textilien (Kleidung, Bettwäsche) bei 60 °C
- Kämme, Haarbürsten 10 Min. in 60 °C heißes Wasser legen o. entsorgen
- Nicht waschbare Gegenstände: für 14 Tage in verschlossenem Plastiksack o. für mind. 24 Std. im Gefrierschrank verstauen, Polstermöbel gründlich absaugen
- Bei engem Kontakt mit dem Pat. Schutzkittel und Handschuhe tragen

Besondere Informationen

- Der Mensch ist der einzige Wirt, mangelnde Hygiene ist keine Voraussetzung für Lausbefall
- In seltenen Fällen übertragen Menschenläuse Krankheiten: Rückfallfieber, epidemisches Fleckfieber, wolhynisches Fieber
- Meist sind Betroffene nach Behandlung mit wirksamem Mittel nach 24 Std. ansteckungsfrei

Koronare Herzkrankheit (KHK)

Mangeldurchblutung (Ischämie) des Herzmuskels durch Einengung o. Verschluss von Koronararterien

Ursachen

- Arteriosklerose der Herzkranzgefäße mit Koronarinsuffizienz (häufigste Ursache)
- Risikofaktoren ➔ Arteriosklerose

Symptome

- Leitsymptom: durch O$_2$-Mangel anfallsartig auftretender Angina-pectoris-Schmerz
- KHK manifestiert sich zudem klin. in Form von: stummer Myokardischämie, Myokardinfarkt, Herzrhythmusstörungen, Herzinsuffizienz, plötzl. Herztod

Diagnostik

- Anamnese, EKG (Ruhe, Belastung)
- Bildgebende Verfahren: Echo, Myokardszintigrafie, Linksherzkatheter, CT, MRT

Therapie

- KHK nicht heilbar, Therapie soll Fortschreiten der Erkrankung verhindern
- Risikofaktoren abbauen
- Medikamentöse Therapie: ASS, Nitrate, β-Blocker, Kalziumantagonisten, Lipidsenker
- Revaskularisierende Verfahren: PTCA evtl. mit Stent, Bypass-OP

Hinweise zur Pflege

- Regelm. Vitalzeichenkontrolle
- Unterstützung bei Lebensaktivitäten, notwendige Prophylaxen durchführen
- Pat., Angehörige über Risikofaktoren informieren; zur Veränderung der Lebensgewohnheiten beraten, z. B. Gewicht reduzieren, fettarme Kost, Rauchen einstellen, mehr Bewegung, Blutzuckerwerte im Normbereich halten
- Zu Faktoren beraten, die einen Angina-pectoris-Anfall auslösen können, z. B. Kälte, zu starke körperliche Belastung, Stress, üppige Mahlzeit; Warnzeichen eines AP-Anfalls aufzeigen, Notfallmedikament

Besondere Informationen

- Einteilung nach Anzahl der erkrankten Gefäße: Ein-, Zwei- o. Drei-Gefäß-KHK; Sonderform: KHK bei Hauptstammstenose
- Häufige Auslöser von AP-Beschwerden: körperl. Belastung, Stress, Kälte
- Vorzeichen eines Infarkts: gehäuft auftretende u. an Intensität zunehmende Angina-pectoris-Anfälle

Laryngitis

Kehlkopfentzündung

Ursachen

- Viral als Begleiterkrankung, z. B. bei Infekten von Nase, Nasennebenhöhlen, Tonsillen
- Bakteriell bei Superinfektion
- Toxisch (z. B. durch Reizgase), mechanisch (z. B. Stimmüberlastung), thermisch (z. B. Reizklima)
- Gastroösophagealer Reflux
- Pseudokrupp (= kindl. Sonderform mit Schwellung der Schleimhaut unterhalb des Kehlkopfes; syn. subglottische Laryngitis): viraler Atemwegsinfekt; Erreger: Parainfluenza- o. RS-Viren

Symptome

- Pat. ist heiser o. stimmlos
- Halsschmerz, Hustenreiz, subfebrile Temp.
- Pseudokrupp: entwickelt sich nachts aus Schlaf heraus; Heiserkeit, bellender Husten, erschwertes Einatmen, inspiratorischer Stridor, ggf. Zyanose; Unruhe, Erstickungsangst

Diagnostik

- Anamnese, klin. Bild
- Laryngoskopie

Therapie

- Behandlung der Grunderkrankung
- Stimmschonung, Nikotinkarenz
- Inhalation
- Antibiotika bei bakterieller Laryngitis
- Bei Pseudokrupp symptomatische Therapie: Atemluft anfreuchten; rektale Gabe von Kortikoiden, ggf. Verneblung von Adrenalin; ggf. O_2-Gabe, selten Intubation mit Beatmung

Hinweise zur Pflege

- Warme Halswickel, Inhalation, für kühle, feuchte Raumluft sorgen
- Pat. soll wenig sprechen
- Pseudokrupp: beruhigend auf Eltern u. Kind einwirken; für kalte, feuchte Luft sorgen; Eltern auf Rezidivgefahr hinweisen

Besondere Informationen

- Chronifizierung durch nicht ausgeheilte akute Laryngitis, ständige Überbeanspruchung der Stimme o. exogene Noxen
- Pseudokrupp: v. a. bei Kindern im Alter zwischen 6 Mon. u. 6 Jahren

Larynxkarzinom

Kehlkopfkrebs

Ursachen

- Langjähriger Nikotin- u. Alkoholkonsum (häufigste Ursache)
- Viren, Umweltgifte, z. B. Asbest

Symptome

- Abhängig von Tumorlokalisation
- Heiserkeit nur bei Stimmlippentumor Frühsymptom, sonst Spätsymptom
- Schluckstörungen, Husten, Dyspnoe

Diagnostik

- Endoskopische Kehlkopfuntersuchung mit Biopsie
- Metastasensuche: CT o. MRT, Sono-Abdomen, Skelettszintigrafie

Therapie

- Meist Kehlkopfteilresektion o. vollständige Kehlkopfentfernung, bei LK-Befall Neck dissection
- Nach Laryngektomie dauerhafte Tracheostomaanlage, Verlust der natürl. Stimme, Nasenatmung
- Im Frühstadium ggf. nur Stimmlippenentfernung
- Bei LK-Metastasen postop. Strahlentherapie, selten Chemotherapie
- Stimmrehabilitation: elektronische Sprechhilfe, Ösophagusersatzstimme, Stimmprothesenimplantation

Hinweise zur Pflege

- Kehlkopf-OP/-Entfernung ist ein tiefgreifender Einschnitt ins Leben, Ängste ernstnehmen, schon präop. Kontakt zu anderen Betroffenen herstellen
- Pat. präop. auf dauerhaftes Tracheostoma, Stimmverlust, Sondenernährung (8–12 Tage) vorbereiten, Alternativen zum Sprechen aufzeigen, z. B. elektronische Stimmhilfe, Stimmprothese
- Postop.:
  - Vitalzeichenkontrolle, Atmung
  - Sorgfältige Mundpflege
  - Durchführung der Sondenernährung für 8–10 Tage, nach AO Kostaufbau
  - Kommunikation z. B. mittels Ja-Nein-Frage, Buchstabentafel, Aufschreiben

- Tracheostomapflege, Tracheakanülenwechsel, endotracheales Absaugen: schnellstmögliche Selbstständigkeit des Pat. anstreben
- Pat. u. Angehörige ausführl. beraten, im Umgang mit Hilfsmitteln (z. B. Absauggerät, Inhaliergerät, HME-Filter, Signalrufgerät) schulen
• Kontakt zu Sozialdienst, Logopäden, ggf. Seelsorger, Selbsthilfegruppen
• Grundsätze onkolog. Pflege beachten, Pflege bei Chemo- und Strahlentherapie

Notfall bei laryngektomierten Pat.
- Trachealkanüle entfernen und endotracheal absaugen
- Bei einer Beatmung immer nur Mund-Tracheostoma-Beatmung o. mithilfe spezieller Beatmungstrichter

Besondere Informationen

- Männer erkranken 9-mal häufiger als Frauen, Altersgipfel: 60 Jahre
- Mit ca. 40–50 % aller Kopf-Hals-Karzinome recht häufiges Krankheitsbild
- Prognose: abhängig von Lokalisation, Art, Stadium; Stimmlippenkarzinom aufgrund Frühsymptomatik beste Prognose

Leberzellkarzinom

Vom Lebergewebe ausgehender bösartiger Tumor; syn. hepatozelluläres Karzinom (HCC)

Ursachen

- Meist bei bestehender Leberzirrhose
- Auch: chron. virale Hepatitis (B, C), Hämochromatose, Aflatoxine (v. a. in Afrika u. Asien)

Symptome

- Unspez. Symptomatik: Gewichtsverlust, Müdigkeit, Inappetenz, Druckgefühl u. Schmerzen im rechten Oberbauch
- Später Ikterus, Aszites, Tumorkachexie
- Beschwerdebild meist durch Leberzirrhose geprägt

Diagnostik

- Anamnese, klin. Untersuchung
- Sono, CT/MRT
- Ggf. Angiografie
- Tumormarker AFP im Serum bestimmen

Therapie

- Bei kleinem, lokal begrenztem Tumor ggf. operative Entfernung (Leberteilresektion) mögl.
- Ggf. Lebertransplantation (selten)
- Palliativ: lokal tumorzerstörende Verfahren, z. B. Radiofrequenzablation, transarterielle Chemoembolisation der Tumorgefäße, perkutane Ethanolinjektion
- Schlechtes Ansprechen auf Zytostatika

Hinweise zur Pflege

- ➤ Leberzirrhose
- Grundsätze der onkolog. Pflege beachten, Unterstützung bei seelischer Verarbeitung, pflegerische Maßnahmen bei Chemo- und Strahlentherapie
- Vermittlung weiterer Ansprechpartner, z. B. Seelsorger, Selbsthilfegruppen
- Im Endstadium Prinzipien der Palliativpflege beachten

Besondere Informationen

- Schlechte Prognose, da meist späte Diagnose, rasche Progredienz, oft begrenzte therap. Möglichkeiten durch bestehende Leberzirrhose
- HCC in Europa selten (3 %), zählt weltweit aber zu den häufigsten Karzinomen
- Ermittlung der Leberschädigung: Child-Pugh-Score

Leberversagen, akutes

Ausfall der Leberfunktion mit Enzephalopathie ohne vorausgegangene chron. Lebererkrankung

Ursachen

- Meist Virushepatitiden u. Intoxikationen, z. B. Paracetamol, Knollenblätterpilz, Drogen

Symptome

- Ikterus, Gerinnungsstörungen
- Hepatische Enzephalopathie (HE) bis hin zum Leberzerfallskoma
- Ggf. Schocksymptomatik
- Aszites

Diagnostik

- Blut: Transaminasen, Ammoniak, Gerinnungsfaktoren, Cholinesterase, Albumin, BB, Elektrolyte, BZ, Kreatinin, Hepatitisserologie, BGA, ggf. Toxikologie
- Bauchumfang, Flüssigkeitsbilanz, Blutungszeichen, Hirndruckzeichen
- (Duplex-)Sono, Biopsie
- EEG, Hirndruckmessung

Therapie

- Therapie der Ursache, z. B. Antidotgabe
- Symptomatische Therapie, z. B. Osmotherapie bei Hirnödem, maschinelle Beatmung
- Antibiotikaprophylaxe; Komaprophylaxe, z. B. Eiweißkarenz, Applikation von Lactulose
- Leberersatzverfahren (z. B. MARS-Dialyse, extrakorporales Blutreinigungsverfahren), Hämofiltration bei Nierenversagen
- Lebertransplantation

Hinweise zur Pflege

- Intensivmedizinische Pflege u. Überwachung, v. a. Vitalzeichen, Bewusstseinslage, Bauchumfang, Flüssigkeitsbilanz, Blutungszeichen, Hirndruckzeichen

Besondere Informationen

- Einteilung nach zeitl. Abstand zwischen Ausfall der Leberfunktion u. Auftreten der hepatischen Enzephalopathie: fulminantes akutes o. subakutes Leberversagen
- Komplikationen:
  – Hirnödem (häufig)
  – Nierenversagen
  – Respiratorische Insuffizienz
  – Magen-Darm-Blutungen
- Prognose schlecht, am günstigsten bei hyperakutem Leberversagen

Leberzirrhose

Irreversible Zerstörung der Leberläppchenstruktur mit knotigem Umbau

Ursachen

- Meist chron. Alkoholabusus (50 %) o. Spätfolge einer chron. Virushepatitis (45 %)
- Gallenwegserkrankungen mit Gallenstau
- Autoimmune chron. Hepatitis
- Stoffwechselerkrankungen, z. B. Mukoviszidose
- Kardiovaskulär, z. B. Stauungsleber bei Rechtsherzinsuffizienz
- Lebertoxische Medikamente o. Chemikalien

Symptome

- Mattigkeit, Gewichtsverlust, erhöhte Blutungsneigung, evtl. Druckgefühl o. Schmerzen im Oberbauch
- Leberhautzeichen, z. B. Spider naevi (Gefäßsternchen), gerötete Handinnenflächen, Lackzunge (glatt u. rot), Mundwinkelrhagaden, Caput medusae (verstärkte Venenzeichnung am Bauchnabel)
- Hormonelle Störungen, z. B. Potenzstörungen, Gynäkomastie, Verlust der männl. Sekundärbehaarung (Bauchglatze), Menstruationsstörungen
- Bei Gallenstau Ikterus, quälender Juckreiz
- Splenomegalie
- Phase der Dekompensation:
  - Pfortaderhochdruck, Ösophagusvarizen (akute Blutungsgefahr)
  - Aszites mit spontaner bakterieller Peritonitis
  - Hepatorenales Syndrom
  - Hepatische Enzephalopathie bis zum Leberkoma

Diagnostik

- Anamnese, klin. Untersuchung
- Sono-Abdomen, Endoskopie, Biopsie
- Blut: Transaminasen, γ-GT, AP u. Bilirubin ↑; Gerinnungsfaktoren, Cholinesterase u. Albumin ↓; Hb, Leuko- u. Thrombozyten ↓; Hepatitisserologie

Therapie

- Therapie der Grunderkrankung u. Komplikationen, z. B. Aszitespunktion
- Lebertoxische Medikamente meiden, absolute Alkoholkarenz
- Ggf. Lebertransplantation bei Alkoholabstinenz

Hinweise zur Pflege

- Symptomreiches Krankheitsbild, erfordert v. a. im Spätstadium umfangreiche Pflege u. Krankenbeobachtung abhängig von der Patientensituation: Vitalzeichen, Atmung, Bewusstseinslage, Bauchumfang und Körpergewicht (Aszites), Flüssigkeitsbilanz, Blutungszeichen
- Unterstützung bei den Lebensaktivitäten, notwendige Prophylaxen durchführen, sorgfältige Hautpflege, sorgfältige Hygiene wegen Infektionsneigung
- Ernährung: kochsalzarm, leicht verdaul., vitaminreich, eiweiß- u. kalorienreich, fettarm
- Gabe von Laktulose oral, angestrebt werden 2 weiche Stuhlausscheidungen pro Tag
- Selektive Darmdekontamination nach AO

Besondere Informationen

- Männer häufiger als Frauen betroffen (7:3)
- Erhöhtes Risiko eines Leberzellkarzinom
- Symptome erklären sich aus eingeschränkter Synthese- u. Entgiftungsfunktion der Leber
- Prognose schlecht, Abschätzung erfolgt anhand des Child-Pugh-Score

Legionellose

Schwere Pneumonie mit hoher Letalität; syn. Legionärskrankheit

Ursachen

- Bakterien: Legionella pneumophila
- Übertragung v. a. durch Einatmen legionellenhaltiger Aerosole, z. B. aus Klimaanlagen, Duschköpfen

Symptome

- Meist asymptomatischer Verlauf
- Beginn mit grippeähnl. Symptomen, trockenem Husten, hohem Fieber, Muskelschmerzen
- Wenige Tage später Pneumonie mit starken Brustschmerzen u. Tachypnoe
- Hyponaträmie
- Gastrointestinale Beschwerden
- Benommenheit u. Verwirrtheit bei ZNS-Beteiligung
- Bei schwerem Verlauf respiratorische Insuffizienz u. Nierenversagen

Diagnostik

- Anamnese (Reise? Hotelaufenthalte?)
- Erregernachweis (Immunfluoreszens), Antigennachweis im Urin als Schnelltest
- Serolog. AK-Nachweis erst nach 1–2 Wo. mögl.

Therapie

- Antibiotikagabe: z. B. Azithromycin 5 Tage bis 3 Wo.
- Symptomatische Therapie

Hinweise zur Pflege

- ➤ Pneumonie
- Prävention:
  - Wasser länger laufen lassen, v. a. wenn Wasser länger in der Leitung gestanden ist
  - Erhöhung der Wassertemperatur auf 70 °C
  - Wasserhaltige Geräte gründlich trocknen, Feuchtbereiche (z. B. Bad) gründlich trocknen

Besondere Informationen

- Inkubationszeit: 2–10 Tage
- Legionellen gehören zu meldepflichtigen Krankheitserregern
- Erreger vermehrt sich besonders stark bei Temp. zwischen 20 u. 45 °C
- Betroffen sind meist Ältere u. Abwehrgeschwächte
- Prognose: Letalität beträgt 20 %

Leistenhernie

Leistenbruch; syn. Hernia inguinalis

Ursachen

- Angeborene o. erworbene Lücke (Bruchpforte) der Bauchwand nach außen
- Angeboren: nicht vollständig abgeschlossene Entwicklung der Bauchwand
- Erworben: Bindegewebsschwäche, begünstigt durch erhöhten intraabdominellen Druck (z. B. bei Übergewicht, körperl. Arbeit)

Symptome

- Leichte ziehende Schmerzen in Leistengegend bei Bewegung u. körperl. Belastung
- Im Stehen: leichte Schwellung in Leistengegend (verstärkt beim Niesen o. Husten), je nach Ausprägung auch ständige Schwellung, d. h. Eingeweideanteile liegen dauerhaft im Bruchsack
- Verdauungsstörungen, Schmerzen beim Stuhlgang
- Lokale Entzündungszeichen, druckschmerzhafte nicht reponierbare Vorwölbung u. Erbrechen können Hinweis auf Einklemmung (Inkarzeration) des Bruchinhalts (häufig des Darms) in Bruchpforte sein (= Notfall, der sofortige OP erfordert)

Diagnostik

- Klin. Untersuchung (Inspektion, Palpation), ggf. Sono

Therapie

- Operativer Verschluss der Bruchpforte durch offene Verfahren mit o. ohne Netzimplantation o. laparoskopisch mit Netzimplantation
- Bei inoperablen Pat. Bruchband

Hinweise zur Pflege

- Hodenbänkchen u. Hodensuspensorium gegen postop. Hodenschwellung
- Mobilisation i. d. R. noch am OP-Tag, ruckartige Bewegungen vermeiden
- Starke Belastungen u. Bauchpresse vermeiden → Obstipationsprophylaxe
- Pat. informieren, dass vollständige Belastbarkeit erst nach 6–12 Wo. erreicht ist

Besondere Informationen

- Häufigste Hernie im Erwachsenenalter, zu 90 % Jungen u. Männer betroffen
- 5–10 % Rezidive nach operativem Verschluss
- Komplikation bei Inkarzeration: Ileus, Darmnekrose, Peritonitis
- Spätkomplikation: Hodenatrophie bei 2–3 % aller operierten Männer

Leukämie

Überbegriff für bösartige Erkrankungen der Leukozyten mit unkontrollierter Vermehrung einer o. mehrerer weißer Vorläuferzellen; syn. Blutkrebs

Ursachen

- Nicht eindeutig bekannt
- Erhöhtes Risiko z. B. durch: Strahlenexposition, Chemotherapie, genet. Veranlagung, chemische Stoffe

Symptome

- Akute Leukämien (innerhalb von Wo.):
  - Anämie mit Abgeschlagenheit u. Blässe
  - Erhöhte Blutungsneigung
  - Gehäufte Infektionen
  - LK-Schwellungen
  - Milzvergrößerung
  - Knochenschmerzen
- Chron. Leukämien (schleichender uncharakt. Beginn):
  - Abgeschlagenheit, Müdigkeit
  - Hautausschläge
  - Starker Juckreiz
  - Bei CLL: symmetrische, schmerzlose LK-Vergrößerung
  - Bei CML: Milzvergrößerung

Diagnostik

- Differenzialblutbild, Untersuchung des Knochenmarks (Knochenmarkpunktion)
- Genaue Klassifikation durch zytochemische, morpholog., immunolog., zyto- u. molekulargenetische Untersuchungen der entarteten Zellen
- Staging: LK-Status (Vergrößerungen?), Sono-Abdomen, Sono-LK, CT-Thorax

Therapie

- Akute Leukämien:
  - Behandlung in hämatolog.-onkolog. Zentren nach festen Schemata (Protokollen) mit Zytostatika, Strahlentherapie, Knochenmarktransplantation (Therapieziel: Vollremission)
  - Stammzelltransplantation
- Chron. Leukämien:
  - Bei CLL möglichst späte Behandlung: milde Zytostatikatherapie, AK-Gabe, palliative Bestrahlung (Milz, LK), symptomatische Therapie (selten Heilung mögl.)
  - Bei CML Hydroxyharnstoff, angestrebte Knochenmarktransplantation, α-Interferon, Tyrosinkinaseinhibitoren, ggf. Tyrosinkinasehemmer (nur durch Knochenmarktransplantation heilbar)

Hinweise zur Pflege

- Im Vordergrund stehen: psychische Situation des Pat. (lange Isolation, Schwere der Erkrankung, Auseinandersetzung mit Tod) sowie reduzierte Infektabwehr, bestehende Blutungsneigung
- Pflegerische Maßnahmen bei Chemotherapie
- Unterstützung bei den Lebensaktivitäten abhängig von der Patientensituation
- Bei akuten Formen u. während der Therapie: Pat. zum Schutz vor Infektionen isolieren (Umkehrisolation)
- Bei chron. Formen Selbstständigkeit des Pat. so lange wie mögl. erhalten
- Im Endstadium Prinzipien der Palliativpflege berücksichtigen

Besondere Informationen

- Formen:
  - ALL: akute lymphatische Leukämie, bevorzugt bei Kindern
  - AML: akute myeloische Leukämie (AML), v. a. bei Erw.
  - CML: chron. myeloische Leukämie (CML), v. a. bei Erw. im berufstätigen Alter
  - CLL: chron. lymphatische Leukämie (CLL), v. a. im höheren Lebensalter
- Akute Leukämien sind die häufigsten bösartigen Erkrankungen im Kindesalter

Listeriose

Durch Bakterien der Gattung Listeria verursachte Infektionskrankheit

Ursachen

- Erreger: grampositives Stäbchenbakterium Listeria monocytogenes
- Übertragung durch Kontakt mit infizierten Tieren, Verzehr von z. B. Rohmilchprodukten, rohem Fleisch (Hackfleisch), kontaminierte pflanzl. Lebensmittel, Schalentieren
- Infektion des Ungeborenen über Plazenta o. bei Passage des Geburtskanals

Symptome

- Bei intaktem Immunsystem meist asymptomatisch, Gefahr der Manifestation bei Immunschwäche
- Unterschiedl.: Grippesymptome bis lebensbedrohl. Sepsis u. eitrige Meningitis
- Ggf. Entzündungen im Hals-, Rachenbereich, Harnwegsinfekt, Konjunktivitis
- Bei Hautkontakt mit kontaminierten Tieren o. Erde Pustelbildung
- Bei Schwangerenlisteriose Abort o. Frühgeburt mit schweren (ZNS-)Schäden des Kindes

Diagnostik

- Erregernachweis in Körpersekreten, z. B. Blut, Liquor, Stuhl, Urin, Vaginalsekret, Fruchtwasser

Therapie

- Antibiotikatherapie: Amoxicillin in Kombination mit Aminoglykosid
- Therapiedauer mind. 14 Tage

Hinweise zur Pflege

- Hygienemaßnahmen und Schutzkleidung, ansteckend sind Blut und Stuhl
- Patienteninformation über Prävention: sorgfältige Küchenhygiene; Kochen, Braten, Sterilisieren u. Pasteurisieren tötet Listerien ab; insbesondere bei Disposition und Schwangerschaft Genuss von rohem Fleisch o. Rohmilchprodukten sowie Tierkontakt vermeiden

Besondere Informationen

- Infizierte Personen können Erreger über mehrere Mon. mit Stuhl ausscheiden
- Meldepflicht bei direktem Nachweis aus Blut, Liquor o. anderen sonst sterilen Substanzen
- Letalität der septischen Frühgeburt ca. 50 %

Lungenembolie

Kompletter o. teilweiser Verschluss einer Lungenarterie durch Einschwemmung eines Thrombus aus der peripheren, venösen Blutstrombahn

Ursachen

- Zu 80 % Folge einer tiefen Bein- o. Beckenvenenthrombose
- Selten Fett-, Luft- o. Fruchtwasserembolus
- Luftembolie (durch Eindringen von Luft in das Gefäßsystem verursachte Embolie): operative Eingriffe, Injektionen, Kanülierung großer Venen, offene Verletzungen im Thorax-, Hals- o. Kopfbereich, Eingriffe mit Insufflation von Gas o. Flüssigkeit

Symptome

- Bei kleineren Embolien häufig keine o. nur geringfügige Beschwerden
- Je nach Ausmaß der Strombahnverlegung:
  - Plötzl. Atemnot, Atemfrequenz ↑, atemabhängige Thoraxschmerzen
  - Angst, Beklemmungsgefühl, Pat. ist blass u. kaltschweißig
  - Husten, evtl. mit blutigem Sputum
  - Kreislaufschock (Tachykardie, RR ↓)
  - Halsvenenstauung, ZVD ↑
- Eine fulminante Lungenembolie kann rasch tödl. enden
- Luftembolie: plötzl. stechender Thoraxschmerz, Dyspnoe, Zyanose, Tachykardie, RR ↓, Schock

Diagnostik

- Anamnese, klin. Bild, EKG, Rö-Thorax
- Labor: BGA, D-Dimere
- Echo, Perfusionsszintigrafie, CT, MRT, Pulmonalis-Angio

Therapie

- Je nach Ausmaß der Lungenembolie:
  - Antikoagulation (bei Rezidivneigung Dauertherapie mit Cumarin)
  - Thrombolysetherapie mit Streptokinase o. rt-PA
  - Ggf. operative Embolektomie
- Luftembolie: weiteren Lufteintritt vermeiden; Pat. in Kopftieflage bringen, 100 % O_2-Gabe, symptomatische Therapie, ggf. Reanimation; Herzpunktion o. Rechtsherzkatheter bei Luftansammlungen im rechten Herzen

Erstmaßnahmen bei Lungenembolie

- Bettruhe, halbsitzende Lagerung, Ruhe u. Sicherheit vermitteln
- Analgesie (Morphium) u. Sedierung (Diazepam)
- O_2-Gabe (4–6 l/Min.) über Nasensonde o. Maske, ggf. Intubation u. Beatmung
- Vitalzeichenkontrolle, Pat. beobachten (Atmung, Bewusstsein)
- Antikoagulation mit Heparinbolus 5 000–10 000 IE i. v., danach 400–500 IE/kg KG

Hinweise zur Pflege

- Pat. nicht alleine lassen, Arzt über Notruf verständigen
- Bei Schockzeichen Beine auf Herzniveau anheben, leichte Oberkörperhochlagerung belassen, keine Kopftieflage des Pat.
- Keine i. m.-Injektionen bei zu erwartender Lysetherapie
- Zur Entlassung: Pat. über Maßnahmen zur Thromboseprophylaxe beraten, bei Marcumarisierung: Ausweis, Ernährungsberatung

Besondere Informationen

- Komplikationen:
  - Lungeninfarkt
  - Pleuritis
  - Cor pulmonale
  - Weitere Embolien
- Prognose u. a. abhängig vom Ausmaß der Lungenembolie u. Zeitpunkt der Diagnosestellung; bei Vorliegen eines kardiogenen Schocks Letalität bei ca. 50 %

Lungenemphysem

Überblähung des Lungengewebes mit Elastizitätsverlust u. irreversibler Zerstörung von Alveolen

Ursachen

- Folge chron. Lungenerkrankungen, z. B. chron. Bronchitis, Asthma bronchiale
- Altersbedingter Elastizitätsverlust des Lungengewebes (Altersemphysem)
- Angeborener Enzymdefekt (α_1-Antitrypsinmangel)
- Lungenresektion (Überdehnungsemphysem)

Symptome

- Chron. Dyspnoe, unter Belastung zunehmend, evtl. Zyanose
- Husten, Auswurf, Giemen, Pfeifen, Brummen
- Fassthorax
- In Spätstadien Zeichen der Rechtsherzinsuffizienz

Diagnostik

- Klin. Bild, Anamnese, Auskultation, Perkussion
- Lufu, Rö-Thorax, EKG, Labor

Therapie

- Lungengewebsveränderungen irreversibel, Ziel: Erhalt noch gesunder Strukturen
- Behandlung der Grund- u. Folgeerkrankung, Raucherentwöhnung
- Antiobstruktive Therapie: Sympathikomimetika, Parasympatholytika, Theophylline, Kortikosteroide, Atemtherapie, physik. Therapie, ggf. O_2-Dauertherapie
- Langwieriger Entwöhnungsprozess bei Beatmung, daher strenge Indikationsstellung
- Antibiotika bei bakterieller Infektion, Pneumokokken- u. Influenzaimpfung
- Endstadium: Lungentransplantation
- Bei α_1-Antitrypsinmangel kausale Therapie durch Enzymersatz

Hinweise zur Pflege

- ➢ COPD

Besondere Informationen

- Zerstörung der Alveolen → Bildung immer größerer Emphysemblasen → Gasaustauschfläche ↓ → Totraumvergrößerung u. Ateminsuffizienz
- Komplikation: Rechtsherzinsuffizienz, Cor pulmonale
- Emphysematiker lassen sich klin. unterscheiden in: Pink puffer: hager, deutl. Dyspnoe, kaum zyanotisch, trockener Reizhusten; Blue bloater: übergewichtig, kaum Dyspnoe, ausgeprägte Zyanose, produktiver Husten

Lungenödem

Ansammlung seröser Flüssigkeit in Lungeninterstitium u./o. Lungenalveolen

Ursachen

- Kardiales Lungenödem: Erkrankungen des Herzens, z. B. chron. Herzinsuffizienz (v. a. Linksherzinsuffizienz), Myokardinfarkt
- Nichtkardiales Lungenödem: Folge entzündl., kolloidosmotischer o. toxischer Prozesse der Lunge, z. B. bei Lungenembolie, Intoxikation, Überwässerung

Symptome

- Zu Beginn spastische Atmung, Hustenreiz mit Auswurf von schaumig-blutigem Sputum
- Rasch zunehmende höchste Atemnot mit Erstickungsangst
- Brodelnde Atemgeräusche ohne Stethoskop hörbar (Distanzrasseln)
- Zyanose, Tachykardie, RR ↓
- Pat. blass, kaltschweißig, motorisch unruhig, Todesangst

Diagnostik

- Diagnosestellung zunächst klin., sofortige Erstversorgung
- Auskultation, EKG, BGA, später Rö-Thorax, Echo, Rechtsherzkatheter

Therapie

- Sofortiger Therapiebeginn ist lebensrettend

Erstmaßnahmen bei akutem Lungenödem

- Pat. beruhigen, Sicherheit vermitteln, Herzbettlagerung (Oberkörper hoch, Beine tief)
- Atemwege freihalten, ggf. endotracheale Absaugung
- O_2-Gabe 2–8 l/Min. (Nasensonde o. Maske)
- Vitalzeichenkontrolle
- 2 Hübe Nitrospray (bei Aortenstenose keine Nitrate!), Cave: RR ↓
- Anlage eines venösen Zugangs
- Nach AO: 20–80 mg Furosemid i. v., Morphin i. v. (5–10 mg), ggf. Katecholamine
- Behandlung auslösender Faktoren, ggf. nicht-invasive Beatmung u. Intubation

Hinweise zur Pflege

- Pat. nicht allein lassen, Erkennen der Situation, über Notruf Arzt verständigen, Beginn der Erstmaßnahmen
- Blasendauerkatheter zur Flüssigkeitsbilanzierung
- Bettruhe nach AO, dann langsame Steigerung der Mobilisation und sorgfältiger Pat.-Beobachtung

Besondere Informationen

- Aufgrund der Angst Sedierung mit Morphin

Magenkarzinom

Bösartiger Tumor der Magenschleimhaut; syn. Magenkrebs

Ursachen

- Risikofaktoren:
  - Helicobacter-pylori-Gastritis, Autoimmungastritis
  - Magenerkrankungen, z. B. gutartige adenomatöse Magenpolypen
  - Familiäre Disposition
  - Alkohol- u. Nikotinabusus
  - Karzinogene in Nahrung, z. B. Nitrosamine
  - Krebsvorstufe z. B. Menetrier-Syndrom
  - Genetische Risikofaktoren, z. B. Blutgruppe A
  - Erbliche Tumorsyndrome, z. B. HNPCC

Symptome

- Lange symptomfrei o. symptomarm, evtl. unspezif. Beschwerden („empfindl. Magen")
- In späten Stadien:
  - Gewichtsabnahme, Leistungsknick, Abneigung gegen Fleisch, Druckgefühl im Oberbauch, Appetitlosigkeit
  - Chron. Blutverlust (Teerstühle), Anämie
  - Bei stenosierendem Karzinom: Übelkeit, Völlegefühl u. Erbrechen
  - Schmerzen

Diagnostik

- Gastroskopie mit Biopsie
- Endosono (Tumorwachstumstiefe?)
- Metastasensuche: Rö-Thorax, Sono-Abdomen, CT-Abdomen, ggf. Laparoskopie, ggf. Skelettszintigrafie
- Labor: BB, Tumormarker u. CA 72–4 zur Verlaufskontrolle

Therapie

- Operative Verfahren:
  - Standardverfahren: Gastrektomie mit Entfernung von Anteilen der Nachbarorgane
  - Ggf. präop. o. postop. Radiochemotherapie Magenteilresektion nur bei kleinen Tumoren in Kardia o. Antrum
- Palliative Therapie:
  - Erhaltung der Nahrungspassage durch endoskopisches Einsetzen eines Tubus/ Stents, Lasertherapie, Ernährungsfistel
  - Schmerztherapie
- Immuntherapie (z. B. Antikörper)

Hinweise zur Pflege

- Allg. postop. Überwachung und Kontrollen

- Im Besonderen: korrekte Lage und Fixierung der Magensonde, Magensekret, Zieldrainagen (Nachblutung? Anastomoseninsuffizienz?)
- Kostaufbau über mehrere Tage, wenn Dichtigkeit der Anastomosen durch Gastrografin-Breischluck gesichert ist, Verträglichkeit beobachten
- Grundsätze der onkolog. Pflege beachten, pflegerische Maßnahmen bei Chemo- u. Strahlentherapie
- Beratung zur Ernährung: mehr Kalorien, 8–10 kleine Mahlzeiten, langsam essen und gründlich kauen, nichts zu den Mahlzeiten trinken, Zucker in größeren Mengen vermeiden, Essen sehr sauber zubereiten, ausprobieren, was bekommt und was nicht, regelm. Gewichtskontrolle
- Im Endstadium Prinzipien der Palliativpflege beachten

Besondere Informationen

- Meist Männer im 50.–70. Lj. betroffen, weltweit das fünfhäufigste Karzinom
- Metastasierung v. a. in Leber, Lunge, Knochen, Gehirn u. ins große Netz
- Helicobacter-pylori-Eradikation
- Ggf. genetische Diagnostik mögl.
- Je früher das Magenkarzinom erkannt wird, desto besser die Heilungschancen
- Gastrektomierte Pat. benötigen eine lebenslange Vitamin-B_{12}-Gabe als Depotspritze alle 3 Mon.

Mammakarzinom

Bösartiger Tumor der Brustdrüse; syn. Brustkrebs

Ursachen

- Entartung des Brustdrüsengewebes, genaue Ursache unklar
- Risikofaktoren:
  - Genetische Disposition (BRCA-1- u. BRCA-2-Gen + weitere Gene)
  - Menarche vor 12. Lj., späte Menopause nach 50. Lj.
  - Keine Geburten bzw. erste Schwangerschaft nach 35. Lj.
  - Adipositas
  - Krebserkrankung von Uterus, Ovarien o. Darm
  - Mastopathie Grad III mit Zell-Atypien

Symptome

- Leitsymptom: nicht druckschmerzhafter, meist derber Knoten in Brust
- Unverschieblichkeit der Haut über Knoten
- Orangenhautphänomen
- Einziehung der Haut, z. B. der Mamille
- Unterschiedl. Verhalten der Brüste beim Heben der Arme, Sekretion aus Brustwarze
- Ekzemartige Hautveränderungen, in späteren Stadien Ulzerationen
- Hautrötung einer starken Entzündung ähnelnd → prognostisch sehr ungünstiges inflammatorisches Karzinom (massive Ausbreitung in Lymphspalten)

Diagnostik

- Körperl. Untersuchung, v. a. Lokalbefund der Brust
- Blut: BSG, BB, Leberwerte, Tumormarker, Bestimmung der Geschlechtshormone
- Sono, Mammografie, ggf. MRT mit Kontrastmittel
- Genexpressionstest
- Diagnosesicherung durch Biopsie (häufigsten Adenokarzinom)
- Metastasensuche: Sono-Abdomen, Röthorax, CT, Skelettszintigrafie (Knochen häufigster Sitz von Metastasen), PET-CT

Therapie

- Multimodales Therapiekonzept bestehend aus operativer Therapie, Strahlen-, Chemo- Hormon- u./o. AK-Therapie
- Grundlage der Therapie = operative Tumorentfernung
- Je nach Tumorgröße u. Stadium verschiedene OP-Verfahren:
  - Brusterhaltende Verfahren, z. B. Quadrantektomie, Segmentresektion, Lumpektomie (früher stets Resektion der axillären LK, heute meist nur bei befallenem Senti-

nel-LK, bei Brusterhalt immer post. Strahlenbehandlung der Restbrust)
- Mastektomie (Brustamputation), meist modifizierte radikale Mastektomie: Entfernung der Brustdrüse mit Achsel-LK u. Erhalt der Brustmuskeln
- Verfahren zur Brustrekonstruktion, z. B. Büstenhalterprothesen, implantierbare Prothesen, autologe Rekonstruktion

Hinweise zur Pflege

- Neben allg. operativer Pflege Grundsätze der onkolog. Pflege beachten, pflegerische Maßnahmen bei Chemo- und Strahlentherapie
- Lymphödemprophylaxe auf der operierten Seite: Arm hochlagern, Betätigen der Muskelpumpe/Bewegungsübungen, Arm nicht dauerhaft herabhängen lassen, nicht schwer heben, keine Blutdruckmessung, Verletzungen, Wärme und direkte Sonne vermeiden, bei Stauung: Kompressionsverband o. maßgefertigten Kompressionsstrumpf tragen
- Pneumonie- und Kontrakturenprophylaxe, da Gefahr von Schonatmung und Schonhaltung
- Verlust der Brust ist tief in die Persönlichkeit der Frau einschneidende OP → Gespräche ermöglichen, Aufbau Selbstwertgefühl, Gesprächskreise u. Selbsthilfegruppen vermitteln, ggf. Psychologen einbeziehen, über Brustrekonstruktion beraten

Besondere Informationen

- Häufigster maligner Tumor bei Frauen; jede 9. Frau erkrankt

Masern

Meldepflichtige akute Virusinfektion; syn. Morbilli

Ursachen

- Erreger: Masern-Virus (Morbilli-Virus), hochgradig ansteckend
- Übertragung: Tröpfcheninfektion, auch über große Entfernungen

Symptome

- Prodromalstadium (ca. 4 Tage): mäßiges Fieber, Husten, Schnupfen; Pharyngitis mit Angina, Konjunktivitis mit Lichtscheu; Koplik-Flecken (kleine weiße Stippchen der Wangenschleimhaut in Höhe der Backenzähne)
- Anschließend Fieberabfall (1–2 Tage), erneut Fieberanstieg auf 40 °C u. typisches Masernexanthem (meist hinter Ohren beginnend, breitet sich über Körper aus, zunächst kleine rote Papeln, später größere Flecken o. flächige Rötungen)
- Nach 3–5 Tagen Abklingen des Exanthems, rasche Entfieberung

Diagnostik

- Klin. Bild, Labor zur Bestätigung

Therapie

- Nur symptomatische Behandlung mögl.
- Ggf. Postexpositionsprophylaxe

Hinweise zur Pflege

- Allgemeinbefinden stark beeinträchtigt
- Bettruhe, evtl. abgedunkeltes Zimmer
- Beobachtung auf Enzephalitis- o. Pneumoniezeichen
- Im Krankenhaus Isolierung und Schutzmaßnahmen (Mundschutz)

Besondere Informationen

- Inkubationszeit: 8–14 Tage
- Ca. 7 Tage vor Exanthemausbruch bis zum Abklingen des Exanthems hohe Ansteckungsgefahr
- Komplikationen: Masernpneumonie, Masernenzephalitis (1:1 000, gefährlichste Akutkomplikation)
- Prophylaxe: Schutzimpfung, STIKO-Empfehlung f. Kinder ab 12. Lebensmonat
- Mit zunehmendem Alter erschwerter Verlauf
- In den meisten Ländern meldepflichtig

Mastitis

Brustdrüsenentzündung, meist im Wochenbett

Ursachen

- 90 % Staphylococcus aureus
- Eintrittspforte: kleine Einrisse (Rhagaden) in Brustwarze u. Warzenvorhof
- Übertragung aus keimbesiedelten Nasenrachenraum von Mutter, Krankenhauspersonal o. Kind (beim Stillen) o. direkte Kontamination durch mangelnde Hygiene
- Begünstigend: Milchstau durch ungenügende Entleerung der Brust
- Nonpuerperale Mastitis (außerhalb der Stillzeit auftretend): erhöhter Prolaktinspiegel, z. B. durch prolaktinproduzierende Hypophysentumoren, Psychopharmaka

Symptome

- Schmerzhafte Schwellung der Brust mit regionaler Überwärmung u. Rötung (meist einseitig)
- Häufig hohes Fieber, allg. Krankheitsgefühl mit Kopf- u. Gliederschmerzen
- Begleitend Schwellung der Achsel-LK
- Evtl. Abszessbildung nach 1–3 Tagen (in 4–12 % aller Fälle)

Diagnostik

- Klin. Bild, Bestimmung der Entzündungszeichen (BB, CRP) im Blut
- Sono bei V. a. Abszessbildung
- Bei Mastitis nonpuerperalis immer Ausschluss eines Mamakarzinom

Therapie

- Frühphase:
  - Brust kühlen
  - Evtl. Hemmung der Milchbildung (Prolaktinhemmer)
  - Gute Brustentleerung (sehr schmerzhaft, aber wirksamste Therapie)
- Fortgeschrittene Mastitis:
  - Bei anhaltendem Fieber (über 24–48 Std.) systemische Antibiotikatherapie, z. B. Flucloxacillin
  - Nach Einschmelzung des Abszesses sonogesteuerte Punktion o. radiäre Inzision, zusätzl. Antiphlogistika
  - Ggf. Stillpause

Hinweise zur Pflege

- Pat. zu effektiver Brustentleerung durch häufiges u. korrektes Anlegen anleiten
  - Zusätzl. Ausstreichen der Milch von Hand o. mittels Pumpe
  - Evtl. mit Brustwarzenschoner
- Hemmung der Milchproduktion, z. B. durch spezielle Tees
- Ruhigstellen der Brust: Hochbinden, fester BH
- Kühlung zur Schmerzlinderung u. Abschwellung, z. B. Quarkumschläge, Kühlpacks
- Bei beginnender Einschmelzung Wärme anwenden (Rotlicht) zur Abszessreifung
- Schmerz- u. fiebersenkende Mittel nach AO

Besondere Informationen

- Eine der häufigsten Komplikationen des Wochenbetts
- Beginn meist 8–12 Tage nach Geburt, kann aber während der gesamten Stillzeit auftreten

Mastoiditis

Entzündung der Schleimhäute des Warzenfortsatzes (Mastoid)

Ursachen

- Komplikation einer akuten Otitis media, meist durch inkonsequente Antibiotikatherapie, auch gefördert durch erschwerten Sekretabfluss, Virulenz der Erreger, geschwächte Abwehrlage
- Eiteransammlung führt zur Einschmelzung knöcherner Zellwände im Warzenfortsatz (Knochen hinter dem Ohr)

Symptome

- Symptome der akuten Otitis media bestehen über 2 Wo. fort o. treten erneut u. evtl. verstärkt auf, erneuter Fieberanstieg
- Rahmig-eitriger Ausfluss, zunehmende Verschlechterung des Gehörs
- Ständig pochender Schmerz u. Druckschmerz über dem Mastoid, Rötung u. Abstehen der Ohrmuschel

Diagnostik

- Klin. Bild, Rö nach Schüller, CT
- Blut: Entzündungszeichen (BSG ↑, CRP ↑, Leukozytose)
- Kultur von Ohrsekret

Therapie

- Bei geringer Ausprägung: Antibiotikagabe i.v., Trommelfellschnitt (Parazentese), Einlage eines Paukenröhrchens, abschwellende Nasentropfen
- Im fortgeschrittenen Stadium operative Ausräumung der Warzenfortsatzzellen (Mastoidektomie)

Hinweise zur Pflege

- Bis Entzündung vollständig ausgeheilt ist u. bei liegendem Paukenröhrchen, darf kein Wasser ins Ohr kommen

Besondere Informationen

- Ernste Erkrankung wegen Gefahr endokranieller Komplikationen, z. B. Hirnabszess, Meningitis

Meckel-Divertikel

Ausstülpung im Bereich des distalen Ileums

Ursachen

- Nicht vollständig zurückgebildeter Ductus omphaloentericus (Dottergang)
- Ausstülpung von Jejnum bzw. Ileum

Symptome

- Meist symptomlos
- Symptome erst bei Komplikationen:
  - Divertikulitis: oft kaum von Appendizitis zu unterscheiden: starke Bauchschmerzen mit Abwehrspannung, Brechreiz, Fieber
  - Darmblutung, Invagination, Ileus

Diagnostik

- Spezielle Diagnostik nur bei okkulter Blutung (Darstellung mittels Szintigrafie mögl.)
- Diagnosestellung meist intraoperativ
- Push-Endoskopie

Therapie

- Operative Abtragung, wenn symptomatisch

Hinweise zur Pflege

- Allg. prä- u. postop. Pflege

Besondere Informationen

- Ca. 2 % der Bevölkerung haben ein Meckel-Divertikel
- Gehäuft bei Down-Syndrom
- Meckel-Divertikel häufig mit Magenschleimhaut ausgekleidet → peptische Ulzera mit Blutung u. Ulkusperforation mögl.

Melanom, malignes

Bösartigster Hauttumor, frühe Metastasierung

Ursachen

- Ausgehend von pigmentbildenden Zellen der Haut u. Schleimhaut (Melanozyten), Schädigung der Zellen vermutl. durch UV-Strahlen
- Entartung im Bereich vorbestehender Nävuszellnävi
- Risikofaktoren: heller Hauttyp u. UV-Licht, hohe Anzahl (> 30) von Pigmentnävi, ausgedehnte (> 2 cm) angeborene Pigmentnävi, hohe Anzahl atypischer Pigmentnävi, familiäre Belastung, Störung der DNA-Reparatur, z. B. Xeroderma pigmentosum

Symptome

- Lokalisation: bei Frauen häufig Beine betroffen, bei Männern bevorzugt am Stamm
- Beurteilung verdächtiger Pigmentmale nach ABCDE-Regel:
  - **A**symmetrie des Herdes
  - **B**egrenzung unscharf, unregelm., polyzyklisch
  - **C**olorierung unterschiedl. Farbnuancen (hellbraune, rötl., schwarze Anteile)
  - **D**urchmesser > 5 mm
  - **E**rhabenheit über Hautniveau
- Zusätzl. Kriterien: rasche Größenzunahme, Jucken, Blutungsneigung
- Fehlen der Pigmentierung bei amelanotischen Melanomen (selten), daher schwer erkennbar

Diagnostik

- Inspektion (Lupenvergrößerung, Dermatoskop)
- Histolog. Untersuchung nach chirurg. Entfernung des gesamten Pigmentmals
- Autofluoreszenz der Haut
- Keine PE wegen Gefahr der Metastasierung
- Metastasensuche: CT, MRT, Sono, PET-CT

Therapie

- Chirurg. Entfernung des gesamten Pigmentmals mit ausreichendem Sicherheitsradius
- Bei fortgeschrittenen Stadien Chemo- u. Immuntherapie, ggf. palliative Bestrahlung von Hirn- u. Knochenmetastasen

Hinweise zur Pflege

- Jede Tumorerkrankung bedarf einer einfühlsamen psychischen Betreuung, Unterstützung bei seelischer Verarbeitung, Vermittlung weiterer Ansprechpartner, z. B. Seelsorger
- Beratung: Vermeidung von langer UV-Exposition bzw. nur mit Hautschutz, bei wenig Haaren Kopfbedeckung tragen, regelm. Selbstkontrolle, Inanspruchnahme der Hautkrebs-Früherkennung ab dem 35. Lj. alle zwei Jahre, regelm. Nachsorge

Besondere Informationen

- Altersgipfel zwischen 30. u. 60. Lj.
- Eindringtiefe des Melanoms ist prognostisch bedeutsam: ohne Eindringen in Unterhaut u. ohne Metastasierung liegt 10-Jahres-Überlebensrate bei 90 %; bei Fernmetastasen sinkt 10-Jahres-Überlebensrate < 5 %
- Frühe Metastasierung über Lymph- und Blutbahn mit vielen metastasierenden Tochtergeschwülsten

Meningitis

Entzündung der Hirnhäute (Meningen); syn. Hirnhautentzündung

Ursachen

- Bakterien: v. a. Pneumo- u. Meningokokken, selten Streptokokken, Listerien, Staphylokokken, Pseudomonas u. a.; bei Kindern auch Hämophilus influenzae, E. coli
- Viren, z. B. Herpes-simplex-Viren, Enteroviren, Mumpsviren, FSME-Virus
- Selten Pilze o. Parasiten

Symptome

- Meningeales Syndrom: hohes Fieber, Übelkeit, Erbrechen, unerträgl. Kopfschmerzen, Licht- u. Geräuschempfindlichkeit, Nackensteife, Opisthotonus, Bewusstseinsveränderung bis Koma
- Bei Meningokokken-Meningitis petechiale Hautblutungen typisch
- Klin. Bild bei Kindern u. alten Menschen oft uncharakteristisch

Diagnostik

- Anamnese u. klin. Meningitiszeichen: Brudzinski-, Kernig- u. Lasègue-Zeichen
- Lumbalpunktion zur Liquordiagnostik (Zellzahl, Eiweißgehalt, ggf. Erregernachweis, kontraindiziert bei zerebralen Raumforderungen o. erhöhtem intrakraniellen Druck)
- Blut: Entzündungszeichen (BSG ↑, CRP ↑, Leukozytose), Blutkulturen
- Im Verlauf Suche nach Eintrittspforte: Entzündungen von Nasennebenhöhlen, Frakturen der Schädelbasis u. a.
- CT, MRT

Therapie

- Bei bakterieller Ursache: Antibiotikatherapie direkt nach Abnahme von Blut- u. Liquorkultur, ggf. Wechsel nach Vorliegen des Antibiogramms
- Kortikosteroide
- Bei Meningokokken-Infektion: Mitbehandlung der Kontaktpersonen
- Bei viraler Ursache: Virostatika
- Symptomatisch, z. B. Hirndrucktherapie (z. B. Mannitol), antiepileptische Therapie, ggf. Beatmung, Shunt-System

Hinweise zur Pflege

- ➔ Enzephalitis

Besondere Informationen

- Verdacht: Meldepflicht an Gesundheitsamt
- Komplikationen, z. B. Hirnabszess, Hirnnervenschädigung, Sepsis, Hydrozephalus, Epileptische Anfälle
- Ggf. Folgeschäden, z. B. Schwerhörigkeit, Epilepsie

Mesenterialinfarkt

Ischämische Darmnekrose durch Verschluss der Mesenterialarterien o. -venen

Ursachen

- Arteriosklerotische Veränderungen der Mesenterialgefäße mit lokaler Thrombose (häufig generalisierte Arteriosklerose) – führt zu Infarzierung und Nekrotisierung des betroffenen Darmabschnitts
- 85 % Arteria mesenterica superior
- Thromboembolien aus Aorta u. Herz, z. B. bei Vorhofflimmern, Endokarditis
- Gefäßabschnürung, z. B. Volvulus

Symptome

- Akut einsetzende heftigste Bauchschmerzen, Übelkeit, Erbrechen, evtl. blutige Durchfälle u. Schocksymptomatik
- Initialstadium: initial keine Abwehrspannung, aber schlechter AZ
- Latenzstadium: nach ca. 6 Std. Intervall mit erträgl. Schmerzen („fauler Frieden")
- Stadium der irreparablen Darmnekrose: im weiteren Verlauf paralytischer Ileus u. Peritonitis

Diagnostik

- Anamnese, körperl. Untersuchung, Rö-Abdomen
- Suche nach Emboliequellen: EKG, Echo (intrakardiale Thromben)
- Blut: Entzündungswerte ↑, Laktat ↑, metabolische Azidose
- Duplex- u. Doppler-Sonografie, MR-Angio

Therapie

- Sofortige OP zur Revaskularisierung: möglichst Embolektomie, bei Infarzierung Resektion nekrotischer Darmbezirke
- Postop. medikamentöse Therapie: Heparin, Analgesie

Hinweise zur Pflege

- Präop.: schnelle OP-Vorbereitung, Blutpräparate anfordern, Oberkörperhochlagerung u. Knierolle, engmaschige Vitalzeichenkontrolle
- Postop. intensivmedizinische Betreuung

Besondere Informationen

- Komplikationen:
  - Peritonitis
  - ARDS
  - Akutes Nierenversagen
  - Sepsis
- Oft späte Diagnose mit Letalität von 70–90 %

Migräne

Rezidivierender anfallsartiger Kopfschmerz, der meist halbseitig auftritt u. häufig von vegetativen u. neurolog. Symptomen begleitet ist

Ursachen

- Genaue Ursache unklar
- Mögl. Ursache:
  - Störung des Serotonin-Gleichgewichts im Gehirn
  - Trigeminovaskulärer Reflex
  - Genetische Veranlagung
- Auslösende Faktoren: Stress, Medikamente, hormonelle Schwankungen, Schlafmangel, Genuss- o. Nahrungsmittel

Symptome

- Oft Vorbotensymptome, z. B. Müdigkeit, Geräuschempfindlichkeit
- Halbseitige pulsierende Kopfschmerzanfälle, die Std. bis Tage andauern können
- Beginn häufig nachts o. morgens
- Vegetative Begleitsymptome, z. B. Übelkeit, Erbrechen, Schweißausbruch, Licht- u. Geräuschempfindlichkeit
- Migräne mit Aura: vor Schmerzphase kurzzeitige neurolog. Funktionsstörungen, z. B. Sehstörungen, Gesichtsfeldausfälle, Sensibilitätsstörungen, Lähmungen

Diagnostik

- Klin. Bild, Kopfschmerztagebuch, ggf. apparative Diagnostik zum Ausschluss anderer Erkrankungen

Therapie

- Auslösefaktoren meiden, Entspannungsübungen, geregelter Tagesablauf, Akupunktur
- Akutbehandlung:
  - Zu Beginn Arzneimittel gegen Übelkeit, z. B. Metoclopramid
  - Schmerzmittel in schnell resorbierbarer Form, z. B. ASS, Paracetamol (bei Kindern Mittel der Wahl)
  - Serotonin-1-Antagonisten, z. B. Sumatriptan, bei stärkeren Schmerzen, unterdrücken Transmitterstörung im Bereich der Hirnarterien
  - Bei mehr als 3 Migräneanfällen im Mon. zur Migräneprophylaxe Medikation mit β-Blocker (Propranolol, Metoprolol) o. Kalziumantagonisten ggf. Antiepileptika

Hinweise zur Pflege

- Akuter Anfall: Reizabschirmung (dunkler, ruhiger Raum), kühlender Umschlag auf Stirn, Schlaf ermöglichen

- Beratung und Prävention: Führen eines Kopfschmerzkalenders; werden bestimmte Auslöser festgestellt, dann diese vermeiden, Entspannung- und Stressbewältigungstechniken erlernen, Bewegung/Ausdauersport

Besondere Informationen

- Frauen sind ca. 3-mal häufiger als Männer betroffen

Mitralklappenstenose

Verengung der Mitralklappenöffnung, die zu einer gestörten Füllung des linken Ventrikels während der Diastole führt; syn. Mitralstenose

Ursachen

- Rheumatisches Fieber (bei 80–90 % in Anamnese) mit Endokarditis
- Weitere Ursachen: abgeheilte infektiöse Endokarditis, Vorhofmyxom, Karzinoid, SLE
- Angeboren (selten)

Symptome

- Facies mitralis (rötl.-zyanotische Wangen; „Mitralbäckchen")
- Belastungsdyspnoe, später nächtl. Dyspnoe (Schlaf mit erhöhtem Oberkörper)
- Leistungsminderung aufgrund Herzzeitvolumen (HZV) ↓
- Husten, evtl. blutiges Sputum (Hämoptysen), Lungenödem, periphere Zyanose
- Im höheren Stadium Rechtsherzinsuffizienz, Vorhofflimmern, systemische Embolien in alle arteriellen Stromgebiete

Diagnostik

- Anamnese (rheumatisches Fieber?)
- Auskultation (diastolisches Geräusch), Inspektion
- EKG, Rö-Thorax, Echo-Verfahren, Herzkatheter

Therapie

- Konservativ: Hypo- o. Hypervolämie vermeiden, Kochsalzrestriktion, angepasste körperl. Belastung, Kontrolluntersuchungen
- Je nach Symptomatik > Herzinsuffizienz, > Herzrhythmusstörungen
- Interventionelle Erweiterung der Klappe (Ballonvalvuloplastie)
- Operativ: Kommissurotomie (Trennen verwachsener Klappen), Mitralklappenrekonstruktion o. -ersatz

Hinweise zur Pflege

- OP am Herzen für Pat. immer Ausnahmesituation, deshalb Pat. mit hohem Einfühlungsvermögen auf OP vorbereiten, Ängste u. Befürchtungen ernstnehmen, Sicherheit vermitteln
- Prä- und postop. Pflege > Aortenklappenstenose

Besondere Informationen

- 5-Jahres-Überlebensrate nach Mitralklappenersatz: 80 %
- Schweregradklassifizierung nach Grad der Stenose (Klappenöffnungsfläche)
- Bei mechanischer Klappe lebenslang Antikoagulation
- Komplikation:
  - Herzinsuffizienz
  - Embolien

Morbus Basedow

Autoimmunerkrankung, bei der sich AK gegen den TSH-Rezeptor in der SD richten; syn. Basedow-Krankheit

Ursachen

- Autoimmunerkrankung: Auto-AK gegen TSH-Rezeptoren (TRAK) regen Synthese von SD-Hormonen an

Symptome

- Zeichen der Hyperthyreose mit diffuser Struma
- Zeichen der immunbedingten endokrinen Orbitopathie: Hervortreten des Augapfels aus Augenhöhle (Exophtalmus), seltener Lidschlag, Verschlechterung des Sehvermögens
- Thyreotoxische Krise ➤ Hyperthyreose

Diagnostik

- Bestimmung der SD-Hormone im Blut: fT_3 ↑, fT_4 ↑, TSH ↓, Auto-AK-Suche (TRAK)
- Sono: Größe, Ausdehnung, Entzündung, Knoten?
- Szintigrafie erfasst autonome SD-Bezirke

Therapie

- Therapie der Hyperthyreose mit Thyreostatika
- Bei ausbleibender Remission ggf. Radiojodtherapie o. Strumaresektion

Hinweise zur Pflege

- ➤ Hyperthyreose

Besondere Informationen

- In 40 % aller Fälle Heilung
- Komplikation: thyreotoxische Krise

Morbus Bechterew

Seronegative Spondylarthritis mit Hauptmanifestation an der Wirbelsäule einschl. Sakroiliakalgelenke; syn. Spondylitis ankylosans

Ursachen

- Unbekannte Ursache, vermutl. genet. Faktoren

Symptome

- Frühsymptome:
  - Tief sitzender Rückenschmerz, frühmorgendl. Schmerzmaximum zwingt Pat. zum Aufstehen, Besserung nach Bewegung
  - Nächtl. u. morgendl. Steifigkeit, schmerzhafte u. entzündete Sehnenansätze
- Mögl. Spätsymptome:
  - Beteiligung peripherer Gelenke, v. a. untere Extremitäten u. große Gelenke
  - Schmerzen beim Husten, Niesen, Pressen
  - Wirbelsäulenversteifung bis zur fixierten Kyphose
  - Thoraxversteifung mit eingeschränkter Atmung
  - Charakteristische Haltung: stark vorgebeugter Rumpf, Beugestellung der Hüft- u. Kniegelenke, starke Mitbewegungen der Arme beim Gehen

Diagnostik

- Klin. Bild, typische Veränderungen der Wirbelsäule im Rö-Bild, MRT
- Diagnosekriterien der ESSG (European Study Group)
- Labor: Entzündungszeichen (BSG ↑, CRP ↑) HLA-B27 positiv

Therapie

- Symptomatische Therapie
- Lebenslang tgl. physiotherapeutische Übungen
- Medikamentöse Schmerz- u. Entzündungshemmung, z. B. NSAR, Analgetika; bei Beteiligung peripherer Gelenke Basistherapie mit Sulfasalazin; bei hochentzündl. Verläufen Immunsuppressiva u. TNF-α-Blockade (z. B. Infliximab, Etanercept)
- Ggf. im Endstadium Aufrichtungs-OP der Wirbelsäule

Hinweise zur Pflege

- Physik. Maßnahmen zur Schmerzlinderung, z. B. Massagen, Kälte- u. Wärmetherapie, TENS (transkutane elektrische Nervenstimulation)

- Pat. über Stellenwert eines konsequenten Bewegungstrainings informieren

Besondere Informationen

- Erkrankungsbeginn v. a. im 16.–40. Lj.
- Schubweiser, sehr unterschiedl. Verlauf, meist über Jahrzehnte
- Erkrankung nicht heilbar, kann aber in jedem Stadium zum Stillstand kommen
- Prognose: bessere Prognose bei weibl. Geschlecht u. später Erstmanifestation

Morbus Crohn

Chron. Entzündung, die im gesamten Gastrointestinaltrakt auftreten kann; syn. Enterocolitis regionalis, Crohn-Krankheit

Ursachen

- Ursache ungeklärt, diskutiert werden genet. Veranlagung, autoimmunol., immunolog. u. psychosomatische Faktoren

Symptome

- Allmähl. Beginn, schubweiser Verlauf
- 3–6 Durchfälle tgl., krampfartige Bauchschmerzen variabler Lokalisation
- Fieber im akuten Schub, Gewichtsabnahme
- Appendizitisähnl. Symptomatik (➤ Appendizitis)
- Laktoseintoleranz bei 30 % der Pat.
- Extraintestinale Manifestation an Haut, Augen, Gelenken, Leber

Diagnostik

- Anamnese, klin. Untersuchung, Sono
- Ileokoloskopie mit PE u. histolog. Untersuchung, Ausschluss weiterer Herde durch Endoskopie des oberen Gastrointestinaltrakts
- Blut: Entzündungszeichen (BSG ↑, CRP ↑, Leukozytose, Anämie)
- Stuhlkultur u. Serologie zum Ausschluss infektiöser Ursachen, z. B. Salmonellen
- DD: Kolitis anderer Ursache, Colitis ulcerosa, Divertikulitis

Therapie

- Im akuten Schub:
  - Medikamentös: je nach Befall u. Aktivität Glukokortikoide, Immunsuppressiva, TNF-AK, Metronidazol bei Fisteln
  - Ausgleich der Elektrolyt- u. Flüssigkeitsverluste
  - Diätetisch: ballaststofffreie Diät, niedermolekulare o. parenterale Ernährung, laktosefreie Kost bei Unverträglichkeit
- Operative Therapie bei Komplikationen: hohe Rezidivrate, daher sparsame Resektion
- Komplementäre Therapien, z. B. Probiotika (E. coli Nissle), Psychotherapie, TCM

Hinweise zur Pflege

➤ Colitis ulcerosa.

Besondere Informationen

- Entzündung umfasst alle Wandschichten; segmentaler Befall (häufig terminales Ileum u. proximales Kolon)

- Prognose: selten Heilung, unter optimaler Therapie normale Lebenserwartung
- Komplikationen:
  - Stenosen/Ileus
  - Toxisches Megakolon
  - Fistelbildung
  - Abszesse
  - Malabsorption mit Gewichtsverlust
  - Selten Perforation u. Entartung
  - Amyloidose
  - Wachstumsstörungen bei Kindern
- Krankheitsbeginn meist zwischen 20. u. 30. Lj.

Morbus Menière

Innenohrerkrankung, meist anfallsartig auftretend; syn. Menière-Krankheit

Ursachen

- Annahme: Elektrolytstörung zwischen Endo- u. Perilymphe (endolymphatischer Hydrops)

Symptome

- Schubweiser Verlauf
- Symptomtrias (Menière-Trias): Drehschwindel, Schwerhörigkeit, Tinnitus
- Drehschwindel setzt plötzl. ein, hält Min. bis Std. an, geht oft mit Übelkeit u. Erbrechen einher
- Drehschwindel kann sehr stark sein, führt oft zu Stürzen, Schwitzen u. ausgeprägten Angstzuständen
- Hörstürze

Diagnostik

- Klin. Untersuchung, Hör- u. Gleichgewichtsprüfung, z. B. Tonaudiogramm, BERA; CT
- MRT zum Ausschluss anderer Erkrankungen
- DD: Akustikusneurinom, Hörsturz, ischämischer Schlaganfall

Therapie

- Akutstadium: i. d. R. stationäre Aufnahme, Infusionstherapie mit durchblutungsfördernden Substanzen, Antiemetikagabe
- In schweren Fällen ggf. Labyrinthanästhesie, operative Ausschaltung des Gleichgewichtsorgans
- Allg. Maßnahmen: physiotherapeutisches Schwindeltraining, Entspannungstechniken

Hinweise zur Pflege

- Pat. im Akutstadium wegen Sturzgefahr nicht alleine aufstehen lassen, ggf. Hilfe bei Körperpflege
- Betroffene sollten später stets Antiemetika u. Handy bei sich tragen; Menière-Ausweis empfehlenswert (zeigt, dass vom Schwindel betroffener Pat. nicht betrunken, sondern krank ist u. Hilfe benötigt)

Besondere Informationen

- Hörvermögen nimmt mit zunehmender Krankheitsdauer u. rezid. Anfällen ab

Morbus Paget

Lokalisierte Knochenkrankheit mit übermäßigem Knochenumbau u. mechanischer Minderwertigkeit des Knochens; syn. Osteodystrophia deformans

Ursachen

- Unklare Ursache, diskutiert werden genet. Disposition u. Slow-Virusinfektionen

Symptome

- ⅓ asymptomatische Verläufe
- Schmerzen in befallenen Skelettabschnitten, v. a. Becken, Kreuzbein, Femur, Tibia, Lendenwirbelsäule
- Bei Befall des Schädels Zunahme des Kopfumfangs
- Lokale Hyperthermie, Muskelkrämpfe, Knochendeformitäten, erhöhtes Frakturrisiko
- Sensibilitätsstörungen u. Paresen durch Nerven- u. Rückenmarkskompression

Diagnostik

- Häufig Zufallsbefund
- Rö, Skelettszintigrafie, ggf. Knochenbiopsie
- Erhöhte AP im Labor (AP-Verlauf = guter Parameter für Krankheitsaktivität)
- Aminosäuren im Urin

Therapie

- Medikamentös: Hemmung des Knochenabbaus durch Bisphosphonate u. Kalzitonin
- Symptomatische Therapie, z. B. Analgetika, physik. Maßnahmen
- Schwere Fälle: operative Therapie (z. B. Hüftgelenksersatz)

Hinweise zur Pflege

- Physiotherapie, ggf. Anpassung von Orthesen o. Korsetts

Besondere Informationen

- Altersgipfel 60. Lj., Männer häufiger als Frauen betroffen
- Komplikationen:
  - Arthrose
  - Hyperkalzämie
  - Maligne Entartung (< 1 %)

Morbus Parkinson

Neurodegenerative Erkrankung des extrapyramidalen Systems; syn. Schüttellähmung

Ursachen

- Fortschreitender Verlust dopaminproduzierender Zellen → Dopaminmangel u. Azetylcholinüberschuss im Gehirn
- Primäre Form: unbekannte Ursache
- Symptomatische bzw. sekundäre Form (Parkinson-Syndrom): Arzneimittel, z. B. Neuroleptika; Hirnarteriosklerose, Entzündungen, Intoxikationen

Symptome

- Hauptsymptomatik:
  - Tremor: Ruhetremor, v. a. an Händen („Pillen drehen"), verstärkt bei Aufregung
  - Rigor: Steifigkeit der Muskulatur durch gesteigerten Muskeltonus
  - Hypo- o. Akinese: Maskengesicht, kleiner werdende Schrift, kleinschrittiger schlurfender Gang, vorgebeugte Körperhaltung, beim Gehen nicht mitschwingende Arme
- Weitere Symptome:
  - Vegetative Störungen, z. B. Speichelfluss, vermehrte Talgproduktion (Salbengesicht), Schwitzen
  - Psychische Störungen, z. B. depressive Zustände, geistige Verlangsamung

Diagnostik

- Klin. Bild, CT, MRT, EEG, SPECT-Untersuchung (Darstellung des Dopaminstoffwechsels)
- L-Dopa Test

Therapie

- Medikamentöse Therapie: L-Dopa, Dopaminagonisten, COMT-Hemmer, MAO-B-Hemmer, Amantadin, Anticholinergika
- Kontinuierl. Physiotherapie, Ergotherapie, Logopädie
- Ggf. stereotaktische OP bei medikamentöser Therapieresistenz
- Gentherapeutische Ansätze mit gentechnisch modifizierten Viren (in Studien)

Hinweise zur Pflege

- Motivation zum Erhalt der Selbstständigkeit, deshalb nur so viel wie nötig abnehmen; mehr Zeit einplanen, vorhandene Hilfsmittel einsetzen, z. B. Gehhilfe, Essbesteck

- Motivation und Beratung zu regelm. Bewegung und Physiotherapie: nicht unter Zeitdruck setzen, sichere Schuhe, Bewegungsablauf vorher durchsprechen, Ruhepausen einplanen
- Tgl. Sprech- und Schreibübungen anregen
- Psychische Unterstützung: Gesprächskontakte ermöglichen, Pat. ermuntern Geduld mit sich zu haben, Selbsthilfegruppen, Stimmungsschwankungen und depressive Verstimmung akzeptieren, loben, nicht bevormunden
- Angehörige über Symptome und Verlauf der Krankheit beraten

Besondere Informationen

- Betroffen sind 1 % aller über 60-Jährigen, Männer häufiger als Frauen
- Prognose: keine Heilung mögl., führt über Jahre zu steigender Pflegebedürftigkeit

Mukoviszidose

Häufigste angeborene Stoffwechselerkrankung in Mitteleuropa; syn. zystische Fibrose (CF)

Ursachen

- Defekt der Chloridkanäle, wird auf CFTR-Gen (Chromosom 7) autosomal-rezessiv vererbt
- Defekt führt in allen exokrinen Drüsen zur Bildung abnorm zäher Sekrete, die die Ausführungsgänge der Organe verstopfen

Symptome

- Symptome betreffen gesamten Organismus in unterschiedl. Schweregraden (v. a. aber Lunge u. Pankreas)
- Lunge (immer betroffen): häufige Infekte, Husten (reichl. zähes Sekret), Bronchiektasen, obstruktives Lungenemphysem, pulmonale Hypertonie, Ateminsuffizienz
- Pankreasinsuffizienz mit massiven Fettstühlen
- Darm: in 10 % aller Fälle Mekoniumileus nach Geburt, bei älteren Kindern distales intestinales Obstruktionssyndrom (DIOS)
- Gedeihstörungen u. mangelhafte Gewichtszunahme
- Schweißdrüsen bilden salzhaltiges Sekret
- Leber u. Galle: Leberzirrhose bei ca. 10 % aller erwachsenen Pat.
- Bei Frauen verminderte Fertilität, bei Männern meist Infertilität

Diagnostik

- Schweißtest: Chlorid- u. Natriumgehalt im Schweiß ↑
- Gennachweis
- Störungen aller akut u. chron. betroffenen Organsysteme erfassen

Therapie

- Keine kausale Therapie mögl.
- Symptomatische Therapie z. B.:
  - Lunge: antibiotische Therapie bakterieller Infekte, ggf. Einsatz langfristig inhalierbarer Antibiotika (z. B. Tobramycin); Physiotherapie, Mukolyse, ggf. O_2-Langzeittherapie, letzter Ausweg Lungentransplantation
  - Pankreas u. Resorptionsstörung: hohe Kalorienzufuhr, Substitution von Pankreasenzymen u. fettlösl. Vitaminen

Hinweise zur Pflege

- Sekretlösende u. -entleerende Maßnahmen: Atemtechniken u. konsequente Inhalationstherapie bis zu mehreren Std. tgl. nacheinander mit NaCl, Mukolytika, Sympathikomimetika u. Antibiotika (jeweils 15 Min.)

- Im Säuglingsalter Lagerungsdrainagen u. Klopfmassagen, später autogene Drainage, Vibrationsgeräte
- Infektionsprophylaxe (z. B. hygienischer Umgang mit Inhalationsgerät, Händehygiene), Anleitung der Eltern erforderl.; Atemwegsinfekte frühzeitig erkennen und behandeln, Atemtherapien intensivieren
- Ernährung: zusätzl. Fett-, Kohlenhydrat-, Elektrolyt- u. Vitaminzufuhr, ggf. vorübergehende hochkalorische Sondenernährung o. Trinknahrung
- Wiederholte Schulung der Eltern u. Kinder, Selbsthilfegruppen
- Klimakuren, wenn mögl.

Besondere Informationen

- Häufigkeit in Deutschland 1:2 500
- Klin. Manifestation meist schon im 1. Lj.
- Durchschnittl. Lebenserwartung > 30 Lj.
- Therapie sollte in spezialisierten Zentren erfolgen

Multiple Sklerose (MS)

Chron.-entzündl. ZNS-Erkrankung mit herdförmigem Entmarkungen; syn. Encephalomyelitis disseminata (ED)

Ursachen

- Unbekannte Ursache, diskutiert werden: genet. Faktoren, Autoimmunprozesse, Infektionen

Symptome

- Symptome u. Verlauf äußerst vielgestaltig
- Augensymptome, z. B. Sehnervenentzündungen (30 % Erstsymptom), Augenmuskellähmungen
- Sensibilitätsstörungen: Parästhesien, z. B. Ameisenlaufen, verminderte Berührungs- u. Schmerzempfindungen
- Motorische Störungen, z. B. spastische Lähmung der Beine, gestörte Feinmotorik
- Kleinhirnstörung, z. B. Sprechstörungen (abgehackte Sprache), Ataxie, Intentionstremor, Nystagmus
- Unsicheres, breitbeinig-steifes Gangbild
- Veränderte Schweißsekretion, Blasen-Darm-Störungen, Sexualstörungen
- Psychische Auswirkungen, z. B. reaktive Depression o. hirnorganisch bedingt (dann häufig Euphorie)
- Wesentl. Verlaufsformen:
  - Schubförmiger Verlauf mit teilweiser o. vollständiger Remission, meist werden Symptome von Schub zu Schub ausgeprägter
  - Chron.-progredient: langsam fortschreitende Symptomatik ohne Remission

Diagnostik

- Anamnese, neurolog. Untersuchung, Evozierte Potenziale, Liquordiagnostik
- MRT mit Kontrastmittel zur Darstellung der Entmarkungsherde, später diffuse Atrophie des Gehirns sichtbar

Therapie

- Kausale Behandlung nicht mögl.
- Schubtherapie: Glukokortikoide i. v., anfangs hoch dosiert (beschleunigt Remission)
- Schubprophylaxe: Interferone, Glatirameracetat, Azathioprin
- Symptomatisch, z. B. Baclofen gegen Spastiken, Antidepressiva, Physio- u. Ergotherapie
- Therapie von Harnwegsinfekten

Hinweise zur Pflege

- Pflegemaßnahmen der individuellen Patientensituation anpassen, Selbstständigkeit erhalten helfen, Sekundärveränderungen u. Komplikationen entgegenwirken
- Pat. zur Durchführung von Physiotherapie und Ergotherapie motivieren, Hilfsmittel finden und einsetzen

- Blasen- u. Darmtraining
- Pneumonie- u. Infektionsprophylaxe (erhöhtes Risiko aufgrund hoher Glukokortikoidgaben)
- Bei Bettlägerigkeit Bobath-Lagerung gegen Spastiken und notwendige Prophylaxen durchführen
- Unterstützung bei der Krankheitsverarbeitung, Pat. als Experten anerkennen
- Selbsthilfegruppe empfehlen, Adressen von spezialisierten Praxen/Kliniken vermitteln

Besondere Informationen

- Erkrankungsbeginn meist 20. bis 40. Lj., Frauen häufiger als Männer betroffen
- Prognose: abhängig vom Verlauf; 5 Jahre nach Beginn sind noch 70 % der Pat. berufstätig, nach 20 Jahren noch 36 %

Mumps

Akute Virusinfektion mit kennzeichnender Schwellung der Ohrspeicheldrüse; syn. Parotitis epidemica, Ziegenpeter

Ursachen

- Erreger: Mumpsvirus (Gattung Rubulavirus)
- Übertragung: Tröpfcheninfektion

Symptome

- Variabler Verlauf (bis zu 40 % symptomlos)
- Allg. Krankheitsgefühl, Fieber
- Schmerzhaftes Anschwellen der Ohrspeicheldrüse (75 % beidseits), „Hamsterbacken" (Parotitis), in ca. 5 % auch Pankreatitis
- Respiratorische Symptome
- Druckschmerzhafte Schwellung unter Ohr

Diagnostik

- Klin. Untersuchung
- Ggf. Antikörper im Serum

Therapie

- Rein symptomatisch, z. B. Paracetamol gegen Fieber u. Schmerzen

Hinweise zur Pflege

- Körperliche Schonung
- Ggf. Maßnahmen zur Fiebersenkung
- Essen schmerzhaft → Breikost anbieten
- Feuchte Umschläge

Besondere Informationen

- Inkubationszeit: 2–3 Wo.
- Vom 5.–7. Tag nach Parotitisschwellung sind die Betroffenen infektiös
- Komplikationen:
  - ZNS-Beteiligung mit Meningitis
  - Hodenentzündung mit Gefahr der Sterilität
  - Innenohrschwerhörigkeit
- Prophylaxe: Schutzimpfung (Lebensimpfstoff) STIKO-Empfehlung f. Kinder ab 12. Lebensmonat
- Typische Kinderkrankheit, es können sich aber auch Erw. infizieren

Mundhöhlenkarzinom

Bösartiger Tumor der Mundhöhle o. der Zunge; syn. Mundhöhlenkrebs

Ursachen

- Nikotinabusus, Alkoholkonsum
- Mangelhafte Mundhygiene, mechanische Irritationen

Symptome

- Meist zunächst keine o. nur geringe Beschwerden, Schleimhautveränderung
- Mit zunehmender Größe:
  - Schmerzen im Wangen-, Zungen- o. Gaumenbereich, Schmerzen beim Schlucken o. Sprechen, Schmerzen zum Ohr ausstrahlend
  - Mundgeruch, Blutungen, Sprechbehinderung
- Vergrößerte Hals-LK (Metastasen)

Diagnostik

- Inspektion der Mundhöhle, Palpation: Primärtumor u. Hals
- CT, Sono des Halses, Laryngoskopie, Bronchoskopie, Ösophagoskopie, Rö-Thorax
- Diagnosesicherung durch Biopsie mit histolog. Untersuchung (80 % Plattenepithelkarzinome)
- Ggf. CT, MRT, Skelettszintigrafie

Therapie

- Chirurg. Tumorentfernung, zusätzl. ein- o. beidseitige Neck dissection bei Metastasierung in lokoregionären LK, postop. Strahlentherapie
- Bei Inoperabilität primäre Strahlentherapie, ggf. in Kombination mit Chemotherapie

Hinweise zur Pflege

- Pat. präop. über postop. zu erwartende Schluck- u. Sprachstörungen sowie Bewegungseinschränkungen im Kopf-Hals-Bereich informieren
- Sorgfältige Mundpflege mit Antiseptikum, Lösungen, die die Wundheilung fördern
- Psychische Betreuung, Grundsätze der onkolog. Pflege beachten, pflegerische Maßnahmen bei Chemo- u. Strahlentherapie

Besondere Informationen

- Lokalisation meist in Rinne zwischen unterer Zahnreihe u. Zungenrand (Mundboden)
- Männer 3-mal häufiger betroffen als Frauen

Myokardinfarkt

Herzmuskelnekrose durch Verschluss der versorgenden Koronararterie; syn. Herzinfarkt

Ursachen

- Gefäßverschließender Thrombus bildet sich, wenn arteriosklerotischer Plaques aufbricht, zu 96 % bei bestehender KHK
- Koronarspasmen, Koronarembolien, Aortendissektion, Koronaranomalien
- Risikofaktoren, z. B. Rauchen, Diabetes mellitus, Hypertonie, Störung des Fettstoffwechsels, > Arteriosklerose

Symptome

- Plötzl. auftretende, heftigste retrosternale u. thorakale Schmerzen (nicht atemabhängig)
- Schmerzausstrahlung in linken Arm, Hals, selten auch in Unterkiefer, Rücken, Oberbauch
- Intensive, lang anhaltende Angina-pectoris-Schmerzen; keine Besserung durch Glyzeroltrinitrat u. Ruhe
- Dyspnoe, starkes Engegefühl, Unruhe, Todesangst
- Übelkeit, Erbrechen, Blässe, Kaltschweißigkeit
- Herzrhythmusstörungen mit Blutdruckveränderungen
- 15–25 % aller Pat. erleiden einen stummen Infarkt ohne typische Symptome, häufig bei Diabetikern

Diagnostik

- Klin. Bild
- EKG: infarkttypische Veränderungen geben Aufschluss über Lokalisation u. Ausmaß
- Infarktmarker: typischer Anstieg der Herzmuskelenzyme im Blut (Troponin I u. T, CK, CK-MB, GOT, LDH, HBDH)
- Troponine früh im Blut nachweisbar (Troponinschnelltest)
- Leukozytose, BSG ↑, BZ ↑
- Echo, Herzszintigrafie, Linksherzkatheteruntersuchung

Therapie

- Schnelles Handeln, jede Verzögerung geht mit Verlust von Herzmuskelgewebe einher

Erstmaßnahmen bei Myokardinfarkt

- Bettruhe, Oberkörperhochlagerung, Pat. beruhigen, beengende Kleidung entfernen
- Vitalzeichenkontrolle, wenn mögl. Monitoring
- Ggf. Schockbehandlung
- O_2-Gabe über Nasensonde 4–8 l/Min.
- Zwei Hübe Nitrospray bei RR > 100 mmHg, später über Perfusor (Cave: RR ↓)
- Nach Anordnung: Analgesie (Morphin 5–10 mg i. v.), Sedierung (Diazepam 5–10 mg i. v.)
- 500 IE Heparin im Bolus i. v.
- ASS 250–500 mg i. v., Clopidogrel
- Blutentnahme: Herzenzyme, BB, Gerinnung, Elektrolyte

Myokardinfarkt

- Reperfusionstherapie: PTCA o. systemische Thrombolyse (KI: akute Blutung, Gerinnungsstörung mit Thrombozytopenie, größere Verletzung o. OP, Aortenaneurysma, akute Hirnblutung, Schlaganfall, Punktion einer großen Arterie o. Lumbalpunktion), ggf. Notfall-ACVB (Aortocoronarer Venenbypass)
- Erweiterte medikamentöse Therapie: β-Blocker, ACE-Hemmer (alternativ AT_1-Rezeptorblocker)
- Risikofaktoren minimieren, medikamentöse Langzeittherapie mit ASS 100 mg tgl.

Hinweise zur Pflege

- Keine i. m. Injektionen: Blutungsgefahr bei Lysetherapie, Verfälschung der CK-Werte
- Akutphase (Intensivstation): kontinuierl. Überwachung vitaler Funktionen, Flüssigkeitsbilanz, Schmerztherapie, Stressreduktion, absolute Bettruhe, Hilfe bei Körperpflege u. Prophylaxen
- Stufenweise Mobilisation nach Schwere/Ausdehnung des Infarkts und individuelle Stabilisierung des Kreislaufs, dabei sorgfältige Pat.-Beobachtung und Vitalzeichenkontrolle vor, während und nach der Mobilisation
- Persönl. Zuwendung (Infarkt = tiefer Einschnitt im Leben), Gesundheitsberatung
- Bei komplikationslosem Verlauf Anschlussheilbehandlung nach 1–2 Wo.
- Beratung zu einem gesünderen Lebensstil und die Ausschaltung von Risikofaktoren, z. B. Rauchen, Übergewicht, Stress
- Beratung über die Notwendigkeit einer längerfristigen Antikoagulazientherapie

Besondere Informationen

- Einteilung nach:
  - Lokalisation: Septuminfarkt, Vorder-, Hinter- o. Seitenwandinfarkt
  - Vorhandensein einer ST-Hebung: STEMI, NSTEMI
- Komplikationen:
  - Kardiogener Schock
  - Herzrhythmusstörungen
  - Herzinsuffizienz
  - Reinfarkt
  - Ventrikelthromben
  - Ruptur von Herzwand o. Septum
  - Papillarmuskelabriss
  - Perikarditis
- Häufigste Todesursache in Deutschland

Myokarditis

Akute o. chron. Entzündung des Herzmuskels (Myokard); syn. Herzmuskelentzündung

Ursachen

- Häufigste Ursache: Virusinfektion, z. B. Coxsackie-, Influenza-, Mumps-, Adenoviren
- Bakterien, z. B. Diphtherie, Staphylokokken, Salmonellen, Pneumokokken
- Pilze, Protozoen, Parasiten
- Nichtinfektiös: Systemerkrankungen, z. B. Lupus erythematodes; toxisch, z. B. Alkohol, Medikamente; allerg. Reaktion
- Begleitmyokarditis bei Herzinfarkt, nach Herz-OP

Symptome

- Virusmyokarditis zunächst oft asymptom.
- Häufig „grippale" Allgemeinsymptome wie Abgeschlagenheit, Gliederschmerzen, Fieber
- Im weiteren Verlauf: Herzrhythmusstörungen, kardiale Schmerzen, Herzinsuffizienz

Diagnostik

- Klin. Bild, EKG, Rö-Thorax, Echo, Koronarangiografie, Koronarszintigrafie, ggf. Myokardbiopsie
- Blut: Entzündungszeichen (BSG ↑, CRP ↑), häufig Herzenzyme ↑

Therapie

- Bettruhe, 3–6 Mon. körperl. Schonung
- Therapie der Herzinsuffizienz u. Herzrhythmusstörungen
- Spezifische Therapie der Grunderkrankung, z. B. Antibiotika, Virostatika
- Bei fulminantem Verlauf ggf. Implantation von Assistsystemen o. Herztransplantation

Hinweise zur Pflege

- Bettruhe einhalten lassen, Unterstützung bei Lebensaktivitäten, Prophylaxen
- Engmaschige o. kontinuierl. Überwachung: Vitalzeichen, Temp, Atmung, Ausscheidung/Flüssigkeitsbilanzierung, Schmerzen
- Sehr langsame Steigerung der körperl. Aktivitäten nach Akutphase; Sport und Anstrengung noch 6 Mon. vermeiden

Besondere Informationen

- Monatl. Kontrolluntersuchungen im 1. Jahr der Erkrankung
- Komplikation: dilatative Kardiomyopathie, Herzkreislaufversagen
- Prognose: heilt i. d. R. folgenlos aus; auch schwere Verläufe mit letalem Ausgang mögl.

Myoma uteri

Gutartiger Tumor der Uterusmuskulatur; syn. Uterusmyom

Ursachen

- Ursache unklar, Östrogene, Progesterone und Wachstumsfaktoren fördern das Wachstum
- Familiäre Disposition

Symptome

- Symptomatik abhängig von Lokalisation, Anzahl u. Größe der Myome
- Häufig symptomfreier Verlauf
- Zu starke u/o. verlängerte Menstruationsblutung, Zwischenblutungen, Dysmenorrhö
- Gehäufte Fehlgeburten
- Druckgefühl im Unterleib
- Bei Druck des Tumors auf Nachbarorgane (Blase, Darm): Harnaufstau, Dysurie, Obstipation
- Bei Stieldrehung eines subserösen Myoms Bild eines akuten Abdomens

Diagnostik

- Gyn. Untersuchung, Vaginalsono zur Diagnosesicherung
- Ggf. Laparoskopie, Hysteroskopie o. fraktionierte Abrasio
- DD: Endometriumkarzinom, Zervixkarzinom

Therapie

- Bei kleinen, symptomlosen Myomen keine Therapie erforderl., regelm. Kontrolluntersuchungen ausreichend
- Bei Beschwerden o. Komplikationen je nach Alter des Pat., Symptomatik, Lage u. Größe des Myoms:
  - Myomenukleation (Ausschälung des Myoms), bei jungen Frauen mit Kinderwunsch ggf. zuvor Verkleinerung mit GnRH-Analoga
  - Vaginale o. abdominale Hysterektomie

Hinweise zur Pflege

- Allg. postop. Pflege u. Überwachung: auf vaginale Nachblutungen achten, Kontrolle der Drainagen, Vorlagen regelm. erneuern Kleinere Nachblutungen am 7.–10. postop. Tag durch Krustenabstoßung
- Genitalspülung, sorgfältige Intimpflege
- Psychische Betreuung nach Hysterektomie, viele Frauen empfinden den Organverlust als tiefen Eingriff in ihre Weiblichkeit
- Beratung: körperliche Schonung, nichts schweres Heben, Beckenbodengymnastik

Besondere Informationen

- Häufige Erkrankung, tritt bei ca. 20 % aller Frauen > 30. Lj. auf
- Entartung (Leiomyosarkom) 0,2–0,5 %
- Nach Menopause schrumpfen Myome i. d. R.
- Vorliegen zahlreicher Myome: Uterus myomatosus

Nebenniereninsuffizienz

Primäre Insuffizienz der Nebennierenrinde (NNR) mit verminderter o. fehlender Produktion aller NNR-Hormone (Glukokortikoide, Mineralokortikoide u. Androgene)

Ursachen

- Morbus Addison: autoimmun bedingte Zerstörung der NNR (in 80 % aller Fälle)
- Infektionen mit Zerstörung der NNR, z. B. Tbc, HIV-Infektion
- Metastasen, z. B. bei Bronchialkarzinom, malignen Melanomen
- Blutungen in der NNR bei Antikoagulantientherapie
- Seltene genet. Enzymdefekte der NNR
- Sekundäre Form: Störung im Hypothalamus o. Hypophyse

Symptome

- Symptome meist erst, wenn NNR zu 90 % zerstört ist
- Müdigkeit, Gewichtsverlust, Leistungsabfall, Hypotonie, dunkle Pigmentierung der Haut (Hautinnenflächen, Fußsohlen, Narben, Mundschleimhaut)
- Häufige Erstmanifestation: lebensbedrohl. Addison-Krise (körperl. u. psychische Belastung → akute Dekompensation einer bis dahin kompensierten NNR-Insuffizienz → Exsikkose, massives Erbrechen, Diarrhö, Oligurie, Schock bis hin zum Koma)

Diagnostik

- Metabolische Azidose mit Hyponaträiämie u. Hyperkaliämie; ACTH im Blut ↑ (bei sekundärer Form ↓)
- ACTH-Stimulationstest (Kortisolbestimmung nach ACTH-Gabe), Bestimmung von NNR-Auto-AK
- Bildgebende Verfahren: Sono-Abdomen, MRT

Therapie

- Lebenslange Substitutionstherapie: Mineralo- u. Glukokortikoide
- Erhöhung der Dosis auf das 2- bis 5-fache in Stresssituationen, z. B. bei Infekten
- Addison-Krise: sofortige Intensivtherapie mit Volumensubstitution u. Kortisongabe

Hinweise zur Pflege

- Physiolog. angepasste Substitution von Hydrokortison: ⅔ der Dosis morgens u. ⅓ am frühen Nachmittag

Besondere Informationen

- Pat. müssen einen Notfallausweis u. injizierbares Kortikosteroid bei sich tragen

Nephrotisches Syndrom

Charakteristischer Symptomkomplex aus Proteinurie, Hypoproteinämie, Ödemen u. Hyperlipoproteinämie

Ursachen

- Meist Glomerulonephritis, Glomerulosklerose
- Spätkomplikation, z. B. bei Diabetes mellitus, system. Lupus erythematodes, bösartige Tumoren
- Im Kindesalter: Minimal-change-Nephropathie

Symptome

- Leitsymptom: ausgeprägte Ödeme; zunächst Lid-, Gesichts- u. Unterschenkelödeme mit Gewichtszunahme
- Später generalisierte Ödeme mit Aszites, Pleuraergüssen, Lungenödem
- Hypoproteinämie, Proteinurie
- Hyperlipoproteinämie
- Oft Übelkeit, Müdigkeit, Schwäche
- Infektneigung durch Immunglobulinverlust
- Thrombosen infolge AT-III-Verlust

Diagnostik

- Anamnese, klin. Bild
- Proteinurie > 3,5 g tgl., Hypoproteinämie, Erhöhung der Blutfette
- Sono, ggf. Nierenbiopsie

Therapie

- Therapie der Grunderkrankung
- Therapie der Ödeme durch Diuretika, ggf. Humanalbumin infundieren
- Medikamentöse Senkung erhöhter Blutfettspiegel, Bluthochdruck, Heparin s. c. zur Thromboseprophylaxe
- Frühzeitige Antibiotikatherapie bei Infekten

Hinweise zur Pflege

- Für körperl. Schonung sorgen, kochsalzarme Kost, Thromboseprophylaxe
- Kontrolle von Puls, RR, Körpergewicht, Ein- u. Ausfuhr, Ödemen

Besondere Informationen

- Zu intensive diuretische Therapie: Gefahr Volumenmangelschock, akutes Nierenversagen
- Prognose: bei Kindern mit Minimal-change-Nephropathie sehr gut, bei Erw. abhängig vom Ausmaß u. von Grunderkrankung

Neuroblastom

Von den Zellen der Neuralleiste ausgehender maligner embryonaler Tumor

Ursachen

- Entwickelt sich aus entarteten unreifen Zellen des sympathischen Nervensystems (Nebenniere, Sympathikus). Ursache unbekannt

Symptome

- Abhängig von Tumor- u. Metastasenlokalisation, z. B.
  - Abdomineller Tumor: vorgewölbtes Abdomen, Bauchschmerzen
  - Im Halsbereich: Horner-Syndrom
  - Im Brustbereich: Husten, Atemnot
  - Bei Metastasen: Allgemeinsymptome, z. B. Müdigkeit, Fieber; Knochenschmerzen, Tumorschwellungen, Hauteinblutungen der Augenlider bei Orbitainfiltration
- Neuroblastom produziert meist Katecholamine → Hypertonie, Diarrhö

Diagnostik

- Erhöhte Konzentration Vanillinmandelsäure u. Homovanillinsäure (Katecholaminabbauprodukte) im Urin
- Im Serum LDH ↑, Ferritin ↑, NSE ↑
- Metastasensuche: Sono, Rö, CT, MRT, Skelettszintigrafie, Knochenmarkpunktion

Therapie

- Stadienabhängig
- Stadium I u. II meist alleinige chirurg. Therapie
- In höheren Stadien mit neoadjuvanter u. adjuvanter Chemo- u./o. Strahlentherapie
- Stammzelltransplantation

Hinweise zur Pflege

- Psychische Betreuung
- Grundsätze der onkolog. Pflege beachten
- Pflegerische Maßnahmen bei Chemo- und Strahlentherapie
- Prä- und postop. Pflege abhängig von der Tumorlokalisation

Besondere Informationen

- Tumorlokalisation überall, wo sich sympathisches Gewebe befindet, v. a. im Nebennierenmark u. entlang des Grenzstrangs (zervikal, abdominal, thorakal)
- Metastasiert frühzeitig in Knochen, Knochenmark, Leber, LK, Haut u. Orbita
- Kinder sind bei Diagnosestellung im Mittel 18 Mon. alt
- Stadieneinteilung nach INSS-Kriterien: Stadium I–IV u. IV-S

Neurodermitis

Chron.-rezid., entzündl. Hauterkrankung mit genet. Disposition; syn. atopische Dermatitis, endogenes Ekzem

Ursachen

- Multifaktoriell, nicht vollständig geklärt
- Genetische Veranlagung
- Mögl. Triggerfaktoren: Inhalations- u. Kontaktallergene, Nahrungsmittel, hautreizende Stoffe, klimatische Einflüsse, Infektionen, Stress, psychische Belastungen

Symptome

- Außerordentl. vielgestaltiges klin. Bild, schubweiser Verlauf
- Leitsymptome: Juckreiz (v. a. nachts), trockene Haut, Rötung, Nässen, Schuppung, Krustenbildung bei typischer Lokalisation an Gelenkbeugen, Gesicht, Hals u. Kopf
- Beginnend meist im Säuglingsalter mit Milchschorf im Gesicht u. an Streckseiten, später Beugeekzem
- Neigung zu bakteriellen Sekundärinfektionen der Haut, z. B. mit Staphylokokken, Herpes-simplex-Virus

Diagnostik

- Positive Familienanamnese für atopische Erkrankung
- Klin. Bild
- Charakteristische äußere Merkmale, z. B. trockene Haut, dünnere seitliche Augenbrauenpartie, doppelte Lidfalte
- Allergietest, auch Nahrungsmittelempfindlichkeit (Eliminations- u. Suchdiät)
- Augenärztl. Untersuchung (10 % der Pat. haben zusätzl. Grauen Star)

Therapie

- Keine Heilung mögl.
- Außerhalb eines Schubes: präventiv Hautpflege mit feuchtigkeitsspendenden u. rückfettenden Salben (individuelle Rezeptur) mehrmals tgl.; bekannte Allergene meiden
- Im akuten Schub:
  - Lokal antientzündl. Substanzen, z. B. Kortison; alternativ: Immunmodulatoren, z. B. Tacrolimus
  - Bei nässenden, superinfizierten Läsionen Antiseptika verwenden, z. B. Octenisept
  - Ggf. zur Nacht Antihistaminikagabe oral
  - Bei schwerem Verlauf ggf. orale Gabe von Glukokortikoiden, Immunsuppressiva o. Antibiotika
  - Bei Erw. ggf. UV-Therapie

Hinweise zur Pflege

- Beobachtung der Haut, z. B. auf Juckreiz, Infektionen
- Hautpflege nach AO, häufig müssen verschiedene Produkte ausprobiert werden, Anleitung zur tgl. Basispflege und therapeutische Behandlung im akuten Schub
- Gesundheitsberatung, z. B. keine alkalischen Seifen o. Schaumbäder, nicht im chlorhaltigen Wasser schwimmen, atmungsaktive Kleidung tragen, regelm. Spaziergänge an frischer Luft, neue Produkte immer an einer kleinen Stelle ausprobieren, kühle Raumtemperatur
- Fingernägel kurz halten, bei starkem Juckreiz nur die Handflächen nehmen, Kindern Handschuhe o. spezieller Neurodermitis-Overall anziehen
- Pat. zum Führen eines Ernährungs- u. Symptomtagebuchs motivieren, um Triggerfaktoren/Kontaktallergene zu erkennen
- Neugeborene mit atopischen Eltern sollen möglichst bis 6 Mon. gestillt werden o. hypoallergene Milchnahrung bekommen
- Selbsthilfegruppe anraten

Besondere Informationen

- Neurodermitis gehört zum atopischen Formenkreis
- Meidung von Provokationsfaktoren
- Manifestiert sich meist im Säuglingsalter, verliert sich häufig mit zunehmendem Alter: 5 % der Erw. u. 10–20 % der Kinder betroffen

Niereninsuffizienz, chronische

Langsam zunehmende Nierenfunktionsstörung mit Ausbildung einer Urämie

Ursachen

- Zahlreiche Grunderkrankungen
- Hauptursachen:
  - Diabetes mellitus
  - Hypertonie
  - Glomerulonephritis
  - Chron. Pyelonephritis
  - Systemerkrankungen
  - Genetische Erkrankungen z. B. zystische Nierenerkrankungen
  - Schmerzmittelbedingte Nierenschädigungen

Symptome

- Urämiesymptome, betreffen alle Organsysteme, z. B.:
  - Herz- u. Kreislauf: Hypertonie, Perikarditis, Überwässerung mit Atemnot u. Ödemen
  - Lunge: Lungenödem, Azidoseatmung
  - Magen-Darm-Trakt: Übelkeit, Erbrechen, urämische Gastroenteritis
  - Haut: Juckreiz, urämisches Hautkolorit, Foetor uraemicus (Uringeruch)
  - ZNS: Kopfschmerzen, Wesensveränderung, Krampfneigung, urämisches Koma
  - Blut: renale Anämie, Blutungsneigung
- Renale Osteopathie
- Polyneuropathie

Diagnostik

- Anamnese, körperl. Untersuchung (Urämiezeichen)
- Urinprobe: Sediment, Kultur, 24-Std.-Urin (Kreatinin-Clearance ↓)
- Blut: BB, Elektrolyte, Phosphat, Kreatinin ↑, Harnstoff ↑, GFR, BZ, ggf. Auto-AK, Hyperkaliämie, metabolische Azidose
- Sono, ggf. Nieren-Angio

Therapie

- Nach Möglichkeit Therapie der Grunderkrankung
- Symptomatische Therapie von z. B. Hypertonie, Ödemen, Anämie, Elektrolytverschiebungen
- Diät: protein- u. kaliumarm (kein Obst), kalziumreich, natriumarm
- Konsequente Infektbehandlung
- Nierenersatztherapie, evtl. Transplantation

Hinweise zur Pflege

- Lebensweise und körperliche Aktivität der Erkrankung anpassen, aber bestmögliche Lebensqualität
- Eiweiß-, kalium- und phosphatarme Ernährung; individuelle Flüssigkeitsmenge, die über den Tag verteilt wird
- Tgl. Flüssigkeitsbilanz, Gewichtskontrolle, Vitalzeichen, Urämiezeichen; regelm. Kontrollen: Kreatinin u. Elektrolyte (Serum u. Urin)
- Schonende Hautreinigung und konsequente Hautpflege bei Juckreiz
- Schonung der Gefäße für evtl. spätere Shuntanlage → Blutentnahmen nur aus Handvenen
- Frühzeitig Kontakt zu nephrolog. Zentrum aufnehmen wg. Dialyse
- Bei Dialyse:
  - Psychosoziale Unterstützung, Selbsthilfegruppe empfehlen
  - Shuntpflege: Inspektion, Palpation und Auskultation, Reinigung und Hautpflege an den dialysefreien Tagen, keine Blutdruckmessung, Blutabnahmen am Shuntarm
  - Tgl. Gewichtskontrolle, Flüssigkeitsbilanz, Blutdruckkontrolle
  - Trinkmenge: 500–800 ml + Restausscheidung von Vortag/Tag, Trinkmenge über den Tag verteilen, aus sehr kleinen Gläsern trinken
- Schonung der Gefäße für evtl. spätere Shuntanlage → Blutentnahmen nur aus Handvenen

Besondere Informationen

- Chron. Niereninsuffizienz ist irreversibel, ledigl. Verlauf kann gebremst werden

Nierenversagen, akutes

Akute Verschlechterung der Nierenfunktion bei zuvor Gesunden; syn. akute Niereninsuffizienz, ANV

Ursachen

- Prärenales ANV (70–80 %): verminderte Nierendurchblutung, z. B. im Schock, bei Hypovolämie, Sepsis o. postop.
- (Intra-)renales ANV: toxisch z. B. durch Gewebezerfall (Hämolyse, Polytrauma u. a.), Medikamente, Chemikalien; Entzündungen der Niere
- Postrenales ANV: Harnverhalt mit Anurie durch Abflussbehinderung, z. B. Harnsteine, Tumoren

Symptome

- Leitsymptom: Oligo- bis Anurie
- Zeichen der Überwässerung: Ödeme, Lungenödem mit Tachypnoe
- Kreatinin ↑, Harnstoff ↑, Hyperkaliämie (Herzrhythmusstörungen!), metabolische Azidose
- Anämie, Thrombopenie, Abwehrschwäche
- Stressulkus
- Anstieg harnpflichtiger Substanzen → Urämiesymptome wie Übelkeit, Erbrechen, Bewusstseinstrübung

Diagnostik

- Schnelle Ursachenklärung
- Anamnese, klin. Untersuchung (Urämiezeichen)
- Urin: Urinstix, Sediment, Kultur, spez. Gewicht, Stundenurin messen
- Blut: BSG, CRP, BB, Elektrolyte, Kreatinin, Harnstoff, Gerinnung, BZ, BGA, ggf. Coombs-Test
- EKG, Rö-Thorax, Duplex-Sono, ggf. Angio, ggf. Nierenbiopsie, CT-Abdomen

Therapie

- ANV ist ein intensivpflichtiges Krankheitsbild
- Therapie der Grunderkrankung bzw. Ursache ausschalten
- Diuretika i. v. zur Entwässerung (KI: postrenales ANV); Elektrolytkorrektur
- Ernährung protein-, natrium-, kaliumarm; Antibiotika bei Infektverdacht
- (Kurzeit-)Dialyse über ZVK, z. B. bei anhaltender Anurie, nicht beherrschbarer Überwässerung, gefährl. Hyperkaliämie, Krämpfen, Koma

Hinweise zur Pflege

- Blasendauerkatheter legen, Flüssigkeitsbilanzierung
- Kontrolle: Vitalzeichen, ZVD, Atmung, Bewusstsein, Körpergewicht, Urämiezeichen? ggf. Überwachung der Hämofiltration
- Pat. meist ängstl. u. unruhig → Sicherheit vermitteln
- Hilfe bei der Körperpflege, Prophylaxen durchführen
- In Phase der Polyurie scheiden Pat ca. 5 l Urin tgl. aus → Gefahr von Dehydratation, Hypokaliämie u. Hyponatriämie, deshalb reichl. Flüssigkeitszufuhr, kalium- u. natriumreiche Kost

Besondere Informationen

- ANV ist prinzipiell reversibel
- Unabhängig von Ursache Verlauf in 4 Phasen:
  - Schädigungsphase: Std. bis Tage andauernd
  - Phase der Oligo- bis Anurie: 1 bis max. 10 Wo.
  - Phase der Polyurie: Tage bis Wo., Nieren erholen sich langsam, Ausscheidung mehrerer Liter/Tag
  - Phase der Regeneration: bis zu 12 Mon.
  - Risiko für chron. Nierenversagen erhöht

Nierenzellkarzinom

Bösartiger Tumor der Niere; syn. Nierenkarzinom, Hypernephrom

Ursachen

- Bösartige Entartung der Tubuluszellen in die Nierenrinde bei unklarer Ursache
- Risikofaktoren: Nikotin, Chemikalien (z. B. Cadmium), erworbene Nierenzysten bei Dialyse-Pat., langjährige Analgetikatherapie, angeborene Nierenerkrankungen, z. B. tuberöse Sklerose

Symptome

- Zu 60 % Zufallsbefund
- Spätsymptome: schmerzlose Mikro- u. Makrohämaturie; Flankenschmerz, Schmerzen im Nierenlager (ggf. tastbarer Tumor), Fieber, Varikozele des linken Hodens bei Einbruch in Vena renalis, Anämie, BSG ↑

Diagnostik

- Sono, Angio-CT, Arteriografie, ggf. MRT
- Blut: BSG ↑, erhöhter Kalziumspiegel, in höheren Stadien evtl. Tumoranämie
- Metastasensuche: Rö, Skelettszintigrafie, Sono, CT von Leber u. Gehirn

Therapie

- Operative Entfernung des Tumors, meist einschließl. Niere, Nebenniere, Teilen des Harnleiters u. den LK (Tumornephrektomie)
- Organerhaltende OP nur bei sehr kleinen Tumoren (selten)
- Immuntherapien
- Neue therapeutische Ansätze (i. d. R. palliativ), z. B. Multikinase-Inhibitoren
- Chirurg. Sanierung der Fernmetastasen

Hinweise zur Pflege

- Allg. prä- und postop. Pflege, bes. engmaschige Kreatinin- u. Elektrolytkontrollen, Flüssigkeitsbilanzierung
- Pflegerische Maßnahmen bei transurethralem Blasen- und Spülkatheter
- Unterstützung bei den Lebensaktivitäten, notwendige Prophylaxen durchführen
- Psychische Betreuung, Grundsätze der onkolog. Pflege beachten

Besondere Informationen

- Männer häufiger betroffen als Frauen; Altersgipfel um 60. Lj.
- Metastasiert frühzeitig in Lunge, Knochen, Leber u. Gehirn

Nierenzyste

Flüssigkeitsgefüllte u. von einer Kapsel umgebene Hohlräume im Parenchym der Niere

Ursachen

- Unbekannt

Symptome

- Meist symptomlos
- Harnstauung, bei großen Zysten evtl. Druckgefühl
- Selten: Hypertonie, Niereninfektionen

Diagnostik

- Sono (oft Zufallsbefund), CT
- DD: bösartiger Tumor

Therapie

- Meist keine Therapie erforderl., nur regelm. Sono-Kontrolle
- Bei Beschwerden sonogesteuerte Punktion o. ggf. operative Entfernung

Hinweise zur Pflege

- Pat. zur Einhaltung der Verlaufskontrollen anhalten

Besondere Informationen

- Zysten können solitär o. multipel auftreten
- Vorkommen im Rahmen von Krankheiten; z. B. Hippel-Lindau-Syndrom, Meckel-Syndrom, Zystennieren
- Mehr als 50 % der über 50-Jährigen haben Nierenzysten (i. d. R. ohne Bedeutung)
- Seltene Komplikationen:
  – Blutungen in der Zyste
  – Zystenwandruptur
  – Zystenentzündung

Non-Hodgkin-Lymphom (NHL)

Bösartige, von den T- o. B-Lymphozyten ausgehende Lymphome (indolente, aggressive u. sehr aggressive)

Ursachen

- Genetische Veranlagung, Virusinfektionen
- Spätkomplikation nach Strahlentherapie, Therapie mit Immunsuppressiva
- Immundefekte

Symptome

- Klin. Bild variiert stark zwischen den einzelnen Lymphomen
- B-Symptomatik, Infektneigung, Blutveränderungen, Leistungsminderung, nicht schmerzhafte Lymphknoten
- Anfangssymptome > Hodgkin-Lymphom
- Häufig Knochenmark betroffen mit nachfolgender Anämie, Leuko- u. Thrombopenie

Diagnostik

- Histolog. Untersuchung eines betroffenen LK
- Zur Beurteilung des Krankheitsstadiums: CT, Rö, Skelettszintigrafie, Knochenmarkbiopsie, Sono
- Blutuntersuchungen

Therapie

- Keine etablierten Therapierichtlinien, jedes NHL wird nach Subtyp u. Stadium therapiert
- Therapieoptionen, z. B. „wait and see", Monochemotherapie, Rituximab-Monotherapie, Polychemotherapie, Radioimmuntherapie
- Aggressive Behandlung mit kurativem Ziel bei aggressiven u. sehr aggressiven Lymphomen, wenn AZ des Pat. dies erlaubt
- Schonende palliative Therapie bei indolenten Lymphomen

Hinweise zur Pflege

- Pat. bedürfen besonderer psychischer Zuwendung, Grundsätze der onkolog. Pflege beachten, pflegerische Maßnahmen bei Chemo- und Strahlentherapie

Besondere Informationen

- Stadieneinteilung > Hodgkin-Lymphom, hier zusätzl. Unterscheidung zwischen primär nodalem u. primär extranodalem Befall
- Prognose stark abhängig vom histolog. Subtyp, Stadium, AZ des Pat. u. mögl. Therapie

Oberschenkelhalsfraktur

Fraktur des Oberschenkelknochens (Femur) zwischen Hüftkopf u. Trochanter; syn. Schenkelhalsfraktur (SHF)

Ursachen

- Verletzungsmechanismus, meist Sturz auf Hüfte
- Nichttraumatisch bei Metastasen, Tumoren, Zysten, Osteoporose

Symptome

- Starke Schmerzen in Hüfte u. Leiste sowie bei Druck auf Trochanter
- Typische Außenrotation des betroffenen Beines, Beinverkürzung
- Pat. können nicht gehen u. Bein meist nicht aktiv anheben
- Ggf. lokales Hämatom u. Schwellung

Diagnostik

- Klin. Untersuchung: Leistendruck- u. Trochanterklopfschmerz, Durchblutung u. Sensibilitätsprüfung
- Rö: Becken, proximaler Femur, ggf. CT

Therapie

- Konservativ nur bei Abduktionsfrakturen (eingestaucht u. stabil): 1–2 Tage Bettruhe, anschließend zunehmende Mobilisation u. Belastung
- Operativ:
  - Bei jungen Pat. hüftkopferhaltende Osteosynthese mit 2–3 Zugschrauben, seltener dynamische Hüftschraube (DHS) o. Winkelplatte
  - Bei Pat. > 65 Lj. Versorgung meist mit belastungsstabilem Hüftkopfersatz (Endoprothese), i. d. R. Totalendoprothese (TEP)
- Zeitpunkt u. Wahl des OP-Verfahrens abhängig von: Frakturtyp, Vitalität des Hüftgelenkkopfes, Begleiterkrankungen/-verletzungen, Alter u. vorbestehender Mobilität des Pat.

Hinweise zur Pflege

- Allg. prä- und postopertive Pflege, bes. Wund- und Drainagenkontrolle, Kontrolle auf Nachblutung/Einblutung, Kontrolle von Durchblutung, Motorik und Sensibilität, Kühlung
- Lagerung des Beines in einer U-Schiene (Beinflachlagerungsschiene), Prinzipien einer korrekten Schienenlagerung beachten, Kopfteil max. 45° hochstellen, Seitenlage von 15–30° mit Schiene mögl.

- Nach kopferhaltender OP Mobilisation an Unterarmgehstützen am 1. postop. Tag mögl., nur Teilbelastung erlaubt; Pat. angeordnete Teilbelastung mittels Waage erfahren lassen, Dreipunktgang mit ihm üben
- Drehen: immer auf die nicht operierte Seite, dabei operiertes Bein in Neutralstellung halten
- Stehen/Gehen: nach zementierter TEP: i. d. R. Vollbelastung, nach zementfreier TEP nur angeordnete Teilbelastung über mehrere Wo.; Aufstehen über die operierte Seite, Pat. darf nicht auf der Bettkante (90°) sitzen
- Bewegungen, die verboten sind: Sitzen/Hüftbeugung 90° und mehr, übermäßige Innenrotation, Beine überkreuzen → Luxationsgefahr

Besondere Informationen

- Typische Verletzung des älteren Menschen (osteoporotische Knochen)
- Einteilung:
  - Laterale SHF (selten): Frakturlinie liegt außerhalb der Gelenkkapsel
  - Mediale SHF (häufig): Frakturlinie innerhalb der Gelenkkapsel, weitere Klassifikation nach Frakturlinienverlauf Grad I–III (Pauwels-Klassifikation)
  - Nach Dislokationsgrad des Hüftkopfes (Garden-Klassifikation I–IV), entscheidend für Wahl des OP-Verfahrens
- Komplikationen:
  - Kardiale, pulmonale, nephrolog. Störungen aufgrund bestehender Vorerkrankungen
  - Infektionen im Wundbereich
  - Hüftkopfnekrose nach konservativer o. hüftkopferhaltender OP
  - Immobilität

Ösophagusdivertikel

Ausstülpungen der Ösophaguswand; syn. Speiseröhrendivertikel

Ursachen

- Pulsionsdivertikel (Pseudodivertikel): erhöhter intraluminaler Druck
- Traktionsdivertikel (echtes Divertikel): Zug von außen, z. B. durch Narben nach Entzündungen

Symptome

- Traktionsdivertikel meist beschwerdefrei
- Schluckbeschwerden, Fremdkörpergefühl im Hals
- Aufstoßen bzw. Zurückfließen abgelagerter Speisereste, v. a. nachts

Diagnostik

- Ösophagoskopie, Ösophagusbreischluck

Therapie

- Therapie nur bei bestehender Symptomatik
- Operative Entfernung der Divertikel, endoskopisch o. offen chirurg.

Hinweise zur Pflege

- Präop.: postop. Atem- u. Aufstehtechniken trainieren
- Postop.:
  - Pat. halbsitzend lagern, Überstreckung des Kopfes vermeiden
  - Atemtherapie u. Pneumonieprophylaxe mit angepasster Schmerztherapie
  - Sorgfältige Soor- u. Parotitisprophylaxe wegen parenteraler Ernährung u. liegender Magensonde
  - Kostaufbau ab 6.–9. Tag mit Tee, Schleim u. Brei

Besondere Informationen

- Echtes Divertikel: Aussackung der gesamten Ösophaguswand; Pseudodivertikel: Ausstülpung von Schleimhaut durch bestehende Muskellücke
- Einteilung nach Lokalisation:
  - Zervikale Zenker-Divertikel (70 %) am Ösophaguseingang
  - Epibronchiale Divertikel (20 %) in Höhe Trachealbifurkation
  - Epiphrenale Divertikel (10 %) dicht oberhalb des Zwerchfells
- Komplikationen:
  - Aspiration zurückfließender Speisereste
  - Divertikulitis
  - Blutungen
  - Perforation

Ösophaguskarzinom

Bösartiger Speiseröhrentumor; syn. Speiseröhrenkrebs

Ursachen

- Langjähriger Nikotin- u. Alkoholkonsum
- Strahlentherapie
- Häufiger Genuss heißer Speisen
- Chron. Ösophaguserkrankungen, z. B. Achalasie

Symptome

- Spät auftretende unspezifische Symptomatik
- Schluckstörungen (Dysphagie), oft erst wenn 2/3 des Ösophaguslumens bereits verlegt sind
- Gewichtsabnahme, Regurgitation unverdauter Nahrung, fauliges Aufstoßen
- Bei Infiltration in Umgebung: Heiserkeit, retrosternale Schmerzen, Husten, Atemnot, Pneumonie

Diagnostik

- Ösophaguskopie mit Biopsie
- Metastasensuche: Rö-Thorax, CT (Thorax u. Abdomen), (Endo-)Sono, Skelettszintigrafie, PET-CT, ggf. Bronchoskopie

Therapie

- Heilungschance nur bei radikaler operativer Tumorentfernung durch subtotale o. totale Ösophagusresektion mit Magenhochzug (nur ca. bei 1/3 der Pat. mögl.)
- Ggf. präop. Tumorverkleinerung (Downstaging) durch Radiochemotherapie
- Bei Inoperabilität palliative Therapie zur Sicherung der Nahrungsaufnahme:
  - Endoskop. Tubus- o. Stenteinlage
  - Tumorverkleinerung mit Laser u. nachfolgender Bestrahlung (Afterloading-Verfahren)
- Anlage einer PEG (perkutane endoskopische Gastrostomie)

Hinweise zur Pflege

- Grundsätze der onkolog. u. palliativen Pflege stehen im Vordergrund
- Allg. Pflege variiert nach Therapieart, prä- u. postop. **>** Ösophagusdivertikel
- Magensonde dient als Schiene der OP-Nähte → jegl. Manipulation vermeiden

Besondere Informationen

- Männer häufiger als Frauen betroffen (5:1)
- 99 % aller Ösophagustumoren sind maligne
- Zu ca. 95 % Plattenepithelkarzinom, infiltriert u. metastasiert früh
- Typische Lokalisation: Ösophaguseingang, Aortenbogen, Zwerchfellenge

Ösophagusvarizen

Erweiterung submuköser Venen der Speiseröhre; syn. Krampfadern der Speiseröhre

Ursachen

- ❱ Leberzirrhose → portale Hypertension

Symptome

- ❱ Leberzirrhose

Diagnostik

- Gastroskopie

Therapie

- Bei akuter Blutung:
  - Kreislaufstabilisierung
  - Endoskopische Blutstillung: Gummibandligatur, ggf. medikamentöse Therapie mit Somatostatin
  - Ösophaguskompressionssonde bei anhaltender Blutung o. nicht durchführbarer Endoskopie
- Blutungsprophylaxe: medikamentöse Senkung des Pfortaderhochdrucks mit β-Blockern

Hinweise zur Pflege

- Assistenz bei Notfallmaßnahmen, intensivmedizinische Überwachung
- Überwachung der Kompressionssonde: nach Legen Magen „blutfrei" spülen, da Gefahr einer Tamponade durch Blutkoagel, Kompressionsdruck und -zeit nach AO, Atmung ständig beobachten
- Patientenberatung über gesunde Lebensführung u. Ernährung, z. B.:
  - Alkohol-, Nikotin- u. Kaffeekarenz
  - Harte u. spitze Nahrungsmittel (z. B. Brötchen, Nüsse) meiden (Verletzungsgefahr)
- Bei Alkoholproblemen Suchtberatung u. Vermittlung von Kontaktadressen

Besondere Informationen

- Hohes Rezidivrisiko: erneute Blutung bei 40–80 % innerhalb eines Jahres

Osteomalazie

Mineralisationsstörung der organischen Knochenmatrix im Erwachsenenalter; syn. Knochenerweichung

Ursachen

- Ernährungsbedingter Vitamin-D-Mangel, UV-Mangel, Phosphatasemangel
- Vitamin-D-Stoffwechselstörungen, z. B. bei Leber- u. Nierenfunktionsstörungen
- Malabsorption, z. B. bei Sprue, Morbus Crohn

Symptome

- Diffuse, langsam zunehmende Knochenschmerzen
- Knochendeformierungen, Gangstörungen
- Zeichen einer Hypokalzämie: Neigung zur Tetanie, Muskelschwäche proximaler Extremitäten

Diagnostik

- Anamnese, klin. Bild, Rö, ggf. Knochenbiopsie
- Labor: AP ↑, häufig Kalzium ↓

Therapie

- Therapie der Grunderkrankung
- Steigerung der Knochenmineralisierung durch Vitamin-D_3-Gabe (Colecalciferol), Kalziumzufuhr (regelm. Kalziumkontrolle in Serum u. Urin)

Hinweise zur Pflege

- Pflegerische Unterstützung bzw. Übernahme von Lebensaktivitäten abhängig vom AZ und der Grunderkrankung des Pat.

Besondere Informationen

- Rachitis bei Kindern entspricht Osteomalazie beim Erw.
- Bei rechtzeitiger Behandlung folgenlose Abheilung, aber: keine Rückbildung bereits vorhandener Knochenfehlstellungen

Osteomyelitis

Knochenmarkentzündung, meist mit Knochenentzündung (Ostitis) einhergehend

Ursachen

- Bakterien, v. a. Staphylo- u. Streptokokken (75–80 % Staphylococcus aureus)
- Endogene Form: hämatogene Streuung bei Allgemeininfektion o. einem Streuherd
- Exogene Form: Eindringen der Erreger von außen, z. B. durch offene Fraktur, OP, Verletzung

Symptome

- Fieber, allg. Krankheitszeichen (v. a. bei Kindern)
- Funktionseinschränkung, lokale Entzündungszeichen: Rötung, Schwellung, Schmerz, Überwärmung
- Eiterung mit Fistelbildung
- Säuglingsosteomyelitis: leichte Ausbreitung der Infektion in angrenzende Gelenke, da Epiphysenfuge durch Gefäße überbrückt wird → eitriger Gelenkerguss o. eitrige Arthritis

Diagnostik

- Labor: Entzündungszeichen (BSG ↑, CRP ↑, Leukozytose), Erregernachweis durch Blutkultur, Punktion, Biopsie o. Abstrich
- CT, MRT, Knochenszintigrafie, Sono

Therapie

- Absolute Ruhigstellung des erkrankten Knochens durch Schiene o. Gipsverband
- Endogene Form: i. v.-Antibiotikatherapie, nach Besserung Umstellung auf orale Gabe (über Wo.)
- Bei exogener Form: operative Ausräumung, lokale Antibiotikatherapie (PMMA-Ketten o. Refobacinschwämme) o. Spül-Saug-Drainage

Hinweise zur Pflege

- Während der Bettruhe Unterstützung bei der Lebensaktivitäten, Prophylaxen durchführen
- Spül-Saug-Drainage: Ein- u. Ausfuhr bilanzieren, Aussehen u. Farbe des Sekrets beobachten, Hygieneprinzipien beachten
- Pat. möglichst auf septischer Station o. im Einzelzimmer betreuen

Besondere Informationen

- Hohes Rezidivrisiko, irreversible Spätschäden bei 30 % der Pat.
- Komplikationen:
  - Sequesterbildung, Fistelung, Abszedierung, patholog. Fraktur, Sepsis, chron. Osteomyelitis
  - Im Säuglings- u. Kindesalter häufig Wachstumsstörungen u. Einsteifung

Osteoporose

Skeletterkrankung mit Verminderung der Knochenmasse, Knochenstruktur u. erhöhtem Frakturrisiko; syn. Knochenschwund

Ursachen

- Primäre Osteoporose (95 %): postmenopausale u. senile Form: Ursache ungeklärt, begünstigende Faktoren Östrogenmangel nach Menopause u. Immobilisation
- Sekundäre Osteoporose: Folge einer Grunderkrankung, z. B. langfristige Kortisonbehandlung, Diabetes mellitus, Hyperthyreose, Alkoholismus, chron. Niereninsuffizienz, Immobilisation
- Genetische Veranlagung (z. B. Osteogenesis imperfecta)

Symptome

- Als präklin. Osteoporose klin. stumm
- Chron. Schmerzen durch Wirbelkörperverformungen, Muskelverspannungen, Fehlhaltungen
- Veränderung der Körperstatur durch Wirbelkörpereinbrüche: Rundrücken, Rumpfverkürzung, Abnahme der Körpergröße
- Frakturen bei minimalen Belastungen, auch Spontanfrakturen, häufig Wirbel, Oberschenkelhals, Radius

Diagnostik

- Anamnese, Knochendichtemessung, Rö. (Zeichen erst bei Knochenverlust von 30 % sichtbar), ggf. Beckenkammbiopsie

Therapie

- Bei sekundärer Form Therapie der Grunderkrankung
- Knochenbildung fördern, Knochenabbau hemmen: Gabe von Bisphosphonaten in Kombination mit Kalzium u. Vitamin D, Strontiumranelat, Antiöstrogen Raloxifen, Parathormon, monoklonaler AK Denosumab
- Schmerztherapie: medikamentös mit NSAR, Linderung durch physik. Maßnahmen, Lagerung
- Physiotherapie, Anpassen eines Mieders bei Wirbelsäulenverformungen

Hinweise zur Pflege

- Pflegerische Maßnahmen abhängig vom Zustand des Pat. u. Ausmaß der Einschränkungen, ggf. Hilfe bei Körperpflege und Mobilisation, notwendige Prophylaxen durchführen, v. a. Sturzprophylaxe
- Gesundheitsberatung, z. B. kalziumreiche Kost, Verzicht auf Alkohol, Nikotin, Phosphate, angepasste körperl. Aktivität, um Muskelkraft und Koordination zu erhalten

Besondere Informationen

- In Deutschland jährl. ca. 65 000 Oberschenkelhalsfrakturen als Folge der Osteoporose, häufig bleibende Bewegungseinschränkungen o. Pflegebedürftigkeit
- Primäre Osteoporose nur durch frühe Prävention zu verhindern bzw. zu vermindern

Osteosarkom

Primär maligner Knochentumor

Ursachen

- Unbekannt
- Mögl. Ursachen: Z. n. Strahlentherapie, radioaktive Exposition

Symptome

- Unspezifische Symptome: Schmerzen, Schwellung, evtl. Funktionseinschränkungen

Diagnostik

- Rö-Aufnahmen: Knochen u. Lunge (metastasiert früh u. häufig in Lunge)
- Knochenszintigrafie, CT, MRT
- Diagnosesicherung i. d. R. durch Biopsie

Therapie

- Zu Beginn Chemotherapie (präop.) zur Tumorverkleinerung, dann operative Tumorentfernung, anschließend erneute Chemotherapie (postop.) ggf. mit Immunmodulator

Hinweise zur Pflege

- Psychische Betreuung, oft sehr junge Pat., Einbeziehung von Angehörigen, Psychologen u. a.
- Grundsätze der onkolog. Pflege beachten, pflegerische Maßnahmen bei Chemotherapie

Besondere Informationen

- Erkrankung häufig zwischen 10. u. 20. Lj.; Männer häufiger als Frauen betroffen
- Häufigster maligner Knochentumor, aggressives Wachstum, knochenbildender Tumor
- Häufig späte Diagnosestellung aufgrund geringer Symptomatik
- Bevorzugte Lokalisation: kniegelenknaher Bereich, proximaler Humerus
- Ohne Fernmetastasierung beträgt die 5-Jahres-Überlebensrate bei adäquater Therapie 60–70 %

Otitis media acuta

Akute Mittelohrentzündung

Ursachen

- Erreger: Bakterien (z. B. Pneumokokken, Streptokokken), Viren (z. B. Masernvirus)
- Meist im Rahmen einer Erkältung vom Nasenrachenraum aufsteigende Infektion
- Selten hämatogene o. exogene Infektion, z. B. bei bestehender Trommelfellperforation

Symptome

- Heftige, stechende ein- o. beidseitige Ohrenschmerzen
- Fieber, allg. Krankheitsgefühl
- Hörminderung
- Bei Säuglingen auch Nahrungsverweigerung, Erbrechen, Unruhe, Ohrzwang (Säuglinge fassen sich vor Schmerzen ständig ans Ohr)
- Bei Spontanperforation des Trommelfells Austritt von Flüssigkeit/Eiter aus Gehörgang → Schmerzen lassen schlagartig nach
- Trommelfelldefekt verschließt sich i. d. R. innerhalb weniger Tage

Diagnostik

- Klin. Bild u. Ohrmikroskopie: gerötetes, durch Erguss vorgewölbtes Trommelfell
- Ggf. Hörtest

Therapie

- Orale Antibiotikatherapie, z. B. Amoxicillin
- Abschwellende Nasentropfen zur Verbesserung der Tubenbelüftung
- Schmerzlinderung, z. B. Paracetamol, auch alternative Hausmittel
- Ggf. Trommelfellschnitt (Parazentese), zum Abfluss des Paukenergusses
- Implantation eines Paukenröhrchens bei Nichtansprechen der Therapie o. Komplikationen

Hinweise zur Pflege

- Wärmeanwendungen, Kamille- o. Zwiebelsäckchen wirken oft schmerzlindernd
- Abschwellende Nasentropfen in Rückenlage und bei zurückgelegtem Kopf eintropfen und 2 Min. so bleiben
- Kinder sollten sich schonen u. viel trinken
- Bei liegendem Paukenröhrchen darf kein Wasser ins Ohr dringen

Besondere Informationen

- Eine der häufigsten Erkrankungen im Kindesalter (v. a. Säuglinge u. Kleinkinder), selten im Erwachsenenalter
- Prognose: bei adäquater Therapie meist folgenlose Ausheilung
- Komplikationen: Mastoiditis, Labyrinthitis, Meningitis, Fazialisparese, Sepsis, Sinusthrombose
- Otitis media chronica: gekennzeichnet durch gestörte Tubenventilation u. beeinträchtigte Funktion der Mittelohrschleimhaut, Trommelfelldefekt u. Ohrsekretion länger als 6 Wo., häufig nach rezid. Mittelohrentzündung

Ovarialkarzinom

Bösartiger Tumor des Ovars, ausgehend vom Oberflächenepithel; syn. Eierstockkrebs

Ursachen

- Unbekannt; diskutiert werden familiäre Disposition, z. B. Mutationen BRCA1 und BRCA2, u. hormonelle Ursachen

Symptome

- Späte, meist unspezifische Symptomatik
- Unterbauchbeschwerden, Völlegefühl, vermehrter Harndrang, Blähungen, Schmerzen beim Stuhlgang
- Zunahme des Bauchumfangs durch Tumor selbst o. tumorbedingten Aszites
- In höheren Stadien Allgemeinsymptome, z. B. Müdigkeit, Leistungsabfall, Gewichtsverlust
- Bei Stieldrehung o. Ruptur des Tumors Bild eines akuten Abdomens

Diagnostik

- Häufig Zufallsbefund im Rahmen einer Vorsorgeuntersuchung
- Anamnese, gyn. Untersuchung
- Vaginales u. abdominales Sono
- Labor: CRP, BSG, BB, Tumormarker (CEA u. CA 125, CA 72-4)
- Staging u. Metastasensuche: CT, MRT, Rektoskopie bzw. Koloskopie, Zystoskopie, i. v.-Urogramm

Therapie

- Bei unklaren Ovarialtumoren Laparoskopie mit intraoperativer Schnellschnittuntersuchung → nach Diagnosesicherung Radikal-OP (= Entfernung von Uterus, beiden Ovarien, großem Netz, pelvinen u. paraaortalen LK, ggf. befallenen Blasen- u. Darmanteilen); Anuspraeter-Anlage
- Postop. meist (Poly-)Chemotherapie
- Antikörpertherapie
- Hormontherapie bei palliativer Zielsetzung

Hinweise zur Pflege

- Nach Radikal-OP ggf. postop. Intensivbetreuung (1–3 Tage)
- Pflege bei gyn. OP, z. B. Genitalspülungen zur Wundreinigung
- Lymphödemprophylaxe: Beine hochlagern, Bewegungsübungen, Überlastung und Verletzungen vermeiden, s. c.-Injektionen in Oberarm verabreichen, keine direkte Sonnen- und Wärmeanwendung, ggf. Kompressionsbehandlung

- Grundsätze der onkolog. Pflege beachten, emotionale Unterstützung, Gesprächsbereitschaft zeigen; pflegerische Maßnahmen bei Chemo- und Strahlentherapie
- Kontaktvermittlung zu Sozialdiensten u. Selbsthilfegruppen

Besondere Informationen

- Altersgipfel 6. Lebensjahrzehnt, kann aber in allen Altersstufen auftreten
- Verlaufskontrollen bei ausgedehnten Tumoren z. B. über 5 Jahre alle 3 Mon.
- Prognose wegen fehlender Früherkennung schlecht
- Stadieneinteilung nach FIGO/TNM-Klassifikation

Panarteriitis nodosa

Generalisierte Entzündung der mittelgroßen Arterien mit Zerstörung der Arterienwand

Ursachen

- Ätiolog. unklare Vaskulitis; vermutl. assoziiert mit Hepatitis-Viren, Streptokokken, Auto- u. Tumorantigenen

Symptome

- Allgemeinsymptome, z. B. Fieber, Abgeschlagenheit, Gewichtsverlust
- Weitere Symptomatik variiert je nach Lokalisation, häufig befallen:
  - Peripheres u. zentrales Nervensystem, z. B. Lähmungen
  - Magen-Darm-Trakt, z. B. uncharakt. Beschwerden, Darmblutungen, Infarkte, Koliken
  - Haut, z. B. Ausschläge, Hautknötchen, Einblutungen
  - Herz, z. B. Angina pectoris, Myokardinfarkt, Herzrhythmusstörungen
  - Gelenke, z. B. diffuse Muskel- u. Gelenkbeschwerden
  - Niere z. B. Proteinurie, Hämaturie

Diagnostik

- Klin. Bild
- Blutuntersuchungen, u. a. Nachweis von p-ANCA (Anti-Neutrophilen-Zytoplasma-Antikörper)
- Biopsien der befallenen Organe (Muskel, Haut)
- Angio zum Nachweis von Gefäßverengungen o. -verschlüssen, Mikroaneurysmen
- DD: Wegener-Granulomatose, systemischer Lupus erythematodes

Therapie

- Medikamentös: antivirale Therapie bei Hepatitis, Glukokortikoide, Immunsuppressiva
- Variiert nach Ausmaß der Organbeteiligung

Hinweise zur Pflege

- Je nach Schwere Unterstützung bei den Lebensaktivitäten, notwendige Prophylaxen durchführen

Besondere Informationen

- Betrifft v. a. Männer im mittleren Lebensalter
- Schubweiser Verlauf mit symptomfreien Phasen
- Komplikationen: Gefäßverschlüsse u. Aneurysmen in Versorgungsgebieten, z. B. Myokardinfarkt bei Befall der Koronararterien
- Prognose: bei Organbefall keine Heilung mögl.; 5-Jahres-Überlebensrate unter adäquater Therapie ca. 90 %

Pankreaskarzinom

Bösartiger Tumor der Bauchspeicheldrüse und deren exokrinen Anteils; syn. Bauchspeicheldrüsenkrebs

Ursachen

- Unbekannt
- Familiäre Ätiologie
- Risikofaktoren: Nikotinabusus, Alkoholabusus, chron. Pankreatitis, Adipositas, Diabetes mellitus

Symptome

- Meist erst im späten Stadium: Gewichtsverlust, Oberbauchbeschwerden, Verdauungsstörungen, Rückenschmerz
- Rezid. Thrombophlebitiden u. Thrombosen mögl.
- Bei Pankreaskopf- u. Papillentumor Verschlussikterus

Diagnostik

- Meist schwierige u. späte Diagnostik → ca. 80 % aller Pat. haben bei Diagnosestellung bereits Metastasen
- (Endo-)Sonografie, MRT bei Tumorgröße > 2 cm, ERCP, Angio-CT
- Tumormarker CA 19–9 u. CA 50 zur Verlaufskontrolle

Therapie

- Kurative OP aufgrund später Diagnose nur bei 10–20 % der Pat. mögl.
- Kurative Verfahren, z. B.: Whipple-OP, totale o. subtotale Duodenopankreatektomie
- Postop. Chemotherapie
- Palliative Verfahren, z. B. Stenteinlage bei Ikterus, Gastrojejunostomie, Chemotherapie

Hinweise zur Pflege

- Postop. intensivmedizinische Pflege u. Überwachung, v. a. BZ-Kontrollen, Drainagen
- Grundsätze der onkolog. u. palliativen Pflege beachten
- Ernährungsberatung nach Pankreasentfernung
- Förderung der Compliance

Besondere Informationen

- Männer häufiger als Frauen betroffen, Altersgipfel 60.–70. Lj.
- Metastasen: regionale LK, Leber, Einwachsen in umgebende Strukturen wie Duodenum, Blutgefäße, Gallengänge

Pankreatitis

Entzündung der Bauchspeicheldrüse mit Selbstandauung des Organs durch aktivierte Pankreasenzyme; syn. Bauchspeicheldrüsenentzündung

Ursachen

- Akute Pankreatitis:
  - Gallensteinleiden und Entzündung der Papilla Vateri (ca. 50 %), Alkoholmissbrauch (ca. 35 %), unklare Ursache (10 %)
  - Selten Infektionen, Trauma (auch ERCP), Medikamente, z. B. Glukokortikoide, Östrogene; Stoffwechselstörungen
- Chron. Pankreatitis: zu 80–90 % chron. Alkoholabusus, selten Gallensteine

Symptome

- Plötzl. Beginn mit heftigen, konstanten Oberbauchschmerzen, evtl. gürtelförmig in Rücken ausstrahlend, „Gummibauch"
- Übelkeit, Erbrechen, Subileus o. Ileus, evtl. Fieber
- In schweren Fällen: Ikterus, Aszites, Pleuraerguss, Schock- u. Sepsiszeichen

Diagnostik

- Anamnese, klin. Untersuchung
- Labor:
  - Pankreasenzyme ↑ (Lipase, Elastase 1 u. α-Amylase ↑↑) u. Entzündungsparameter im Blut
  - Häufig auch: BZ ↑, Elektrolytverschiebungen, Kreatinin ↑, Harnstoff ↑, Leberwerte ↑, Hb ↓, Hkt ↓, Azidose in BGA
- Sono, Rö-Thorax, Kontrastmittel-CT, ggf. CT- o. sonogesteuerte Feinnadelpunktion zum Keimnachweis in Nekrosen

Therapie

- Parenterale Ernährung u. Volumensubstitution (mind. 3 l/Tag), ggf. Magensonde; verbesserte Prognose bei früher enteraler Ernährung über Magen- o. Jejunalsonde
- Schmerztherapie, z. B. Procain über Perfusor
- Antibiotika bei Nekrosen u. Fieber > 39 °C
- Säureblockade mit Protonenpumpenblocker
- Bei V. a. Gallensteineinklemmung frühzeitige ERCP
- Ggf. Schocktherapie, maschinelle Beatmung, Hämodialyse
- Bei nekrotischem Verlauf ggf. chirurg. Nekrosenentfernung (Nekrosektomie) u. Lavage
- Chron. Pankreatitis: absoluter Alkoholverzicht, Therapie entzündl. Schübe wie akute Form, Enzymsubstitution, evtl. Insulin

Hinweise zur Pflege

- Schwere der Erkrankung erfordert Hilfe bei den Lebensaktivitäten und Durchführung notwendiger Prophylaxen
- Intensivmedizinische Überwachung: Vitalzeichen, Atmung, Flüssigkeitsbilanz, Schmerzen, Allgemeinbefinden, Stuhlausscheidung, Laborkontrollen
- Nahrungskarenz einhalten, Durchführung der parenteralen Ernährung nach AO, nach der Akutphase langsamer Kostaufbau, bis dahin Soor- und Parotitisprophylaxe
- Zur Schmerzlinderung bauchdeckenentlastende Lagerung, z. B. Knierolle
- (Eingeschränkte) Bettruhe, dann langsam Mobilisation

Besondere Informationen

- Komplikationen:
  - Hypovolämischer Schock
  - Pseudozysten
  - Pankreasinsuffizienz
  - Pleuraerguss
  - Abszesse
  - Sepsis
  - Akutes Nierenversagen
  - ARDS
- Verlauf der akuten Pankreatitis variabel: 85 % akute ödematöse Form, 10–15 % nekrotisierender Verlauf mit Teilnekrose (Letalität ca. 15 %) o. Totalnekrose (Letalität > 50 %)

Peniskarzinom

Peniskrebs

Ursachen

- Eine Rolle spielen Smegmaretention u. Infektionen mit humanem Papillomavirus (HPV, v. a. HPV 16 u. 18)
- Risikofaktoren:
  - Rezid. Penisentzündungen
  - Unzureichende Genitalhygiene
  - Phimose

Symptome

- Tumor meist in Kranzfurche der Glans unter der Vorhaut lokalisiert
- Eichel u. Vorhaut sind verhärtet, verdickt u. bluten bei Berührung
- Übel riechender Ausfluss
- Vorhaut lässt sich nicht über Eichel ziehen
- Zunehmende Tumorvergrößerung, Ulzeration, Übergang in Penisschaft
- Metastasiert in LK der Leiste

Diagnostik

- Klin. Bild
- Diagnosesicherung durch Biopsie

Therapie

- Primär operative Behandlung: meist Penisteilamputation, Penektomie (Entfernung des Penis) bei fortgeschrittenem Karzinom
- Zirkumzision bei sehr kleinen Vorhauttumoren
- Vollständige Entfernung der LK in der Leiste
- Postop. Bestrahlung von Penisstumpf u. Leisten
- Auch präop. Strahlentherapie möglich

Hinweise zur Pflege

- Besondere Anforderungen resultieren aus psychischer Extremsituation des Pat.: psychische Betreuung, Schamgefühle u. Sorge kein richtiger Mann zu sein ernst nehmen, evtl. Psychologen o. Seelsorger einbeziehen, Selbsthilfegruppen
- Grundsätze der onkolog. Pflege beachten, pflegerische Maßnahmen bei Strahlentherapie

Besondere Informationen

- Tritt v. a. bei Männern > 60 Jahre auf
- Bei früher Diagnosestellung gute Heilungschancen

Perikarditis

Entzündl. Erkrankung des Herzbeutels mit mögl. Ergussbildung

Ursachen

- Infektionen: Viren (z. B. Coxsackie-Viren, Influenza), Bakterien (z. B. Streptokokken)
- Autoimmunerkrankungen
- Mitreaktion z. B. bei Pleuritis, Peritonitis, Myokardinfarkt
- Endokrine Erkrankungen (Urämie), herzchirurg. Eingriffe, Strahlentherapie u. a.

Symptome

- Zunächst Pericarditis sicca (trockene fibrinöse Form): allg. Schwäche, Schweißneigung, Fieber, Atemnot, Beklemmungsgefühl u. Schmerzen hinter Sternum, auskultatorisches Perikardreiben
- Im Folgestadium Übergang in Pericarditis exsudativa (feuchte Form) mögl.: Ansammlung von Flüssigkeit im Herzbeutel (Perikarderguss), Schmerz u. Perikardreiben verschwinden
- Extremform des Perikardergusses: lebensbedrohl. Herzbeuteltamponade → sofortige Schockbehandlung u. Entlastungspunktion

Diagnostik

- Auskultation (Perikardreiben), EKG, Röthorax, Echo (Perikarderguss?), ggf. CT, MRT
- Blut: Entzündungszeichen (BSG ↑, CRP ↑)
- DD: akute Perikarditis muss gegen akutes Infarktgeschehen abgegrenzt werden

Therapie

- Therapie der Grunderkrankung, bei bakterieller Ursache z. B. Antibiotikatherapie
- Bettruhe, Analgesie, NSAR, ggf. Glukokortikoide
- Punktion der Ergussflüssigkeit: diagnostisch u. therapeutisch zur Entlastung
- Bei Urämie Dialysebehandlung
- Bei Rezidiven ggf. Perikardfensterung o. Perikardektomie

Hinweise zur Pflege

> Endokarditis, > Myokarditis

Besondere Informationen

- Spätkomplikation Pericarditis constrictiva: Fibrosierung u. Verkalkung der Perikardblätter → Einschnürung des Herzens („Panzerherz") u. Behinderung der diastolischen Kammerfüllung

Periphere arterielle Verschlusskrankheit (pAVK)

Chron. Verengungen u. Verschlüsse der Extremitätenarterien, in > 90 % sind Beinarterien betroffen

Ursachen

- Häufigste Ursache (95 %) Arteriosklerose
- Gefäßentzündungen (selten)
- Risikofaktoren wie bei Arteriosklerose

Symptome

- Bei pAVK der Beine (beim Befall der Armarterien analoge Symptomatik):
  - Schmerzlokalisation distal der Gefäßstenose
  - Claudicatio intermittens: belastungsabhängige, den Pat. zum Anhalten zwingende Schmerzen
  - Belastungsabhängige Schwäche u. Abblassen der betroffenen Extremität, Kältegefühl, Gefühlsstörungen
  - Höheres Stadium: Ruheschmerz, Nekrosen, Ulzera

Diagnostik

- Anamnese, Auskultation, Pulsstatus (abgeschwächter o. fehlender Puls), seitenvergleichende RR-Messung
- Inspektion: blasse marmorierte Haut, gestörtes Nagelwachstum, fehlende Behaarung
- Doppler- u. Duplexsono, Arteriografie, (Angio-)CT, transkutane pO_2-Messung
- Abklärung weiterer Manifestationen der Arteriosklerose, z. B. KHK

Therapie

- Behandlung u. Minimierung der Risikofaktoren, Patientenaufklärung
- Stadium I–II: Gehstreckentraining mind. 1 Std. (⅔ der Maximalgehstrecke gehen, pausieren, weitergehen), Gefäßtraining (kontraindiziert in Stadien III u. IV)
- Stadium II–IV medikamentös: Thrombozytenfunktionshemmung
- Prostanoide
- Stadium III u. IV erfordern i. d. R. rekanalisierende Maßnahmen, z. B. lokale Lyse, PTCA, TEA, Bypass-OP, Amputation

Hinweise zur Pflege

- Bei arteriellen Gefäßerkrankungen betroffene Extremität flach/tief lagern, keine Hochlagerung!
- Sorgfältige Dekubitusprophylaxe im Bereich der Fersen und Zehen
- Warmhalten der Extremitäten, z. B. mit Wollsocken, Wattepackungen auch nachts
- Keine lokalen Wärmeanwendungen, z. B. Heizkissen, Wärmeflasche, Vollbäder > 36 °C, hyperämisierenden Salben

- Keine einschnürenden Socken, Kompressionsstrümpfe o. -verbände
- Verletzungen u. Druckstellen durch enge Schuhe vermeiden
- Sorgfältige Haut- u. professionelle Fußpflege
- Patientenschulung u. -beratung: Verhaltensänderung (z. B. Rauchen einstellen, Übergewicht reduzieren, Blutdruck im Normbereich), Gehstrecken- u. Gefäßtraining
- Schmerztherapie
- Wundbehandlung bei arteriellem Gangrän: zunächst trocken halten → Demarkierung des abgestorbenen Gewebes und Amputation → hydroaktive Wundversorgung, abhängig von der Wundsituation

Besondere Informationen

Einteilung der pAVK nach:
- Lokalisation: Becken-, Oberschenkel- u. Unterschenkeltyp
- Schweregrad: Stadieneinteilung nach Fontaine (I–IV)
  - Stadium I: Beschwerdefreiheit
  - Stadium II: Claudicatio intermittens
    (IIa: schmerzfreie Gehstrecke ≥ 200 m; IIb: schmerzfreie Gehstrecke ≤ 200 m)
- Stadium III: Ruheschmerz, besonders nachts
- Stadium IV: Ruheschmerz, Nekrose/Gangrän/Ulkus (Ulcus cruris)

Peritonitis

Bauchfellentzündung

Ursachen

- Primär (selten): direkte bakterielle Infektion durch hämatogene Streuung
- Meist sekundär bei Erkrankungen o. Verletzungen der Bauchorgane:
  - Hohlorganperforationen (z. B. Ösophagus, Darm, Gallenblase), bakteriell: Perforation eines bakteriell kontaminierten Hohlorgans (z. B. Appendix), abakteriell, z. B. Austritt von Galle, Pankreassekreten, Zysteninhalt
  - Durchwanderung der Darmwand o. lymphogene Ausbreitung, z. B. bei Entzündungen o. Ischämie
  - Postop., z. B. bei Anastomoseninsuffizienz

Symptome

- Lokale Peritonitis: starker, örtl. begrenzter Bauchschmerz
- Diffuse Peritonitis: starke Bauchschmerzen, zunehmende Abwehrspannung der Bauchmuskulatur bis hin zum akuten Abdomen mit paralytischem Ileus → lebensbedrohl. Krankheitsbild
- Fieber, Übelkeit, Erbrechen
- Tachykardie, Hypotonie

Diagnostik

- Klin. Untersuchung, Sono-Abdomen
- Rö-Thorax, Abdomenübersicht, ggf. CT-Abdomen
- Blut- u. Urinuntersuchungen, z. B. Entzündungs-, Gerinnungsparameter

Therapie

- Kreislaufstabilisierung u. rasche operative Herdsanierung, Spülung der Bauchhöhle, Einlage dicklumiger Drainagen
- Bei schwerer Form provisorischer Verschluss des Abdomens, (z. B. mit Reißverschluss), alle 24–48 Std. Öffnung zur Spülung u. Reinigung der Bauchhöhle
- Antibiotikatherapie, postop. Intensivtherapie
- Bei primärer Peritonitis meist konservative Therapie ausreichend

Hinweise zur Pflege

- Schweres Krankheitsbild erfordert intensivmedizinische Pflege u. Überwachung sowie Durchführung aller Prophylaxen

Besondere Informationen

- Peritonitis eigentl. keine Erkrankung sondern Symptom
- Einteilung der Peritonitis nicht einheitl.
- Akutkomplikationen: Sepsis, Kreislaufversagen, Multiorganversagen
- Prognose abhängig von Ursache, Ausbreitung u. Abwehrlage des Pat., Letalität bis zu 50 % (Abschätzung der Letalität durch Mannheimer Peritonitis-Index)

Pertussis

Bakteriell bedingte hoch ansteckende Infektionskrankheit; syn. Keuchhusten

Ursachen

- Erreger: Bakterium Bordetella pertussis
- Übertragung: Tröpfcheninfektion

Symptome

- Stadium catarrhale (1–2 Wo.): Schnupfen, Husten
- Stadium convulsivum (3–6 Wo.): typische Keuchhustenanfälle: heftige stakkatoartige Hustenstöße (ohne zwischenzeitl. Atmen) mit vorgestreckter Zunge, endend mit juchzendem Inspirium, ggf. Zyanose; Wiederholung der Anfälle mit zunehmender Atemnot u. Erstickungsanfällen; abschließend oft Entleerung zähen, glasigen Schleims u. Erbrechen; bis zu 50 Anfälle tgl, häufig durch Essen o. Trinken ausgelöst
- Stadium decrementi (6–10 Wo.): Hustenanfälle klingen langsam ab
- Bei Säuglingen keine typische Hustenanfälle sondern Atempausen, die zum Tod führen können

Diagnostik

- Klin. Bild
- Erregernachweis aus Nasopharyngealsekret
- Blutbild

Therapie

- Antibiotikatherapie (Azithromycin), dient im Stadium convulsivum zur Unterbrechung der Infektionskette, Hustenanfälle halten aber an, da die für Hustenanfälle verantwortl. Toxine noch 2–3 Wo. wirksam sind
- Prophylaktische Antibiotikagabe für Säuglinge mit Kontakt zu einer an Keuchhusten erkrankten Person

Hinweise zur Pflege

- Quellenisolierung, Schutzmaßnahmen, nicht immunisierte Menschen dürfen nicht zum Kranken
- Hustenanfälle sind quälend u. beängstigend → Kind beruhigen u. Sicherheit vermitteln, Maßnahmen zur Sekretverflüssigung
- Körperl. Schonung
- Kind sollte am besten nach einem Anfall essen, da „Hustenschwelle" dann erhöht ist
- Für kühle, feuchte Raumluft sorgen

Besondere Informationen

- Hohe Ansteckungsrate
- Inkubationszeit: 7–20 Tage
- Prophylaxe: Schutzimpfung ab 3. Lebensmon. (kein lebenslanger Impfschutz)
- Nach Erkrankung keine lebenslange Immunität

Pfeiffer-Drüsenfieber

Virusinfektion des lymphatischen Gewebes; syn. infektiöse Mononukleose

Ursachen

- Erreger: Epstein-Barr-Virus (zur Herpesgruppe gehörend)
- Übertragung durch Speichel

Symptome

- Kurzes Vorstadium: Müdigkeit, Schlaf- u. Appetitlosigkeit, Gliederschmerzen
- Hauptsymptome: intermittierendes Fieber (> 3 Wo.), LK-Schwellung (v. a. Hals u. Nacken), Milz- u. Lebervergrößerung, Tonsillitis, Exanthem (selten)
- Klin. Bild oft uncharakteristisch
- Hepatitis (selten)

Diagnostik

- Anamnese, klin. Untersuchung
- Diagnosesicherung durch BB u. Virus-AK-Bestimmung, Mononukleose-Schnelltest um den 4. Tag positiv

Therapie

- Symptomatische Therapie
- Körperl. Schonung, Bettruhe
- Schmerz- u. fiebersenkende Medikamente

Hinweise zur Pflege

- Mundschutz tragen
- Gegen Halsschmerzen weiche Kost, Halswickel, Mundpflege
- Ggf. fiebersenkende Maßnahmen

Besondere Informationen

- Inkubationszeit: 1–3 Wo.
- In erster Linie erkranken ältere Kinder u. junge Erw.
- Infektionen im frühen Kindesalter verlaufen meist symptomfrei
- Lebenslange Immunität
- Prognose: i. d. R. guter Verlauf, Dauer ca. 2–3 Wo., häufig fühlen Betroffene sich noch mehrere Wo. abgeschlagen u. matt
- Schutz vor stumpfen Traumen in Milzgegend → Gefahr der Milzruptur
- Komplikationen: Meningoenzephalitis, Myokarditis, Pneumonie, autoimmunhämolytische Anämie, Thrombozytopenie, Splenomegalie, Übergang in chron. Verlaufsform

Pharyngitis

Akute o. chron. Entzündung der Rachenschleimhaut; syn. Rachenentzündung

Ursachen

- Akute Pharyngitis: bakterielle, z. B. Streptokokken, o. virale, z. B. Influenzaviren, Infektionen der oberen Atemwege
- Chron. Pharyngitis:
  - Langfristige Einwirkung von Noxen, z. B. Nikotin, Staub, Reizgase, Alkohol
  - Chron. behinderte Nasenatmung

Symptome

- Akute Pharyngitis:
  - Halsschmerzen
  - Schluckbeschwerden
  - Meist Fieber
- Chron. Pharyngitis:
  - Trockener Husten
  - Räusperzwang
  - Zäher Schleim
  - Beschwerden verstärken sich nach längerem Sprechen

Diagnostik

- Anamnese, klin. Bild
- Racheninspektion, ggf. Rachenabstrich

Therapie

- Akute Pharyngitis:
  - Antibiotika bei bakterieller Ursache
  - Symptomatische Therapie, z. B. Paracetamol, Halswickel
- Chron. Pharyngitis:
  - Auslösende Noxen meiden
  - Befeuchtung der Atemwege
  - Bei behinderter Nasenatmung ggf. operative Korrektur

Hinweise zur Pflege

- Warme Flüssigkeit, weiche Kost
- Befeuchtung durch Inhalation (Salbei, Emser Salz), ölige Nasentropfen, Lutschpastillen
- Keine Kamille verwenden → trocknet die Atemwege weiter aus

Besondere Informationen

- Akute Pharyngitis: ein plötzl. Beginn spricht für bakterielle Ursache, Schnupfen und Husten für Virusinfekt

Phimose

Angeborene o. erworbene Verengung des äußeren Vorhautrings; syn. Vorhautverengung

Ursachen

- Genetische Veranlagung
- Erworben durch vernarbende Entzündungen unter Vorhaut

Symptome

- Zurückziehen der Vorhaut nicht o. nur unter Schmerzen mögl.
- Erschwerte Miktion; bei Miktion bildet sich Ballon an Vorhaut
- Häufige Entzündungen von Eichel u. Vorhaut (Rötung, Schwellungen)
- Spannungen o. Einrisse bei Erektion
- Akute Paraphimose: verengte Vorhaut hinter Eichelkranz eingeklemmt („spanischer Kragen") → starke Schmerzen, Durchblutungsstörungen → Nekrosegefahr (urolog. Notfall!)

Diagnostik

- Anamnese, klin. Untersuchung

Therapie

- Konservativ: Erweiterung der Vorhaut durch Salbenbehandlung mit Kortison (Erfolgsrate 50–75 %)
- Operativ durch Zirkumzision: Entfernung der Vorhaut durch zirkulären Schnitt (kleiner Eingriff)

Hinweise zur Pflege

- Erschwerter Zugang zur Eichel erfordert sorgfältige Intimpflege

Besondere Informationen

- Im frühen Säuglings- u. Kindesalter ist Verklebung der Vorhaut ein Normalbefund, Vorhaut darf nicht gewaltsam zurückgezogen werden
- Komplikationen:
  - Peniskarzinom
  - Vermehrte Harnwegsinfektionen
  - Harnstau
  - Paraphimose

Phlebothrombose

Verschluss einer tiefen Vene durch Thrombenbildung; syn. tiefe Venenthrombose

Ursachen

- Risikofaktoren („Virchow-Trias"):
  - Strömungsverlangsamung, z. B. bei Immobilisierung, Herzinsuffizienz
  - Gefäßwandschädigung, z. B. durch Frakturen, OP, Entzündungen
  - Veränderte Blutzusammensetzungen, z. B. durch Schwangerschaft, Einnahme von Antikonzeptiva, APC-Resistenz

Symptome

- Schwere- u. Spannungsgefühl, Fußsohlen- u. Wadenschmerz bei Belastung, ziehender Schmerz entlang der Venen
- Differenz der Beinumfänge, bläul.-rote Verfärbung der Haut, manchmal Glanzhaut u. Überwärmung
- Druckempfindlichkeit im Verlauf der tiefen Venen
- Positive Thrombosezeichen: Schmerzen beim Beklopfen der Wade, bei Druck auf Fußsohle (Payr-Zeichen), bei Dorsalflexion der Fußsohle (Homans-Zeichen)
- Ggf. subfebrile Temp., Tachykardie
- Vielfach symptomarmer Verlauf, Diagnose erst nach Auftreten einer Lungenembolie

Diagnostik

- Anamnese, Prüfung der Thrombosezeichen, Doppler- u. Duplexsono, Phlebografie
- Labor: D-Dimer-Bestimmung, Gerinnungsstatus mit AT III, Protein C, Protein S u. Suche nach APC-Resistenz, Risikoscore nach Wells

Therapie

- Therapieziele: Verhinderung einer Lungenembolie, Auflösung des Thrombus
- Kompressionstherapie: Wickeln (alle 12 Std.), später Anpassung der Kompressionsstrümpfe
- Antikoagulation in Akutphase mit Heparin, dann mit Cumarin etwa 3–6 Mon.
- Thrombektomie bei schweren, anders nicht beherrschbaren Verschlüssen
- Thrombolysetherapie, strenge Indikationsstellung

Hinweise zur Pflege

- Tgl. Beinumfang messen, betroffenes Bein u. Befinden des Pat. beobachten: Tachykardie, Atemnot, Atemfrequenz ↑, atemabhängige Schmerzen? → V. a. Lungenembolie
- Pat. ohne Anhalt für Lungenembolie bleiben unter adäquater Therapie mobil, sonst Bettruhe mit Hochlagerung des Beins, Hilfe bei Körperpflege u. Prophylaxen (auf Fersen achten!)
- Kompressionsverband sorgfältig anlegen, später Kompressionsstrümpfe
- Keine i. m. Injektionen vor o. während der Antikoagulation
- Beratung zur Rezidivprophylaxe: Kompressionsstrümpfe mind. 6 Mon. tragen, Bewegung und venenrückflussfördernde Gymnastik, Beine häufig hochlagern, angeordnete Antikoagulation einnehmen, vor längeren Flug-, Busreisen ggf. Low-Dose-Heparinisierung

Besondere Informationen

- Komplikationen:
  - Lungenembolie (50 %)
  - Postthrombotisches Syndrom
- Rezidivprophylaxe:
  - Marcumarisierung
  - Risikofaktoren minimieren
  - Kompressionsstrümpfe
  - Frühmobilisation nach OP
  - Abklärung Rezidivrisiko (z. B. Ausschluss Faktor-V-Leiden Mutation)

Phlegmone

Diffuse, sich infiltrativ ausbreitende Entzündung des interstitiellen Bindgewebes

Ursachen

- Erreger: v. a. hämolysierende Streptokokken, Staphylokokken, selten anaerobe Keime
- Eintrittspforte häufig über kleine Hautläsionen
- Ausbreitung zwischen tiefen Hautschichten o. entlang von Sehnen u. Faszien mögl.

Symptome

- Fieber, allg. Krankheitsgefühl, Schmerzen, Entzündung
- Betroffener Hautbezirk (v. a. Beine o. Hände) schmerzhaft geschwollen u. gerötet; in schweren Fällen eitrige Einschmelzungen des Gewebes

Diagnostik

- Klin. Bild
- Blut: Entzündungszeichen (BSG ↑, CRP ↑, Leukozytose)
- DD: Erysipel, Abszess

Therapie

- Operative Ausräumung
- Systemische Antibiotikagabe
- Ruhigstellung, lokale Antiseptika
- Sanierung der Eintrittspforten

Hinweise zur Pflege

- Lokale Therapie: Kühlung, desinfizierende Umschläge
- Ruhigstellung der betroffenen Extremität
- Nach chirurg. Inzision allg. Wundbehandlung

Besondere Informationen

- Entzündung ist nicht begrenzt, daher Gefahr der generalisierten Ausbreitung

Pleuraerguss

Flüssigkeitsansammlung in der Pleurahöhle

Ursachen

- Tumoren (50 %), Infektionen (30 %), Herzinsuffizienz (10 %)
- Pankreatitis, Kollagenosen
- Autoimmunologisch
- Traumatisch

Symptome

- Atemnot, atemabhängige Thoraxschmerzen unterschiedl. Stärke
- Gedämpfter Klopfschall über Erguss, abgeschwächtes bzw. fehlendes Atemgeräusch

Diagnostik

- Klin. Bild, Auskultation
- Rö-Thorax, Sono zum Nachweis u. zur gezielten Punktion
- Diagnostische Pleurapunktion bei jedem neu aufgetretenen Pleuraerguss, da 50 % durch bösartige Tumoren bedingt sind

Therapie

- Therapie der Grunderkrankung
- Entlastung durch Pleurapunktion o. -drainage
- Bei Rezidiven ggf. Pleurodese (medikamentöse Verklebung der Pleurablätter), Pleurektomie

Hinweise zur Pflege

- Atemunterstützende Maßnahmen, Hilfe bei Atemnot
- Pat. ist stark in seiner Belastbarkeit eingeschränkt, benötigt Hilfe bei den Lebensaktivitäten, Durchführung notwendiger Prophylaxen
- Vorbereitung, Assistenz u. Nachsorge bei Pleurapunktion
- Pflege bei Thoraxdrainage ➤ Pneumothorax

Besondere Informationen

- Einteilung je nach Art der Flüssigkeit:
  - Seröser Erguss (Serothorax): klares gelbl. Sekret
  - Pleuraempyem (Pyothorax): eitriger Erguss
  - Hämatothorax: Blut im Pleuraraum
  - Chylothorax: milchig-trübes Sekret, Austritt von Lymphflüssigkeit in Pleuraraum

Pleuritis

Entzündung der Pleura; syn. Brustfellentzündung

Ursachen

- Meist sekundär, z. B. bei Pneumonie, Tbc, Lungentumor, Peritonitis, Kollagenosen

Symptome

- Reizhusten
- Starke atemabhängige Thoraxschmerzen, Schonatmung, Pleurareiben
- Meist Entwicklung eines entzündl. Pleuraergusses → Übergang von Pleuritis sicca (trocken) in Pleuritis exsudativa (feucht)
  - Mit Ergussbildung lassen Schmerzen oft nach
  - Je nach Ergussgröße Atemnot u. Druckgefühl in Brust

Diagnostik

- Anamnese, Auskultation (Pleurareiben)
- Suche nach Grunderkrankung durch Blutuntersuchungen, Rö-Thorax, Tuberkulintest
- Bei Pleuritis exsudativa Punktion des Ergusses, Untersuchung der Ergussflüssigkeit

Therapie

- Therapie der Grunderkrankung, z. B. Antibiotika, Cortison, Zytostatika
- Schmerztherapie, damit Pat. durchatmen kann

Hinweise zur Pflege

- Atemgymnastik, schmerzbedingte Atemeinschränkung erfordert konsequente Pneumonieprophylaxe
- Beobachtung auf ausreichende Wirkung der Schmerzmittel
- Pat. möglichst auf gesunde Seite lagern
- Je nach Befinden des Pat. Unterstützung bei den Lebensaktivitäten

Besondere Informationen

- Hauptkomplikationen: Verdickung u. Verwachsung beider Pleurablätter (Pleuraschwarten)
- Prognose abhängig von Grunderkrankung

Pneumonie

Entzündung des Lungengewebes; syn. Lungenentzündung

Ursachen

- Erreger: Bakterien (z. B. Pneumokokken), Viren (z. B. Influenzaviren), Pilze, Parasiten (z. B. Protozoen)
- Aspiration chemischer Noxen, z. B. Magensaft (Aspirationspneumonie)
- Physik. Schädigung, z. B. Strahlentherapie
- Kreislaufstörungen mit Infarktpneumonie
- Risikofaktoren:
  - Hohes Alter
  - Nikotin, Alkoholismus
  - Bettlägerigkeit
  - Allg. Abwehrschwäche
  - Vorbestehende Erkrankung, z. B. Herzinsuffizienz, chron. Bronchitis, Diabetes mellitus, AIDS, zystische Fibrose

Symptome

- Typische Pneumonie (meist bakterielle Erreger):
  - Plötzl. Beginn mit Schüttelfrost, Fieber > 39 °C, Atemnot, ggf. pleuritischer Schmerz (atemabhängig)
  - Husten, eitriger Auswurf, später evtl. Hämoptysen
  - Süßl. o. übel riechender Mundgeruch
  - Schonatmung, „Nasenflügeln" (atmungsabhängige Bewegung der Nasenflügel)
  - Dyspnoe, Tachypnoe
- Atypische Pneumonie:
  - Langsamer Beginn, Kopf- u. Gliederschmerzen, Fieber < 38 °C, trockener Husten, mäßig Sputum
  - Prodromalzeichen: Pharyngitis, Schnupfen, Otitis
- Symptome der typischen u. atypischen Pneumonie variieren erregerabhängig

Diagnostik

- Rö-Thorax, Anamnese, Auskultation, Perkussion, ggf. Bronchoskopie mit Bronchiallavage
- Labor: BB, CRP ↑, BSG ↑, Tuberkulintest, BGA
- Erregernachweis aus Sputum, Trachealsekret, bronchoskopisch gewonnenem Material, Blutkultur, evtl. Pleurapunktat
- Ggf. CT, Ultraschall, Lungenbiopsie

Therapie

- Antibiotika bei bakterieller Ursache, Antimykotika bei Pilzpneumonie
- Viral bedingt: Virostatika nur im Frühstadium wirksam, meist nur symptomatische Therapie mögl.

- Allg. Maßnahmen:
  - Körperl. Schonung, Sekretolytika, ausreichende Flüssigkeitszufuhr, Antipyretika
  - Atemtherapie, ggf. O$_2$-Gabe o. Intubation

Hinweise zur Pflege

- Bettruhe bei hohem Fieber, dann langsame Steigerung der Mobilisation bei sinkendem Fieber
- Fiebersenkende Maßnahmen, auf ausreichende Trinkmenge achten
- Beobachten: Temp., Atmung, Sputum, Husten, Puls, RR, Flüssigkeitsbilanz
- Unterstützung bei den Lebensaktivitäten, Durchführung notwendiger Prophylaxen
- Sekretolyse fördern (z. B. Inhalation, Flüssigkeit), konsequente Atemtherapie zur besseren Lungenbelüftung, Lagerungsdrainage, Anleitung zum produktiven Husten, ggf. Bronchialsekret absaugen
- Hygienemaßnahmen einhalten: Mundschutz und Schutzhandschuhe tragen, ggf. Schutzkittel, Pat. soll sich gründlich die Hände waschen o. Händedesinfektion durchführen, „Hustenetikette" einhalten

Besondere Informationen

- Einteilung der Pneumonien nach verschiedenen, sich z. T. überlappenden Kriterien:
  - Begleitumstände: primär, sekundär
  - Verlauf: akut, chron.
  - Patholog.-anatomischen Kriterien
  - Rö-Befund
  - Infektionsort: ambulant, nosokomial (in Klinik erworben)
- Komplikationen:
  - ARDS
  - Lungenabszess
  - Pleuraempyem
  - Systemische Erregerausbreitung (z. B. Meningitis)
  - Thrombose
  - Lungenembolie
- Prognose: lt. WHO häufigste Todesursache in Industrieländern unter den Infektionskrankheiten, Letalität bei zuvor Gesunden ca. 1 %, bei nosokomialer Infektion auf Intensivstation 30–70 %

Pneumothorax

Ansammlung von Luft im Pleuraraum mit nachfolgendem Lungenkollaps; kurz Pneu

Ursachen

- Spontanpneumothorax:
  - Idiopathisch (v. a. bei jungen Männern), häufig Ruptur einer unter der Pleura gelegenen Emphysemblase
  - Symptomatisch bei Lungenerkrankungen, z. B. Tbc, Lungenfibrose
- Traumatischer Pneumothorax:
  - Offen: mit Brustwanddefekt, z. B. nach Stichverletzung
  - Geschlossen: nur Pleura selbst verletzt, z. B. nach Rippenfraktur
  - Iatrogen: durch diagnostische o. therapeutische Maßnahme, z. B. nach ZVK-Anlage
- Hämatothorax (Ansammlung von Blut im Pleuraraum):
  - Meist penetrierende Verletzungen, stumpfes Trauma mit Rippenbrüchen
  - Seltener nach Lungenembolie, Pleurakarzinose, Pleurapunktion

Symptome

- Akut einsetzende Atemnot, Husten, Zyanose, Tachypnoe
- Stechende Schmerzen auf betroffener Thoraxseite
- Asymmetrische Atembewegungen, einseitig fehlendes Atemgeräusch
- Spannungspneumothorax: Luft dringt in Pleuraspalt ein, kann aber infolge eines Ventilmechanismus nicht entweichen → Mediastinalverlagerung (= lebensbedrohl. Notfall)
- Hämatothorax: starke, meist atemabhängige Schmerzen, Dyspnoe, evtl. paradoxe Atmung; meist in Verbindung mit Pneumothorax; Kreislauf: Herzfrequenz ↑, RR ↓ bis hin zum Schock

Diagnostik

- Klin. Bild, Auskultation, Perkussion, Rö-Thorax, EKG, BGA, CT
- Hämatothorax: zusätzl. Sono, Pleurapunktion

Therapie

- Kleiner Spontanpneu: Bettruhe, Spontanresorption nach 3–4 Tagen, O_2-Gabe beschleunigt Resorption
- Anlage einer Thoraxdrainage, Analgetika, ggf. O_2-Gabe
- Operative Therapie bei bronchopleuraler Fistel
- Bei Spannungspneumothorax schnellstmögl. Umwandlung in offenen Pneu, mit großlumiger Kanüle in 2. Interkostalraum stechen → Luft kann entweichen

- Hämatothorax: kausale Therapie, ggf. Notfallversorgung erforderl.; Anlage einer Thoraxdrainage; bei großem u. anhaltendem Blutverlust Thorakotomie

Hinweise zur Pflege

- Beobachten: Vitalzeichen, Atmung, Bewusstsein
- Thoraxdrainage: Verbindungsstelle, Durchgängigkeit, Sog-Einstellung, abgesaugtes Sekret (Menge, Farbe, Konsistenz) u. Punktionsstelle kontrollieren
- Durchführung atemunterstützender Maßnahmen, Pneumonieprophylaxe
- Hämatothorax: Oberkörperhochlagerung, wenn Pat. bei Bewusstsein ist, sonst auf die verletzte Seite lagern

Besondere Informationen

- Prognose des Spontanpneus gut, aber hohe Rezidivquote (⅓ aller Pat.), Prognose sonst abhängig von Grunderkrankung
- Komplikationen des Hämatothorax: bei offener Verletzung Infektion, Pleuraschwarten

Poliomyelitis

Meldepflichtige akute virale Infektionskrankheit; syn. Polio, Kinderlähmung

Ursachen

- Erreger: Poliomyelitis-Virus Typ I–III
- Übertragung: von Mensch zu Mensch durch Schmierinfektion

Symptome

- Inapparenter (klin. stumm) Verlauf 90–95 %
- Abortiver Verlauf (5 %): unspez. Grippesymptomatik, Gesundung nach ca. 3 Tagen
- Paralytischer Verlauf (0,1–1 %): Muskelschmerzen, Meningismus u. asymmetrische Lähmungen, ggf. mit Beteiligung der Atemmuskulatur

Diagnostik

- Klin. Bild
- Virusnachweis im Stuhl o. Rachenabstrich o. Liquor
- Ggf. Antikörper im Serum

Therapie

- Kausale Therapie nicht mögl.
- Symptomatische Therapie, bei Atemlähmung Intubation u. maschinelle Beatmung

Hinweise zur Pflege

- Isolierungs- u. Hygienemaßnahmen nach Hygienestandard einhalten
- Pflegerische Maßnahmen abhängig vom AZ durchführen

Besondere Informationen

- Inkubationszeit: 1–2 Wo.
- Prognose:
  - Rückbildung der Symptome innerhalb eines Jahres, häufig bleiben jedoch neurolog. Schäden zurück
  - Verlaufsformen mit Lähmungen: Letalität 2–20 %
- Spätkomplikation: Postpolio-Syndrom (PPS)
- Prophylaxe: Schutzimpfung ab 2. Lebensmon.

Polyneuropathie

Nicht traumatisch bedingte Erkrankung mehrerer peripherer Nerven

Ursachen

- Stoffwechselerkrankungen, z. B. Diabetes mellitus
- Alkohol, Arzneimittel, Gifte
- Infektionskrankheiten, z. B. Diphtherie
- Begleitreaktion bei Tumoren
- Vitamin-B_{12}- u. Folsäuremangel
- Systemerkrankungen

Symptome

- Sensibilitätsstörungen u. Parästhesien, meist symmetrisch an Extremitäten
- Schmerzen
- Periphere, schlaffe Lähmungen mit Muskelatrophie, verminderte o. fehlende Reflexe
- Vegetative Störungen, z. B. gestörte Blasen- u. Darmentleerung, trophische Hautveränderungen bis zum Ulkus
- Trophische Veränderungen der Haut
- Ggf. Druckschmerzhaftigkeit peripherer Nerven

Diagnostik

- Anamnese
- Blutuntersuchungen zur Ursachenklärung
- Elektromyografie, Elektroneurografie
- Evtl. Nerven- u./o. Muskelbiopsie, evtl. Lumbalpunktion
- Laborwerte (z. B. HbA_{1c}, Vitamin-B_{12}-Spiegel)

Therapie

- Therapie der Grunderkrankung, z. B. optimale BZ-Einstellung, Vitaminsubstitution, Alkoholkarenz, ggf. Antibiotika
- Medikamentöse symptomatische Behandlung, z. B. Carbamazepin, Gabapentin

Hinweise zur Pflege

- Pflege orientiert sich am Verlauf u. an Grunderkrankung
- Physiotherapie, Ergotherapie, evtl. Blasentraining
- Füße vor Verletzungen schützen: Dekubitusprophylaxe, nicht barfuß gehen, Vorsicht bei der Fußnagelpflege, gut passende und weiche Schuhe, tgl. Fußinspektion u. a.

Besondere Informationen

- Je nach Grunderkrankung unter optimaler Therapie Rückbildung von Symptomen über Wo. u. Mon. mögl.

Prostatahyperplasie, benigne (BPH)

Gutartige Vergrößerung der Prostata durch Zunahme von Drüsen-, Muskel- u. Bindegewebe; syn. Prostataadenom

Ursachen

- Ursache unbekannt, diskutiert werden Veränderungen des Östrogen-Testosteron-Haushalts

Symptome

- Symptome resultieren aus zunehmender Einengung der Harnröhre
- Reizstadium: abgeschwächter Harnstrahl, verlängerte u. nächtl. Miktion
- Restharnstadium: häufiger Harndrang, vollständige Blasenentleerung nicht mehr mögl. → erhöhtes Risiko von Harnwegsinfekten
- Dekompensationsstadium: Überlaufblase mit Harnrückstau bis zu Nieren u. Nierenfunktionsstörung
- Harnverhalt, in jedem Stadium mögl. → transurethrale o. suprapubische Harnableitung erforderl.

Diagnostik

- Rektale Tastuntersuchung der Prostata, Sono mit Restharnbestimmung, Uroflowmetrie, ggf. Urogramm u. Urethrozystoskopie
- Blut: Nierenwerte, Tumormarker (PSA)
- Bei Karzinomverdacht Prostatapunktion mit PE

Therapie

- Je nach Stadium:
  – Medikamentös, z. B. pflanzl. Naturheilstoffe, α_1-Rezeptorenblocker, 5α-Reduktasehemmer
  – Operative Entfernung der Prostata: endoskopisch (TUR-P) o. offene OP (Prostataadenomenukleation), alternativ: Laser-Verfahren, transurethrale Nadelablation (TUNA) u. a.
  – Bei Inoperabilität ggf. künstl. Harnableitung erforderl.

Hinweise zur Pflege

- Im Reizstadium Beratung des Pat., z. B. Überdehnung der Blase u. Kälteexposition vermeiden, keine zu enge Unterwäsche tragen, lokale Wärme erleichtert Miktion
- Postop. kontinuierl. Blasenspülung (2–3 Tage; bei unzureichender Spülung Gefahr der Blasentamponade durch Blutkoagel)
- Beschwerden beim Wasserlassen können 4–6 Wo. nach OP andauern

Besondere Informationen

- Ca. 50 % der über 50-Jährigen sind betroffen
- Potenz bleibt bei 90 % der Pat. erhalten

Prostatakarzinom

Bösartiger Tumor der Vorsteherdrüse

Ursachen

- Unbekannt
- Familiäre Disposition, hormonelles Ungleichgewicht werden diskutiert

Symptome

- Symptome treten erst spät auf
- Erste Symptome oft Kreuz- u. Hüftschmerzen durch Metastasierung in Skelett (metastasiert früh in untere Wirbelsäule u. Becken)
- Im späteren Verlauf Symptome ➤ Prostatahyperplasie, benigne

Diagnostik

- Rektale Untersuchung: Karzinom oft als unregelm., fast steinharter Knoten zu tasten
- Prostatapunktion mit PE
- Blut: Anämie, Tumormarker (PSA)
- Weitere Diagnostik ➤ Prostatahyperplasie, benigne
- Metastasensuche: Sono, Rö-Thorax, CT, ggf. MRT, Skelettszintigrafie

Therapie

- Abhängig von Stadium u. histolog. Befund
- Radikale Prostatektomie, wenn Tumor auf Prostata begrenzt ist u. keine Metastasen nachweisbar sind; führt stets zur Unfruchtbarkeit u. in 50 % aller Fälle zur Impotenz
- Strahlentherapie bei kleinem Tumor, nicht vollständig zu entfernendem Tumor u. Inoperabilität
- Reduktion männl. Geschlechtshormone (Androgene) durch LH-RH-Analoga, antiandrogene Medikamente o. Entfernung beider Hoden
- Ggf. transurethrale Elektroresektion der Prostata (TUR-P) als palliative Maßnahme

Hinweise zur Pflege

- Transurethraler Dauerkatheter verbleibt zur Anastomosensicherung bis zu 21 Tagen, nach Entfernung häufig (vorübergehende) Stressinkontinenz
- Besondere Anforderungen resultieren aus psychische Extremsituation des Pat.: Schamgefühle ernst nehmen, evtl. Psychologen o. Seelsorger einbeziehen, Selbsthilfegruppen
- Grundsätze der onkolog. Pflege beachten, pflegerische Maßnahmen bei Bestrahlung

Besondere Informationen

- Betrifft v. a. Männer über 50 Jahre
- Bei Therapie im frühen Stadium beträgt 10-Jahres-Überlebensrate 70 %

Psoriasis

Chron., nicht infektiöse in Schüben verlaufende Hauterkrankung mit genetischer Disposition; syn. Schuppenflechte

Ursachen

- Entzündungsreaktion der Haut bewirkt überschießendes Wachstum hautbildender Zellen
- Genaue Ursache unklar, vermutl. Zusammenspiel genet. Faktoren u. exogener Auslöser (multifaktoriell), z. B. Infekte, Verletzungen, psychische Belastungen

Symptome

- Psoriasis vulgaris (häufigste Form):
  - Scharf begrenzte, entzündl. gerötete, mit einer Schicht silbergrauer Schuppen bedeckte Herde, evtl. Juckreiz
  - Bevorzugte Lokalisation: Ellenbeugen, Knie, Sakralbereich, Analfalte, behaarte Kopfhaut
  - Befall der Nägel: vollständige Zerstörung der Nagelplatte (Krümelnägel), gelbl. Verfärbungen (Ölflecke), Tüpfelnägel mit grübchenförmigen Einsenkungen
- Weitere Formen:
  - Psoriasis Erythrodermie: ganze Haut gerötet u. psoriatisch verändert
  - Psoriasis pustulosa: sterile Pustelbildung v. a. an Handinnenflächen u. Fußsohlen
  - Psoriasis pustulosa generalisata: schwerste, z. T. lebensbedrohl. Form, Pustelbildung breitet sich auf gesamten Körper aus
  - Psoriasis arthropathica: zusätzl. Gelenkbeteiligung

Diagnostik

- Anamnese, klin. Bild
- Psoriasis-Phänomene:
  - Kerzenwachsphänomen: durch vorsichtiges Kratzen lösen sich silbrige Schüppchen (wie bei Kerzenwachs)
  - Phänomen des letzten Häutchens: nach weiterem Kratzen glänzendes Häutchen sichtbar
  - Phänomen des blutigen Taus: Entfernung des Häutchens führt zu punktförmigen Blutungen

Therapie

- Zunächst Schuppenauflagerungen mit Keratolytika entfernen, anschließend Lokaltherapie mit dithranol- u. teerhaltigen Salben, Kortikosteroide nur im akuten Schub
- Bestrahlungstherapie (selten bei Kindern): Photochemotherapie (PUVA-Therapie), selektive Ultraviolett-Phototherapie (SUP-Therapie)
- In schweren Fällen systemische Therapie mit Retinoiden, Zytostatika, Immunsuppressiva

Hinweise zur Pflege

- Basis jeder Therapie: individuell abgestimmte Hautpflege (auch zwischen den Schüben), ausgewogene Ernährung, geregelte Lebensweise
- Pat. aufklären über Braunfärbung der Haut u. Kleidung durch Dithranol, Notwendigkeit bei PUVA-Therapie mind. 12 Std. nach Einnahme der lichtsensibilisierenden Substanz eine spez. Schutzbrille zu tragen

Besondere Informationen

- Keine Heilung mögl., nur symptomatische Therapie durch Vielzahl an Substanzen sowie physik. u. alternativer Therapieformen
- Häufigkeit ca. 1–3 % der Bevölkerung; Gipfel der Erstmanifestation 10.–30. Lj.

Pyelonephritis (PN)

Meist bakteriell bedingte Entzündung von Nierenbecken u. Nierenparenchym; syn. Nieren- u. Nierenbeckenentzündung

Ursachen

- Akute PN: meist aufsteigender Infekt bei Zystitis
- Bei Neugeborenen hämatogene Infektion mögl.
- Chron. PN: meist Folge nicht ausgeheilter Harnwegsinfekte, Risikofaktoren: z. B. Harnabflussstörung, geschwächtes Immunsystem, Fremdkörper, Schwangerschaft

Symptome

- Akutes Krankheitsbild mit Fieber > 38 °C, Schüttelfrost, Übelkeit, Erbrechen
- Symptome der Blasenentzündung (z. B. Dysurie, Hämaturie, Pollakisurie)
- Rücken- o. Flankenschmerzen, Nierenlagerklopfschmerzhaft
- Bei chron. PN weniger ausgeprägte Symptomatik

Diagnostik

- Klin. Bild
- Urin: Leukozyten-, Erythrozyten- u. Nitratnachweis; Urinkultur
- Blut: BB, BSG ↑, CRP ↑, erhöhte Kreatinin- u. Harnstoffwerte, bei chron. PN ggf. Anämie
- Nieren-Sono: Größe der Nieren? Harnaufstau? Nierensteine? Narben? Abszess?
- Ggf. i. v.-Urogramm, gyn. Untersuchung, Nierenszintigrafie

Therapie

- Antibiotika i. v. nach Abnahme der Urinkultur, ggf. Korrektur nach Antibiogramm
- Bei chron. PN Antibiotikatherapie erst nach Vorlage des Antibiogramms
- Begünstigende Faktoren möglichst beseitigen
- Viel trinken

Hinweise zur Pflege

- Körperliche Schonung, bei Bedarf pflegerische Unterstützung
- Kontrolle und Beobachtung von Temperatur, Urin (v. a. Urinmenge, um ein akutes Nierenversagen zu erkennen), Schmerzen
- Pat. soll viel trinken
- Rezidivprophylaxe: über Maßnahmen zur Vermeidung eines Harnwegsinfekts beraten

Besondere Informationen

- Komplikation: Gefahr der lebensbedrohl. Urosepsis
- Verlauf der chron. PN unterschiedl., oft Zerstörung von Nierengewebe u. Entwicklung einer chron. Niereninsuffizienz mit Dialysepflicht

Raynaud-Syndrom

Anfallsweise auftretende Minderdurchblutung der Finger (seltener der Zehen)

Ursachen

- Primäre Form: Gefäßspasmen u./o. Arterienverschluss ausgelöst durch Kältereiz o. Stress, keine organische Ursache
- Sekundäre Form: organische Veränderungen der Fingerarterien durch Erkrankungen, z. B. systemischer Lupus erythematodes, Sklerodermie, hämatolog. Erkrankungen, Medikamenten-NW, Vibrationstrauma

Symptome

- Dreiphasiger Verlauf: initiale Blässe, Zyanose, postischämische Rötung (reaktive Hyperämie), Hypoxie
- Symmetrischer Befall der Finger, Schmerzen o. Missempfindungen
- Spasmus löst sich nach wenigen Min.
- Sekundäre Form: meist asymmetrischer Befall, Anfälle häufiger u. länger anhaltend, in höheren Stadien trophische Störungen u. Nekrosen an Kuppen

Diagnostik

- Anamnese, Kälteprovokation
- Kapillarmikroskopie bei sekundärem Raynaud-Syndrom
- Akrale Oszillografie

Therapie

- Kälte, Nässe, Stress vermeiden, Nikotinabstinenz
- Im akuten Anfall Besserung durch Wärmezufuhr
- Bei sekundärer Form auch Therapie der auslösenden Grunderkrankung, ggf. Kalziumantagonisten, Prostaglandin

Hinweise zur Pflege

- Im akuten Anfall Erwärmung der betroffenen Körperteile, z. B. Handschuhe, hohe Raumtemp., warme Flüssigkeit trinken, nur vorsichtige direkte Wärmeanwendung

Besondere Informationen

- Primäre Form betrifft zu 80 % Frauen; häufig bei jungen Frauen, Anfälle können sich mit zunehmendem Alter verlieren
- Verlauf der sekundären Form abhängig von Grunderkrankung

Refluxösophagitis

Entzündung der Ösophagusschleimhaut infolge eines gastroösophagealen Refluxes, syn. gastroösophageale Refluxkrankheit (GERD)

Ursachen

- Unzureichender Verschluss des unteren Ösophagussphinkters (Kardiainsuffizienz) → Rückfluss aggressiver Magensäure
- Axiale Gleithernie
- Erhöhter Druck im Bauchraum, z. B. durch Magenausgangsstenose, Kardiakarzinom, Sklerodermie, Schwangerschaft
- Begünstigt durch Übergewicht, Alkohol, Nikotin, bestimmte Medikamente

Symptome

- Sodbrennen u. Aufstoßen, v. a. nach Nahrungsaufnahme, beim Bücken, im Liegen und nachts
- Retrosternale Schmerzen, Schluckbeschwerden, Luftaufstoßen, Reizhusten, Heiserkeit
- Bei Säuglingen schlaffes Erbrechen nach Trinken o. in Rückenlage
- Aspiration von Magensäure führt auch zu chron. Husten, Pneumonie, Asthma

Diagnostik

- Anamnese, klin. Untersuchung
- Bei Erw. v. a. Endoskopie mit PE, ggf. Ösophagusmanometrie u. Langzeit-pH-Metrie
- Bei Kindern v. a. Langzeit-pH-Metrie (24 Std.), ggf. Rö-Kontrastdarstellung

Therapie

- Allg. Maßnahmen: Gewichtsreduktion, Ernährungsgewohnheiten ändern, mit erhöhtem Oberkörper schlafen
- Medikamentös: Hemmung der Säureproduktion mit Protonenpumpeninhibitoren (PPI)
- Ggf. laparoskopische Fundoplikatio, Bougierung narbiger Verengungen
- Bei Säuglingen häufige Gabe kleiner Mahlzeiten, Oberkörperhochlagerung, evtl. Gabe von PPI (z. B. Omeprazol) u. Metoclopramid (z. B. Paspertin®)
- Bei ursächl. Gleithernie Fundoplikatio, Hiatusplastik o. Gastropexie

Hinweise zur Pflege

- Informationen über Ernährungs- u. Lebensumstellung vermitteln, z. B.:
  - Häufige kleine Mahlzeiten
  - Eiweißreich u. fettarm essen
  - Verzicht auf Kaffee, säurehaltige Nahrung, Alkohol u. Nikotin
  - Nur im Sitzen essen
  - Bewegung nach Essen, nicht hinlegen
  - Nahrungskarenz 3 Std. vor Schlafengehen

Besondere Informationen

- Heilt bei Kindern mit zunehmendem Alter oft spontan aus
- Gastroösophagealer Reflux ist in begrenztem Maße physiolog.
- Komplikationen: Ulzera, Ösophagusstenosen, nächtl. Aspiration von Magensaft, Barrett-Ösophagus (Präkanzerose des Ösophaguskarzinoms)
- Verschiedene Klassifikationen: z. B. Savary und Miller, Los Angeles, MUSE-Klassifikation

Reizdarmsyndrom (RDS)

Häufige funktionelle Darmstörung ohne fassbare organische Ursache; syn. Reizkolon, Colon irritabile

Ursachen

- Unbekannt
- Begünstigend, z. B. Stress, seelische Konfliktsituationen, Fehlbesiedlung der Darmflora

Symptome

- Unregelm. auftretender Bauchschmerz (> 3 Mon.) wechselnder Stärke u. Lokalisation
- Nachlassen der Schmerzen nach Stuhlentleerung
- Schmerzen eher morgens beim Aufstehen
- Blähungen
- Obstipation, Durchfall o. beides im Wechsel (veränderte Stuhlgewohnheiten)
- Ggf. Schleimbeimengungen im Stuhl
- Gefühl der inkompletten Darmentleerung

Diagnostik

- Anamnese ist richtungweisend (ROM-II-Kriterien)
- Körperl. Befund unergiebig, Pat. im guten AZ trotz chron. Beschwerden
- Diagnosestellung erfolgt erst nach Ausschluss anderer Krankheiten
- Zur Ausschlussdiagnostik: Labor, Stuhlkultur, Sono, Koloskopie

Therapie

- Ernährungsumstellung, z. B. kleinere, ballaststoffreiche Mahlzeiten mit reichl. Flüssigkeit
- Identifizierung u. Abbau von Stressfaktoren; Entspannungstechniken, z. B. Autogenes Training
- Ggf. unterstützend psychotherapeutische Maßnahmen
- Ggf. Arzneimittel zur Symptomlinderung, z. B. Spasmolytika

Hinweise zur Pflege

- Beratung zu Ernährungsumstellung, Entspannungstechniken, Selbsthilfegruppe

Besondere Informationen

- RDS ist das weltweit am häufigsten vorkommende gastroenterolog. Krankheitsbild
- Frauen im Verhältnis 2:1 betroffen, meist zwischen 30.–40. Lj. auftretend
- RDS hat keine anderen Erkrankungen zur Folge

Rheumatisches Fieber

Nach einer Streptokokkenangina auftretende systemische Erkrankung mit akuter Manifestation an Herz, Gelenken, Haut u. ZNS (kombiniert o. isoliert)

Ursachen

- Infektion der oberen Luftwege mit β-hämolysierenden Streptokokken der Gruppe A, z. B. Pharyngitis, Tonsillitis o. Scharlachinfektion; meist 1–3 Wo. nach Infektion immunolog. bedingte Entzündung durch Kreuzreaktion

Symptome

- Ca. 2 Wo. nach Racheninfekt Fieber u. durch mögl. Organbeteiligung bedingte Symptome (Major- und Minorsymptome):
  - Herz: Karditis, je nach Befall Symptome der Endokarditis, Myokarditis o. Perikarditis
  - Gelenke: Polyarthritis, v. a. große Gelenke betroffen
  - Haut: Erythema anulare rheumaticum, Erythema nodosum o. Rheuma-Knötchen
  - Gehirn: Chorea minor (Veitstanz)

Diagnostik

- Diagnosefindung anhand Jones-Kriterien:
  - Grundvoraussetzung: vorausgegangener Scharlach, Rachenabstrich mit Nachweis von Streptokokken der Gruppe A, positiver AK-Nachweis gegen Streptokokkenantigene im Blut
  - 5 Hauptkriterien: Karditis, Polyarthritis, Chorea minor, Erythema anulare rheumaticum, Rheuma-Knötchen
  - Nebenkriterien: Fieber, Gelenkschmerzen, AV-Block I. Grades, BSG ↑ u./o. CRP ↑
- Diagnose gilt als gesichert, wenn folgende Kriterien erfüllt sind:
  - Grundvoraussetzung + 2 Hauptkriterien
  - Grundvoraussetzung + 1 Haupt- u. 2 Nebenkriterien

Therapie

- Medikamentös: Antibiotikagabe, NSAR bei Gelenkschmerz, Kortikosteroide bei schwerer Karditis, Benzodiazepine bei Chorea minor
- Nach Ende des Akutstadiums: Fokussanierung u. Rezidivprophylaxe (Antibiotikagabe über Jahre)

Hinweise zur Pflege

- Im akuten Stadium Bettruhe
- Je nach Schwere u. Verlauf Unterstützung bei den Lebensaktivitäten, Durchführung von notwendigen Prophylaxen

Besondere Informationen

- Herzklappenschäden sind gefährlichste Folge des rheumatischen Fiebers
- Bis zu 50 % entwickeln rheumatische Herzerkrankungen
- Meist erkranken Kinder zwischen 5 u. 15 Jahren
- Zahl der Erkrankungen in Industrieländern aufgrund frühzeitiger antibiotischer Behandlung rückläufig, in Entwicklungsländern auch heute noch häufigste entzündl. rheumatische Erkrankung im Jugendalter

Röteln

Harmlose Virusinfektion mit kleinfleckigem Ausschlag; syn. Rubeola, Rubella

Ursachen

- Erreger: Rubella-Virus
- Übertragung: Kontakt- o. Tröpfcheninfektion

Symptome

- Meist nur geringe Beschwerden, oft auch symptomfrei
- 14–16 Tage nach Ansteckung: Schnupfen, Fieber, Schwellung der Hals- u. Nacken-LK
- Wenige Tage andauerndes kleinfleckiges Rötelnexanthem, v. a. Gesicht, Rücken, Streckseiten der Extremitäten

Diagnostik

- Klin. Bild

Therapie

- Rein symptomatisch

Hinweise zur Pflege

- Bettruhe
- Mundschutz, Schutzkittel und Schutzhandschuhe bei Kontakt mit dem Kranken tragen

Besondere Informationen

- Inkubationszeit: 10–21 Tage
- 7 Tage vor Exanthemausbruch bis 7 Tage danach sind erkrankte Kinder ansteckend
- Eine Rötelninfektion bei Schwangeren kann Feten schwer schädigen, v. a. in Frühschwangerschaft (Risiko > 50 %) = Rötelnembryopathie (z. B. Herzfehler und Katarakt)
  - Kontrolle des AK-Titers vor geplanter Schwangerschaft
  - Schwangere sollten Kontakt mit Röteln-Infizierten meiden
- Prophylaxe: Schutzimpfung STIKO-Empfehlung f. Kinder ab dem 12. Lebensmonat.
- Meldepflichtig nach IfSG

Salmonellose

Meldepflichtige durch Salmonellen verursachte infektiöse Gastroenteritis; syn. Salmonellen-Gastroenteritis

Ursachen

- Bakterien: Salmonellen
- Übertragung oral, durch Aufnahme kontaminierter Lebensmittel, v. a. Eier, Roheiprodukte, Geflügel
- Infizierte Pat. scheiden Salmonellen mit Stuhl aus

Symptome

- Verläufe von leichten Durchfällen bis hin zu hochfieberhaften Enteritiden mit blutigem Stuhl u. krampfartigen Bauchschmerzen
- In schweren Fällen schwere Exsikkose mit Volumenmangelschock
- Gefahr der Salmonellensepsis bei immungeschwächten Pat.

Diagnostik

- Erregernachweis in Stuhl, Erbrochenem o. Nahrungsmittelresten
- Blut: BB, BSG, Elektrolyte, bei septischem Verlauf Blutkultur abnehmen

Therapie

- Symptomatisch, v. a. Rehydratation u. Elektrolytausgleich (oral o. i. v.)
- In unkomplizierten Fällen keine Antibiotikatherapie (verlängert Bakterienausscheidung)

Hinweise zur Pflege

- Hygienerichtlinien nach Hygienestandard beachten
- Reichl. Flüssigkeit anbieten, ballaststoffarme Kost (Tee u. Zwieback)
- Bei schweren Verläufen Infusionstherapie u. Kostaufbau nach AO
- Ggf. Unterstützung bei der Stuhlausscheidung und Intimpflege, Hautsituation im Analbereich beobachten, Hautpflege/Hautschutz
- Evtl. feucht-warme Bauchwickel, Wärmflasche
- ➤ Gastroenteritis, infektiöse

Besondere Informationen

- Inkubationszeit: wenige Std. bis 2 Tage
- Dauerausscheider (Ausscheidung von Salmonellen > 10 Wo. über Gallenblase o. Darm) sind selten
- Prophylaxe: Küchenhygiene, Erhitzen von Speisen
- Prognose: bei vorher Gesunden innerhalb weniger Tage Spontanheilung
- Durch Salmonellen verursachte Erkrankungen: Brechdurchfall, Typhus, Paratyphus
- Meldepflichtig nach dem IfSG, wenn v. a. mikrobiell bedingte Lebensmittelvergiftung und epidemischer Verdacht (zwei und mehr Kranke) besteht

Sarkoidose

Systemerkrankung mit Ausbildung entzündl. Knötchen (Granulome), die im gesamten Körper auftreten können, am häufigsten aber die Lunge befallen; syn. Morbus Boeck

Ursachen

- Unbekannt

Symptome

- Chron. Sarkoidose (häufiger):
  - Frühstadium häufig symptomlos
  - Später bei Befall der Lunge: Husten, Belastungsdyspnoe
  - Je nach befallenem Organ, z. B. Hautveränderungen, geschwollene Gelenke, Gelenkbeschwerden, Parotitis, Augenentzündungen
- Akute Sarkoidose (Löfgren-Syndrom):
  - Beginnt akut mit Fieber, Erythema nodosum, typisch sind geschwollene schmerzhafte Sprunggelenke
  - Häufig trockener Husten

Diagnostik

- Rö-Thorax, hoch auflösende CT zur Stadieneinteilung
- Bronchoskopie mit bronchoalveolärer Lavage, Lufu, Labor
- Je nach befallenem Organ, z. B. Augenuntersuchung, MRT

Therapie

- Stadium I u. Löfgren-Syndrom wegen günstigen Spontanverlaufs kontroll- aber nicht behandlungsdürftig
- In höheren Stadien u. bei Befall pulmonaler Organe Glukokortikoidtherapie

Hinweise zur Pflege

- Je nach Schweregrad:
  - Atemerleichternde u. -unterstützende Maßnahmen, Erhalt der Thoraxbeweglichkeit durch Dehnlagerungen, Atemgymnastik
  - Sekretlösende u. -entleerende Maßnahmen, Pneumonieprophylaxe

Besondere Informationen

- Altersgipfel 20.–40. Lj; Löfgren-Syndrom v. a. bei jungen Frauen
- In 10 % aller Fälle Übergang in Lungenfibrose mit Ateminsuffizienz u. Cor pulmonale

Schädel-Hirn-Trauma (SHT)

Sammelbezeichnung für offene o. gedeckte Kopfverletzungen mit Gehirnbeteiligung

Ursachen

- Traumatisch durch Gewalteinwirkung auf den Kopf, z. B. Schlag, Sturz, Aufprall
- > 50 % begleitend nach Verkehrsunfall

Symptome

- Ggf. keine Symptome; Verschleierung der Symptome z. B. durch Alkoholeinfluss → Fehleinschätzung!
- Ggf. Latenzzeit beachten!
- Symptome, die auf ein SHT hindeuten können:
  - Übelkeit, Erbrechen, Bewusstseinsstörung, evtl. mit zunehmender Eintrübung
  - Kopfschmerzen, Schwindel, Gleichgewichtsstörungen
  - Pupillendifferenz
  - Krämpfe o. sonstige neurologische Ausfallerscheinungen
  - Erinnerungslücken (Amnesie)
  - Visuelle Halluzinationen
- Hirndrucksteigerung infolge von Massenverschiebung
- Hirndruckerhöhung: lebensbedrohlicher Notfall mit Gefahr der Einklemmung!

Diagnostik

- Anamnese, neurologischer Status
- Klin. Untersuchung, z. B. Schädelfraktur
- CCT/MRT, Lumbalpunktion bei unauffälligem CT, zerebrale Angiografie
- Labor: Protein S100

Therapie

- Frühzeitige aggressive Therapie vermindert Sekundärschäden, ggf. lebensrettende Erstmaßnahmen, z. B. Intubation und Beatmung
- Je nach Krankheitsbild unterschiedlich, z. B. Clipping bei Subarachnoidalblutung, Hämatomausräumung bei epiduralem Hämatom

Hinweise zur Pflege

- Therapie, Überwachung und Pflege bei schwerem SHT auf neurologischen/neurochirurg. Intensivstation; bei leichteren SHT engmaschige Kontrolle von Blutdruck, Puls, Bewusstsein, Pupillenreaktion, > epidurales Hämatom, > intrazerebrale Blutung

Besondere Informationen

- Klassifizierung nach Tönnis uund Loew (GCS)
  - Grad I (GCS 13–15): leichtes SHT (Commotio cerebri)
  - Grad II (GCS 9–12): mittelschweres SHT (leichte Contusio cerebri, leichte Hirnprellung)
  - Grad III (GCS ≤ 9): schweres SHT (schwere Contusio cerebri)
- Schädel-Hirn-Verletzungen bei Menschen < 45 J. häufigste Todesursache

Scharlach

Akute bakterielle Infektionskrankheit, Sonderform der Streptokokkenangina

Ursachen

- Erreger: β-hämolysierende Streptokokken der Gruppe A (Streptococcus pyogenes)
- Übertragung meist durch Tröpfchen-, selten durch Schmierinfektion

Symptome

- Meist plötzl. Beginn mit hohem Fieber, Schüttelfrost, evtl. Erbrechen
- Tonsillitis: geschwollene u. gerötete Mandeln, starke Halsschmerzen, Schluckbeschwerden, geschwollene Hals-LK
- Exanthem: rotfleckiger Ausschlag an Rachenschleimhaut u. am weichen Gaumen
- Meist ab 2. Tag: Exanthem (dichtstehend, feinfleckig), von Leistenbeugen über Rumpf zum Kopf, Mund-Kinn-Dreieck bleibt ausgespart (periorale Blässe ca. 2–3 Tage)
- Ab 3. Tag hochrot geschwollene Papillen („Himbeerzunge")
- Nach Ablauf der Erkrankung Schuppung der Haut (v. a. Handinnenflächen, Fußsohlen)

Diagnostik

- Klin. Bild
- Rachenabstrich durch Streptokokken-Schnelltest (beweisend ist aber nur Kultur)

Therapie

- Penicillinbehandlung über 10 Tage, bei Allergie Erythromycin
- Symptomatische Behandlung, z. B. Paracetamol

Hinweise zur Pflege

- Starkes Krankheitsgefühl
- Bettruhe, körperliche Schonung
- Warme Getränke (Salbeitee), weiche Kost, viel Flüssigkeit, kühle Halswickel

Besondere Informationen

- Inkubationszeit: 2–4 Tage
- Ansteckungsgefahr endet 1–2 Tage nach Antibiotikaeinnahme
- Max. Häufigkeit 3.–10. Lj.
- Keine Immunität nach Erkrankung
- Prognose gut, nach ca. 2 Wo. Urinuntersuchung zum Ausschluss von Streptokokkenzweiterkrankungen (rheumatisches Fieber, Glomerulonephritis, Endokarditis)

Schilddrüsenkarzinom

Schilddrüsen(SD)-Krebs

Ursachen

- Begünstigt durch genet. Faktoren u. ionisierende Strahlen

Symptome

- Meist SD-Vergrößerung mit Knotenbildung
- Spätsymptome: Schluck- u. Atembeschwerden, Heiserkeit durch Tumorinfiltration des Nervus reccurens, Horner-Syndrom

Diagnostik

- Anamnese, Sono, Szintigrafie, Feinnadelpunktion, ggf. OP zur Diagnosesicherung
- CT, MRT der Halsregion
- Metastasensuche: Rö-Thorax u. CT Thorax, Knochenszintigrafie (hämatogene Metastasen finden sich in Lunge u. Skelett)

Therapie

- Operativ: meist Entfernung der gesamten SD (totale Thyreoidektomie) u. regionaler Hals-LK; ggf. Neck dissection
- Postop. Radiojodtherapie (Elimination von SD-Restgewebe o. Metastasen)
- Bei undifferenzierten Tumoren postop. perkutane Bestrahlung
- Hoch dosierte Dauersubstitution mit SD-Hormonen (L-Thyroxin)

Hinweise zur Pflege

- Postop. Pflege nach Schilddrüsen-OP: Pat. in Oberkörperhochlage, Kopf gerade und ohne Zug auf das OP-Gebiet, ruckartige Kopfbewegungen vermeiden; Beobachtung auf Nachblutung (Halsumfang nimmt zu), Verletzung des N. recurrens (Heiserkeit); Pat. soll sich bei Parästhesien in den Händen sofort melden
- Radiojodtherapie erfolgt auf speziellen nuklearmedizinischen Stationen mit Strahlenschutzeinrichtungen
- Psychische Betreuung, evtl. Psychologen o. Seelsorger einbeziehen, Selbsthilfegruppen vermitteln, Grundsätze der onkolog. Pflege, pflegerische Maßnahmen bei Strahlentherapie

Besondere Informationen

- Bösartige SD-Tumoren machen insgesamt 0,5 % aller Malignome aus
- Frauen etwa doppelt so häufig betroffen
- Kontrolluntersuchungen alle 6 Mon., Thyreoglobulin dient als Tumormarker
- Typen: papilläres, follikuläres, medulläres Schilddrüsenkarzinom

Schlaganfall

Akute Durchblutungsstörung o. Blutung des Gehirns mit neurolog. Ausfällen; syn. Hirninsult (engl. Stroke), veraltet: Apoplex o. Hirnschlag

Ursachen

- Zerebrale Ischämie (80 %):
  - Thrombotischer Verschluss einer Hirnarterie bei Arteriosklerose
  - Karotisstenose, -verengung
  - Arterioarterielle Embolien, Embolien aus Herz (z. B. bei Vorhofflimmern, Myokardinfarkt)
  - Selten Arteriitis, Hirntumor, Migräne
- Intrazerebrale Blutungen, Subarachnoidalblutung, selten Schädel-Hirn-Traumen, Vaskulitis, Antikoagulanzientherapie
- Risikofaktoren:
  - Arterielle Hypertonie
  - Diabetes mellitus
  - Rauchen
  - Hohe Blutfette
  - Ovulationshemmer

Symptome

- Neurolog. Ausfälle je nach betroffenem Hirnareal:
  - Verwirrtheit
  - Bewusstseinstrübung bis zum Koma
  - Hemiplegie, Hemiparese
  - Sensibilitäts-, Sprach-, Seh- u. Schluckstörungen
  - Gesichtsfeldausfall
  - Übelkeit, Erbrechen
  - Harninkontinenz
- Bei Lokalisation in Kleinarterien:
  - Drehschwindel
  - Gang- u. Augenbewegungsstörungen
- Neurolog. Ausfälle meist kontralateral (auf der zum Infarktbezirk entgegengesetzten Körperhälfte); Ausnahmen: Ischämien von Rückenmark u. Hirnstamm
- Transitorische ischämische Attacke (TIA,
  > Karotisstenose) = Warnzeichen für drohenden Schlaganfall

Diagnostik

- Anamnese, klin. Bild, BZ-Stix (Abklärung Hypoglykämie)
- CCT o. MRT, EKG, Echo, Doppler-Sonografie, ggf. Angio

Therapie

- Schlaganfall ist Notfall, der schnelles Handeln erfordert
- Basistherapie parallel zur Diagnostik:
  - Kreislaufüberwachung u. -stabilisierung, Sicherung der Atmung

- Normalisierung von Körpertemp., BZ, Elektrolyt- u. Flüssigkeitshaushalt
- Behandlung des Hirnödems: Hochlagerung Kopf u. Oberkörper um 15–30°, seitl. Abknicken des Kopfes vermeiden
- Low-dose-Heparinisierung zur Thromboseprophylaxe, ggf. Vollheparinisierung
- Spezielle Akuttherapie:
  - Thrombolyse mittels rekombinantem Gewebeplasminogenaktivator (rtPA, Behandlung innerhalb eines 3-Std.-Fensters), nicht bei Hirnblutung
  - Kraniotomie u. Hypothermie bei malignem Mediainfarkt
  - Dekompressive Kraniektomie bei raumfordernden Hirninfarkten
- Rezidivprophylaxe:
  - Thrombozytenaggregationshemmer, z. B. ASS
  - Risikofaktoren minimieren, Therapie der Grunderkrankung, z. B. Karotis-PTA o. -TEA bei Karotisstenose

Hinweise zur Pflege

- Beobachten: Vitalzeichen, Bewusstsein, Pupillen, neurologische und psychische Auffälligkeiten
- Frühmobilisation u. -rehabilitation nach Bobath-Konzept u. Kinaesthetics
- Unterstützung bei den Lebensaktivitäten, dabei aber Aktivität und Selbstständigkeit des Pat. gemeinsam mit Ergo- und Physiotherapeuten fördern
- Durchführung notwendiger Prophylaxen, v. a. Pneumonie-, Dekubitus-, Sturzprophylaxe
- Pflegerische und logopädische Maßnahmen bei Dysphagie und Aphasie
- Pat. benötigen viel Zuspruch u. einfühlsame Pflege, ihre Lebenssituation hat sich mit einem „Schlag" verändert

Besondere Informationen

- Behandlung möglichst auf Stroke Unit (spez. Schlaganfallstationen), multidisziplinäre Betreuung
- Komplikationen:
  - Pneumonie
  - Harnwegsinfekt
  - Inkontinenz
  - Dehydratation
  - Schluck- u. Sprachstörungen
  - Neglect
  - Schulterkomplikationen, Hand-Syndrom auf der stärker betroffenen Seite

Schock

Lebensbedrohliches Zustandsbild, bei dem die Zirkulation in den Kapillaren vermindert ist, Missverhältnis zwischen Sauerstoffangebot und Sauerstoffbedarf

Ursachen

- Blutverlust
- Herzinsuffizienz
- Störung der Mikrozirkulation
- Sauerstoffverwertungsstörung
- Sepsis/Anaphylaxie

Symptome

- Systol. Blutdruck ↓, Herzfrequenz ↑
- Blasse, fahle Haut
- Kalter Schweiß
- Durstgefühl
- Oligurie
- Tachypnoe
- Gestörte Vigilanz
- Zunächst symptomfreie Verläufe mögl.

Diagnostik

- Anamnese
- Scoring-Systeme (z. B. APACHE)
- RR ↓ (systol. < 100 mmHg), Tachykardie (Puls > 100/min) – Schock-Index
- Labor: Blutgas, Hb, Hk, Erythrozyten, Laktat, ph-Wert, ZVD
- Pulsoximetrie
- Sono
- EKG
- MRT

Therapie

- Abhängig von Schockform
- Atemwege freihalten
- Vor Unterkühlung schützen
- Sauerstoff
- Evtl. Schocklagerung (Wirksamkeit wird diskutiert)
- Großlumige periphere Zugänge (z. B. für Infusionslösung)
- Beruhigung und Schmerzreduzierung
- Ggf. Antibiotika
- Ggf. Glukokortikoide

Hinweise zur Pflege

Erstmaßnahmen bei Schock

- Engmaschige Kontrolle von RR, Puls (zentral an der A. carotis, da peripher oft nicht tastbar), Atmung, Bewusstsein
- Unterstützung bei weiteren diagnostischen und therapeutischen Maßnahmen, abhängig von der Art des Schock
- Pat. beruhigen, nicht alleine lassen

Besondere Informationen

- Orientierende Feststellung der peripheren Durchblutung: Fingernagelprobe
- Andrenalin/Noradrenadrenalin werden ausgeschüttet → Herzfrequenzsteigerung
- Schockformen:
  - Volumenmangelschock (hypovolämischer Schock)
  - Kardiogener Schock, z. B. Herzinsuffizienz
  - Septischer Schock, z. B. Verbrennungskrankheit
  - Anaphylaktischer Schock, z. B. Insektengiftallergie
  - Sonderformen: neurogener Schock, spinaler Schock, endokriner Schock

Sepsis

Lebensbedrohl. Allgemeininfektion mit systemischer Entzündungsantwort des Organismus; syn. Septikämie, Blutvergiftung

Ursachen

- Lokale Infektion
- Mögl. Erreger: grampositive u. gramnegative Bakterien, Pilze (v. a. Candida albicans, Aspergillen), Viren, Protozoen (Malariaerreger, Amöben)
- Mögl. Sepsisherde: Fremdkörper (z. B. Katheter, Implantate), OP-Wunden, Infektionen (häufig Urogenitaltrakt), Traumen, kontaminierte Infusionen u. Transfusionen, Dekubitus, Lunge (Pneumonie)
- Begünstigt z. B. durch immunsuppressive u. Zytostatikatherapie, allg. Abwehrschwäche, Diabetes mellitus

Symptome

- Abhängig von Grunderkrankung, Abwehrlage, Infektionsherd
- Hohes, intermittierendes Fieber, häufig kein Fieber bei Säuglingen, alten o. immunschwachen Pat.
- Atemfrequenz ↑, Puls ↑, RR ↓
- AZ ↓
- Leber- u. Milzvergrößerung
- Bewusstseinsstörung, Verwirrtheit
- Petechien
- Weitere Symptome je nach Sepsisherd

Diagnostik

- Verdachtsdiagnose nach klin. Bild
- Diagnosesicherung durch Erregernachweis in Blutkultur
- Herdsuche u. Schweregradeinschätzung: Sono-Abdomen, Rö-Thorax, Blutuntersuchungen, Urinstatus u. -kultur, ggf. Stuhlkultur, ggf. Lumbalpunktion mit Liquordiagnostik, mikrobiolog. Untersuchung von Katheterspitzen, Drainagesekret, Wundabstrichen, Trachealsekret

Therapie

- Sofortiger Therapiebeginn entscheidend
- Kalkulierte Antibiotikatherapie nach Abnahme der Blutkulturen, ggf. nach Vorliegen des Ergebnisses Umstellung erforderl.
- Sanierung des Sepsisherdes, z. B. Katheterwechsel, operative Sanierung
- Intensivmedizinische Versorgung

Hinweise zur Pflege

- Intensivmedizinisches Monitoring (Vitalzeichen, Temperatur, ZVD, Blutgase, Bewusstsein, Flüssigkeitsbilanz, Schmerzen
- Durchführung und Überwachung der Infusionstherapie
- Übernahme/Unterstützung bei den Lebensaktivitäten, notwendige Prophylaxen durchführen
- Vorsicht: erhöhte Blutungsneigung durch Gerinnungsstörung

Besondere Informationen

- Pathophysiolog. Einteilung:
  - SIRS (systemic inflammatory response syndrome): systemische Entzündungsreaktion
  - Sepsis: systemisches Entzündungssyndrom als Folge einer Infektion
  - Schwere Sepsis: Sepsis mit Organstörungen, gefährdet sind v. a. Lunge, Nieren, Leber
  - Septischer Schock: Sepsis mit Schock, schwerste Form der Sepsis
- Komplikationen:
  - Verbrauchskoagulopathie
  - Multiorganversagen
  - Septische Metastasen
  - Septischer Schock
  - Akutes Nierenversagen
  - ARDS
- Prognose: hohe Letalität, bis zu 50 %

Schwangerschaftsinduzierte Hypertonie (SIH)

Spätgestose mit den Hauptsymptomen Hypertonie, Ödeme, Proteinurie; früher EPH-Gestose

Ursachen

- Genaue Ursache unklar, diskutiert werden:
  - Gestörte endotheliale Funktion → patholog. Veränderungen im Prostaglandinstoffwechsel u. Renin-Angiotension-Aldosteron-System
  - Immunolog. Faktoren
- Risikogruppen:
  - Erstgebärende
  - Frauen mit Mehrlingsschwangerschaften
  - Diabetes mellitus
  - Nierenerkrankungen

Symptome

- Hauptsymptome:
  - Hypertonie: RR ≥ 140/90 mmHg
  - Proteinurie: Eiweißausscheidung im 24-Std.-Sammelurin > 0,3 g/l
  - Generalisierte Ödeme (periphere Ödeme ohne Bedeutung) u. abnorme Gewichtszunahme > 500 g pro Wo. aufgrund der Wassereinlagerung
- Übergang zur nächsten Stufe ist individuell unvorhersehbar u. kann sich schnell vollziehen
- Präeklampsie: Schwindel, Kopfschmerzen, Ohrensausen, Kopfschmerzen, Augenflimmern, Sehstörungen, Übelkeit, Erbrechen, Oligurie, evtl. Thrombozytenabfall
- Eklampsie: tonisch-klonische Krämpfe mit Zungenbiss, Zyanose, Bewusstlosigkeit u. Koma (= lebensbedrohl. Notfall für Mutter u. Kind)

Diagnostik

- Erstmaliges Auftreten von Hypertonie u. Proteinurie im letzten Trimenon der Schwangerschaft führt zur Diagnose SIH
- Weitere Untersuchungen dienen der Risikoabschätzung u. Verlaufskontrolle:
  - Blutuntersuchungen: Routinelabor, BB, Nierenwerte, Leberwerte, Gerinnungsstatus
  - Eiweiß im Sediment bzw. im 24-Std.-Sammelurin
  - Engmaschige RR-Kontrolle, Ödem- u. Gewichtskontrolle
  - 3 × tgl. CTG-Kontrolle, Doppler-Sonografie (Beurteilung der Plazentadurchblutung), transabdominales Sono

Therapie

- Bettruhe, ggf. Sedierung (z. B. Diazepam)
- Blutdrucksenkende Mittel (Methyldopa, β-Blocker)
- Magnesium zur Minderung der Krampfbereitschaft
- Einzige ursächl. Therapie ist Beendigung der Schwangerschaft, meist aber wegen noch bestehender Unreife des Kindes nicht sofort mögl. (Risikoabwägung)
- Bei Zeichen einer fetalen Gefährdung u. bei Eklampsie Beendigung der Schwangerschaft

Hinweise zur Pflege

- Pat. befindet sich in psychischer Extremsituation: ruhige Atmosphäre schaffen, Gesprächsbereitschaft zeigen
- Bei leichter SIH: relative Bettruhe, Ruhe, eiweiß- u. ballaststoffreiche Kost, regelm. Vitalzeichenkontrolle, Gewichtskontrolle
- Bei Präeklampsie: absolute Bettruhe, bevorzugt Linksseitenlage, Reizabschirmung u. Einzelzimmer, engmaschige Vitalzeichenkontrolle, Gewichts- u. Ödemkontrolle, Flüssigkeitsbilanzierung, Prophylaxen, Hilfe bei Körperpflege, ggf. Vorbereitung auf Frühgeburt
- Immer in Notfall- u. Intubationsbereitschaft sein

Besondere Informationen

- SIH eine der häufigsten Schwangerschaftskomplikationen (5–7 % aller Schwangeren)
- Gefährdung für Mutter u. Kind abhängig vom Schweregrad
- HELLP-Syndrom: Sonderform mit schwerer Leberfunktionsstörung = **H**ämolyse, **e**rhöhte **L**eberenzyme, verminderte (**l**ow), Thrombozytenzahl (**p**latelets)
- Maternale Letalität bei HELLP-Syndrom ca. 3 %, kindl. Letalität > 20 %

Sinusitis

Akute o. chron. Entzündung der Nasennebenhöhlenschleimhaut mit Sekretbildung; syn. Nasennebenhöhlenentzündung

Ursachen

- Von oberen Atemwegen fortgeleiteter Infekt, z. B. Schnupfen
- Mögl. Erreger: Viren, Streptokokken, Haemophilus influenzae, Staphylokokken u. a.
- Begünstigt durch Verlegung der Ausführungsgänge der Nasennebenhöhlen

Symptome

- Allg. Abgeschlagenheit, behinderte Nasenatmung
- Gesichts- u. Kopfschmerz je nach betroffener Nebenhöhle:
  - Kieferhöhle (Sinus maxillaris): starke pochende Schmerzen im Bereich Kieferhöhle, Mittelgesicht u. Schläfenregion; Schmerz verstärkt sich beim Bücken
  - Stirnhöhle (Sinus frontalis): ausstrahlender Schmerz von Stirnregion in inneren Augenwinkel
  - Siebbeinzellen (Sinus ethmoidalis): Nasenwurzel u. innerer Augenwinkel
  - Keilbeinhöhle (Sinus sphenoidalis; selten): Mitte des Kopfes mit Ausstrahlung zum Hinterkopf
- Betroffene Nasennebenhöhlen sind druckempfindl.
- Chron. Sinusitis oft symptomarm

Diagnostik

- Klin. u. endoskopische Untersuchung, Abstrich Nasensekret, Rö-Nasennebenhöhlen, ggf. Sono
- Bei chron. Sinusitis Ursache abklären, evtl. CT/MRT

Therapie

- Meist konservative Therapie: abschwellende Nasentropfen (max. 10 Tage), Antibiotika, Schleimlöser
- Ggf. Spülung der Nebenhöhlen
- Ggf. operative Sanierung, z. B. Verkrümmungen der Nasenscheidewand, Nasenpolypen
- Chron. Sinusitis: topische Kortikoide

Hinweise zur Pflege

- Spülung mit Nacl 0,9 %, örtl. Wärmeanwendungen o. Rotlicht können unterstützend wirken
- Reichl. Flüssigkeitszufuhr
- Schleimhautabschwellende Nasentropfen, -sprays nur zeitlich begrenzt anwenden

Besondere Informationen

- Akute Sinusitis klingt meist innerhalb kurzer Zeit komplikationslos ab
- Bei schweren Verläufen kann Entzündung die Nebenhöhlen überschreiten u. benachbarte Strukturen schädigen, z. B. Augenhöhle
- Geschwollene u. entzündl. gerötete Augen sind Zeichen einer Entzündungsausbreitung
- Eine mehr als 2–3 Mon. andauernde Sinusitis gilt als chron.

Skabies

Befall der Haut durch Milben (Parasit); syn. Krätze

Ursachen

- Krätzemilbe (Sarcoptes scabiei): Weibchen bohrt sich in Epidermis u. legt in sog. Milbengängen ihre Eier u. Kot ab; bevorzugt an Fingerzwischenräumen, Handgelenken, Ellenbeugen, innere Fußrand, Nabelregion, Brustwarzen, Penis; Kopf bleibt frei (außer bei Säuglingen)
- Übertragung durch intensiven Körperkontakt, meist durch Geschlechtsverkehr
- Mögl. Infektionsquellen, z. B. Bettwäsche, Matratze, Kleidung

Symptome

- Quälender Juckreiz, der durch Bettwärme verstärkt wird
- Feine bräunl. Linien unter der Haut (Milbengänge), am Ende sitzt Milbe (Milbenhügel)
- Kratzeffekte (führen oft zu Sekundärinfektionen), entzündl. Papeln
- Ekzemative Hautveränderungen mit Knötchen u. eitrigen Pusteln, postskabiöses Ekzem

Diagnostik

- Hautinspektion nach Milbengängen u. Milben, ggf. mit Lupe
- Mikroskopischer Nachweis: Aushebeln der Milbe o. Klebestreifenabriss der Haut

Therapie

- Wäsche tgl. wechseln u. waschen
- Nicht bei 60 °C waschbare Gegenstände 3 Wo. in Plastiktüten o. 24–48 Std. im Eisschrank aufbewahren
- Einmal tgl. Ganzkörperbehandlung mit Antiparasitikum (z. B. Permethrin, Lindan, Benzylbenzoat) über 2–3 Tage; auch enge Kontaktpersonen werden behandelt
- Lindan bei Kindern u. in Schwangerschaft wegen Neurotoxizität kontraindiziert
- Während der Behandlung keine Hautpflegemittel u. Kosmetika verwenden
- Antihistaminika gegen Juckreiz, ggf. Kortikoidsalben gegen skabiesbedingtes Ekzem

Hinweise zur Pflege

- Im Krankenhaus Pat. isolieren
- Vor Auftragen der Wirksubstanz mit Detergens duschen, Körper vom Hals abwärts einreiben, 8–12 Std. später Salbenreste abduschen, Haut nach Therapieende gut pflegen

Besondere Informationen

- Inkubationszeit: 4–8 Wo.
- Mensch einziger Wirt der Krätzemilbe, Paarung findet auf Hautoberfläche statt
- Krustöse Skabies: dicke Borken, die massenhaft Milben enthalten, v. a. bei immungeschwächten Pat. hoch ansteckend

Sklerodermie, progressive systemische (PSS)

Generalisierte Erkrankung des kollagenen Bindegewebes mit Sklerosierung von Haut, inneren Organen u. Gefäßen; syn. progressive systemische Sklerose

Ursachen

- Genaue Ursache unklar
- Genetische Veranlagung
- Autoimmunologische Prozesse
- Zusammenhang mit Tumorerkrankungen wird vermutet

Symptome

- Beginn mit Hautveränderungen i. d. R. an distalen Extremitätenabschnitten: ödematöse Schwellung, später Verdickung u. Atrophie; 90 % entwickeln Raynaud-Syndrom
- Befall des Gesichts: Verkleinerung der Mundöffnung (Mikrostomie), Verkürzung des Zungenbändchens, mimische Starre
- Beugekontrakturen infolge Hautschrumpfungen einhergehend mit Gelenkbeschwerden
- Im fortgeschritten Stadium Befall der inneren Organe, z. B. Durchblutungsstörungen, Schluckbeschwerden, Refluxösophagitis, Durchfall, Obstipation, Lungenfibrose u. später Cor pulmonale, Myokardfibrose, Niereninsuffizienz

Diagnostik

- Klin. Bild
- AK-Nachweis
- Hautbiopsie, Kapillarmikroskopie

Therapie

- Ursächl. Behandlung nicht mögl., Therapieziel: Fortschreiten der Fibrosierung hemmen, Symptome lindern
- Medikamentöse Basistherapie mit Antirheumatika (D-Penicillamin), ggf. Kortikosteroide, Immunsuppressiva
- Symptomatische Medikation, z. B. NSAR bei Gelenkschmerzen
- Maßnahmen zum Erhalt der Gelenkbeweglichkeit, z. B. physik. Therapie, Massagen

Hinweise zur Pflege

- Erschwerte Nahrungsaufnahme durch Mikrostomie u. Reflux → Ernährung u. Zubereitung darauf abstimmen
- Trockene Haut → intensive Hautpflege
- Lidschlussprobleme → Augen-Gel u. Schlafbrille
- Pat. frieren extrem → bei allen Maßnahmen berücksichtigen
- Selbsthilfegruppe (www.sklerodermie-selbsthilfe.de)

Besondere Informationen

- Frauen 4-mal häufiger betroffen, Hauptmanifestationsalter 30.–50. Lj.
- Prognose: bei Beteiligung innerer Organe schlecht, oft therapierefraktär; Überlebensrate durch Beteiligung von Herz, Lunge, Niere herabgesetzt

Soor

Infektion durch Sprosspilze der Gattung Candida; Bezeichnung Soor bezieht sich auf Befall von Haut u. Schleimhäuten

Ursachen

- Zu 90 % Candida albicans, 10 % andere Hefepilze (z. B. Candida krusei, Candida tropicalis)
- Störung des Immunsystems durch:
  - Erkrankung, z. B. Krebs, AIDS, Diabetes mellitus
  - Hormonelle Umstellung, z. B. Schwangerschaft
  - Medikamentöse Therapie, z. B. Antibiotika, Zytostatika
- Hefepilze siedeln auch auf gesunder Haut- u. Schleimhaut; zur Infektion kommt es erst bei einer Störung des Gleichgewichts

Symptome

- Abhängig von Lokalisation
- Mundsoor: weißl., abstreifbare Beläge auf Zunge u. Mundschleimhaut, Entfernen der Beläge verursacht rötl., leicht blutende Erosionen
- Speiseröhrensoor: Schmerzen beim Schlucken der Nahrung
- Vaginalsoor: Ausfluss, Jucken, Brennen, weißl. ablösbare Schleimhautbeläge
- Hautsoor: entzündl. hellrote Pusteln, reißen leicht ein u. bluten
- Windelsoor: intensiv gerötete Haut, z. T. blutende Läsionen
- Darmsoor: Durchfälle, Blähungen

Diagnostik

- Klin. Bild, v. a. bei Mund- o. Vaginalsoor typisch
- Abstrich zum Erregernachweis (mikroskopisch u. kulturell)

Therapie

- Je nach Befall lokale o. systemische Antimykotika; Lokalbehandlung der Magen-Darm-Schleimhäute durch orale Gabe nicht resorbierbarer Substanzen, z. B. Nystatin
- Bei Genitalsoor Mitbehandlung des Sexualpartners
- Begünstigende Faktoren ausschalten
- Behandlung wird nach Verschwinden der Symptome noch mehrere Wo. fortgesetzt

Hinweise zur Pflege

- Befallene Körperregionen zuletzt waschen
- Zucker begünstigt Candidawachstum → zuckerhaltige Nahrungsmittel meiden
- Regelm. Mundhygiene, Speichelfluss anregen
- Gefährdete Personen bedürfen einer Soorprophylaxe

Besondere Informationen

- Befallene Körperregionen zuletzt waschen; Handtücher und Waschlappen nach jedem Waschen in die Wäsche, tgl. Wechsel der Körperwäsche
- Hautsoor: Haut/Hautfalten gut trocken, Kompressen/Baumwollläppchen einlegen, atmungsaktive Kleidung, Reinigungsmittel mit einem pH-Wert von 5–6 verwenden
- Zucker begünstigt Candidawachstum → zuckerhaltige Nahrungsmittel meiden
- Mundsoor: Mundpflege intensivieren, Schleimhautdesinfektionsmittel (z. B. Chlorhexidin) auch für Prothesen, nach dem Einbringen des Antimykotikums einige Zeit nichts essen und trinken, Einmalzahnbürsten verwenden
- Anitmykotika nach Gebrauchsanweisung ausreichend lange anwenden

Sprunggelenksfraktur

Fraktur des Außen- u./o. Innenknöchels; syn. Malleolarfrakturen

Ursachen

- Häufig durch indirekte Gewalt, z. B. Umknicken des Fußes nach außen o. innen
- Seltener direkte Gewalteinwirkung

Symptome

- Heftige Schmerzen im Knöchelbereich, starke Schwellung der (Außen-)Knöchelregion
- Deformität, lokales Hämatom

Diagnostik

- Anamnese, klin. Untersuchung
- Rö: Sprunggelenk in 2 Ebenen, ggf. gesamter Unterschenkel, ggf. CT/MRT
- DD: Bänderverletzungen, Talusfraktur, Kalkaneusfraktur

Therapie

- Erstmaßnahmen: Reposition bei Luxation, zum Transport Hochlagerung des Beins u. Ruhigstellung in einer Schiene, offene Verletzungen steril abdecken
- Konservativ bei unverschobener Weber-A-Frakturen: Unterschenkelgips für ca. 6 Wo.
- Operative Stabilisierung aller anderen Frakturen: osteosynthetisch mit Platten, Schrauben o. Zuggurtung

Hinweise zur Pflege

- Postop. frühzeitig Bewegungsübungen nach AO durchführen, ggf. auch Ruhigstellung im Gipsverband erforderl.
- Bei stabiler Osteosynthese Gehen an Unterarmgehstützen mit Teilbelastung des Fußes (ca. 6 Wo. nach OP volle Belastung mögl.)

Besondere Informationen

- Häufigste Bruchverletzung der unteren Extremitäten
- Fraktur des Außenknöchels, Einteilung nach Weber:
  - Weber A: Fraktur unterhalb der Syndesmose
  - Weber B: Fraktur auf Höhe der Syndesmose
  - Weber C: Fraktur oberhalb der Syndesmose, stets mit Syndesmosenverletzung, oft mit Innenknöchelverletzung
  - Maisonneuve-Fraktur (Sonderfall Weber C): hohe Fibulafraktur mit Läsion der Membrana interossea
- Bimalleoläre Fraktur: Fraktur von Außen- u. Innenknöchel, trimalleolär bei zusätzl. Abrissfraktur der hinteren Tibiakante
- Prognose: i. d. R. Abheilung innerhalb von 3 Mon.

Subarachnoidalblutung (SAB)

Meist akut verlaufende Blutung in den Subarachnoidalraum zwischen Arachnoidea u. Pia mater

Ursachen

- Ruptur eines zerebralen Aneurysmas
- Schädel-Hirn-Trauma

Symptome

- Akuter Vernichtungskopfschmerz, Übelkeit, Erbrechen, Bewusstseinstrübung, im weiteren Verlauf Koma
- Lichtscheue u. Nackensteife
- Zerebrale Krampfanfälle
- Zerebrale Herdsymptome je nach Schwere der Blutung, z. B. Sprachstörungen, Halbseitenlähmungen
- Hirndrucksteigerung infolge von Massenverschiebung
- Hirndruckerhöhung = lebensbedrohl. Notfall mit Gefahr der Einklemmung (epidurales Hämatom)

Diagnostik

- Anamnese, neurolog. Status
- CCT o. MRT, Lumbalpunktion bei unauffälligem CT, zerebrale Angio

Therapie

- Bei Aneurysma: Ausschaltung interventionell (Coiling) o. operativ (Clipping); bei gutem AZ Früh-OP, sonst zunächst konservativ u. dann Spät-OP
- Blutdruckregulation, ggf. Hirndrucktherapie
- Analgesie: Morphinderivate, Paracetamol, kein ASS
- Vasospasmusprophylaxe bzw. -therapie

Hinweise zur Pflege

- Intensivmedizinische Überwachung: Vitalzeichen, Pupillen, Bewusstseinslage, ggf. Hirndruckmessung; achten auf: Rezidivblutung, zerebrale Ischämien u. postop. Hirnödem
- Maßnahmen gegen Hirndruckerhöhung:
  - Hochlagerung des Kopfes u. Oberkörpers um 15–30°, seitl. Abknicken des Kopfes vermeiden
  - Husten, Niesen, Pressen vermeiden; bei Pneumonieprophylaxe Pat. nicht abklopfen o. abklatschen
- Bettruhe u. Prophylaxen
- Wegen erneuter Blutungsgefahr komplette Übernahme der Grundpflege (1–2 Wo.)
- Nach Akutphase frühzeitige Rehabilitation
- ➤ Epidurale Blutung, ➤ Intrazerebrale Blutung

Besondere Informationen

- Klassifizierung der Blutungsschwere (Grad 0–V) erfolgt nach Hunt u. Hess
- Komplikationen: Einklemmungssyndrom, Rezidivblutung, Hydrozephalus, Vasospasmen
- Prognose: abhängig von Ausmaß u. Lokalisation der Blutung
- Letalität in Akutphase: 20–50 %

Subclavian-Steal-Syndrom

Intermittierende Mangeldurchblutung des Gehirns durch eine proximale Stenose der Arteria subclavia mit Strömungsumkehr in die Arteria vertebralis zugunsten des Arms; syn. Vertebralisanzapfsyndrom

Ursachen

- Arteriosklerose
- Sonderform des Aortenbogensyndroms

Symptome

- Hauptsächl. bei Bewegung des Arms
- Schwindel, plötzl. Hinfallen ohne Bewusstlosigkeit (drop attack), Seh-, Hör- u. Gleichgewichtsstörungen
- Schmerzhafte Bewegungseinschränkung der Armmuskulatur, zentrale Parästhesien

Diagnostik

- Auskultation der Arteria subclavia (Stenosegeräusch)
- Pulsabschwächung auf betroffener Seite, seitendifferente RR-Werte (am betroffenen Arm niedrigere Werte)
- Faustschlussprobe
- Doppler- u. Duplexsono, Angio

Therapie

- Bei symptomloser Stenose keine Therapie erforderl.
- Bei Beschwerden operative Therapie: Anschluss Arteria subclavia an Arteria carotis communis o. Bypass-OP
- Bei kurzstreckigen Stenosen: Ballondilatation mit Stentimplantation

Hinweise zur Pflege

- Pflege je nach Schwere der Erkrankung u. Therapieform

Besondere Informationen

- Prognose abhängig vom Stenosegrad u. Zeitpunkt der Diagnosestellung

Synkope

Plötzl. auftretender kurz andauernder Bewusstseinsverlust; griech. „plötzl. Kräfteverlust"

Ursachen

- Minderversorgung des Gehirns mit O_2 o. Glukose
- Bei vasovagaler Synkope: Schreck, Angst, Hysterie, Aufregung
- Bei orthostatischer Synkope: RR ↓

Symptome

- Plötzl. Bewusstseinsverlust von kurzer Dauer
- Vorboten der vasovagalen Synkope
  - Übelkeit
  - Schwächegefühl
  - Kältegefühl
  - Sehstörungen
  - Schwindel

Diagnostik

- Anamnese, BZ-Stix
- Nach Sturz: Verletzungen?
- EKG

Therapie

Erstmaßnahmen bei Synkope
- Pat. hinlegen, Beine hochlagern
- Kreislauf stabilisiert sich i. d. R. nach Sek.
- B. Bed. Verletzungen durch Sturz versorgen

Hinweise zur Pflege

- Pat. nicht allein lassen
- Auch in der Folge Blutdruck und Puls kontrollieren
- Hautfarbe überwachen, Bewusstseinslage prüfen

Besondere Informationen

- Synkopen können Symptome einer anderen Krankheit sein, z. B.:
  - Aortenstenose
  - Myokardinfarkt
  - Karotissinus-Syndrom
  - Transitorisch ischämische Attacke
  - Hypoglykämie
  - Einteilung der Synkope: orthostatisch, neurokardiogen/vasovagal, kardial, zerebrovaskulär

Syphilis

Geschlechtskrankheit mit typischem stadienhaften Verlauf (4 Stadien); syn. Lues

Ursachen

- Erreger: gramnegatives Bakterium Treponema pallidum
- Eintritt über kleine Epitheldefekte der Haut o. Schleimhaut v. a. bei Sexualkontakt
- Intrauterine Übertragung bei infizierten Schwangeren (selten)

Symptome

- Frühsyphilis (ca. 2 Jahre):
  - 1. Stadium (Lues I): nach 3 Wo. Auftreten des Primäraffektes = schmerzlose, erbsengroße harte Papel am Eintrittsort (v. a. Genital-, Anal-, Mundbereich) u. regionale schmerzlose LK-Schwellung; spontane Rückbildung nach 6 Wo., Primäraffekt ist hochinfektiös
  - 2. Stadium (Lues II): nach 6–8 Wo. allg. Krankheitsgefühl, makulopapulöses Exanthem (kein Juckreiz; klingt nach Mon. spontan ab) u. generalisierte LK-Schwellung, Condylomata lata (nässende, breit aufsitzende Papeln), weißl. durchsichtige Papeln auf Mundschleimhaut; wechselnde u. zeitweilig fehlende Symptomatik
- Spätsyphilis (heute selten):
  - 3. Stadium (Lues III): nach 2–5 Jahren oberflächl. Papeln (ulzerieren o. heilen unter Narbenbildung ab) u. gummiartige Granulome (Gummen) in sämtl. Körpergeweben
  - 4. Stadium (Lues cerebrospinalis): Befall des Gehirns, neurolog. Symptomatik je nach Lokalisation

Diagnostik

- Lues I: direkter Erregernachweis im Abstrich des Primäraffektes
- AK-Diagnostik im Blut: TPHA-Test (Treponema-pallidum-Hämagglutinationstest) u. FTA-Abs-Test (Fluoreszenz-Treponema-Antikörpertest-Absorptionstest) zur Bestätigung, VDRL-Test zur Therapiekontrolle (Negativierung bei Therapieerfolg)

Therapie

- In allen Stadien systemische Antibiotikatherapie mit Penicillin (bei Allergie Erythromycin), Partnermitbehandlung
- Vorsicht Jarisch-Herxheimer-Reaktion: durch massiven Zerfall von Treponemen bei Therapiebeginn Fieberanstieg bis hin zum Schock mögl.

Hinweise zur Pflege

- ➤ Gonorrhö
- Bei Lues zusätzl.:
  - 2–3 Tage Isolierung im Einzelzimmer, Pflegeutensilien verbleiben im Zimmer, Essbesteck u. Geschirr desinfizieren
  - Schutzhandschuhe tragen, sorgfältige Händedesinfektion
  - Temp.-Kontrolle wegen mögl. Jarisch-Herxheimer-Reaktion

Besondere Informationen

- Makulopapulöses Exanthem: Inhalt der Papeln reich an Erregern
- Erregernachweis nichtnamentl. meldepflichtig
- Frühsyphilis heilt bei konsequenter Therapie folgenlos aus
- Keine lebenslange Immunität

Thrombopenie

Verminderte Thrombozytenzahl < 150/nl; syn. Thrombozytopenie

Ursachen

- Verringerte Thrombozytenproduktion, z. B. nach Strahlentherapie, Erkrankungen des Knochenmarks, Zytostatikatherapie
- Beschleunigter Thrombozytenabbau in Milz, z. B. Hypersplenismus
- Vermehrter Verbrauch von Thrombozyten, z. B. bei Verbrauchskoagulopathie o. durch Auto-AK
- Medikamentös induziert, z. B. durch Chinin, Heparin, Sulfonamide, gelegentl. durch ASS, Barbiturate, Penicilline u. a.
- Weitere Auslöser, z. B. Alkoholkonsum, Infektionen, Immunerkrankungen
- Akute idiopathische thrombozytopenische Purpura (ITP)
- Chron. idiopathische thrombozytopenische Purpura (Morbus Werlhof)

Symptome

- Je nach Thrombozytenzahl: verstärkte Blutung bei Verletzungen, Hautblutung bei Mikrotraumen, diskrete petechiale Hautblutungen
- Klin. Manifestation meist erst bei Thrombozyten < 30/nl: zunehmende petechiale Hautblutungen am ganzen Körper, Schleimhautblutungen, bei schweren Verläufen intestinale o. zerebrale Blutungen mögl.

Diagnostik

- Anamnese u. klin. Untersuchung
- Labor: BB, Thrombozyten-AK
- Thrombopenie ist das Symptom einer Erkrankung, erfordert Ursachensuche

Therapie

- Therapie der Grunderkrankung
- Meiden aller auslösenden Medikamente
- Ggf. Substitution von Thrombozytenkonzentraten
- Ggf. Gabe von Kortikosteroiden o. Immunglobulinen, ggf. Splenektomie, ggf. Gabe von Immunsuppressiva

Hinweise zur Pflege

- Beobachtung und Kontrollen: Haut/Schleimhäute (Einblutungen), Bewusstseinslage (zerebrale Blutung), Urin und Stuhl (Blutbeimengungen), Menstruation; Blutdruck, Puls, Atmung
- Pat. vor Verletzungen schützen bzw. Informationen geben, z. B. weiche Zahnbürste, weiche Nahrungsmittel, Stolper- und Stoßfallen

beseitigen, Trockenrasur, Obstipationsprophylaxe, nicht zu fest die Nase putzen
- Bei Blutungen: Arzt informieren, Ruhigstellung und Hochlagern der betroffenen Extremität, kühlen, ggf. Druckverband o. Tamponade

Besondere Informationen

- ITP tritt v. a. bei Kindern nach Virusinfekt auf

Thrombophlebitis

Entzündung einer oberflächl. Vene

Ursachen

- Bakteriell: meist durch Bagatelltrauma (Injektionen, Verweilkanülen, Gefäßkatheter)
- Abakteriell: Thrombenbildung mit lokal begrenzter entzündl. Reaktion (meist bei Varikosis)

Symptome

- Schmerzhaft geröteter, derber Venenstrang
- Lokale Schwellung, Haut gerötet u. überwärmt
- Bei bakterieller Form Fieber u. Schüttelfrost mögl.

Diagnostik

- Klin. Bild, ggf. BB u. Blutkultur

Therapie

- Keine Bettruhe! Pat. sollte mit Kompressionsverband möglichst viel umhergehen
- Heparintherapie bei Bettlägerigkeit
- Schmerzlinderung u. Abschwellung durch lokale Anwendungen
- Bei bakterieller Form ggf. Antibiotikatherapie
- Ggf. Stichinzision mit Auspressen des Koagels; Varizensanierung bei rezid. Thrombophlebitiden

Hinweise zur Pflege

- Kompressionsverband auch nachts belassen, betroffenes Bein hochlagern
- Lokale kühlende Umschläge, Heparinsalbe auftragen
- Bei Venenkatheter als Ursache: umgehend entfernen, Katheterspitze ggf. zur bakteriolog. Untersuchung einsenden

Besondere Informationen

- Komplikationen:
  - Sepsis
  - Lokale Nekrose
  - Phlebothrombose

Thyreoiditis

Schilddrüsen(SD)-Entzündung

Ursachen

- Akute eitrige Thyreoiditis: Bakterien, meist Staphylo- o. Streptokokken
- Akute nicht eitrige Thyreoiditis: Mykobakterien, Viren, Pilze
- Subakute Thyreoiditis de Quervain: Ursache unklar, häufig nach viralem Atemwegsinfekt
- Chron. lymphozytäre Thyreoiditis (Hashimoto-Thyreoiditis): Autoimmunerkankung, vermutl. genet. Disposition
- Weitere Thyreoiditisformen: Basedow-Thyreoiditis (Autoimmunthyreoiditis), Postpartum-Thyreoiditis, invasiv-sklerosierende Thyreoiditis

Symptome

- Akute Thyreoiditis: akute schmerzhafte SD-Schwellung mit Hautrötung, oft LK-Schwellung
- Subakute Thyreoiditis: SD derb u. berührungsempfindl., allg. Krankheitsgefühl, Fieber, starke Halsschmerzen, vorübergehende Hyperthyreose, später Eu- o. Hypothyreose
- Chron. Thyreoiditis: schleichender Beginn, weitestgehend symptomarm, evtl. SD-Vergrößerung, Hypothyreose

Diagnostik

- Blutuntersuchungen: SD-Hormone, Entzündungszeichen
- Sono, Szintigrafie, Feinnadelpunktion
- Bei Hashimoto-Thyreoiditis Auto-AK-Suche (TPO-AK, Tg-AK)

Therapie

- Akute Thyreoiditis: kausal, z. B. Antibiotikagabe
- Subakute Thyreoiditis: symptomatisch, z. B. Schmerz- u. Entzündungshemmung, Kortikosteroide
- Chron. Thyreoiditis: Dauersubstitution mit SD-Hormonen (L-Thyroxin)

Hinweise zur Pflege

- Zu Beginn der Dauersubstitution: regelm. Vitalzeichenkontrolle u. EKG-Kontrollen

Besondere Informationen

- Einteilung erfolgt nach: Ätiologie, Verlauf o. histolog. Bild

Tibiafraktur

Schienbeinbruch

Ursachen

- Indirekte Gewalteinwirkung durch Biegung u. Rotation (z. B. Skiunfall)
- Direkte Gewalteinwirkung (überwiegend offene Frakturen)
- Selten patholog. Frakturen

Symptome

- Tibiakopffraktur: Schmerz, Schwellung, Bewegungs- u. Belastungsunfähigkeit
- Tibiaschaftfrakturen: Druck- u. Bewegungsschmerzen, deformierter Unterschenkel, Pat. ist gehunfähig, oft erhebl. Weichteilverletzungen, bei offener Fraktur ggf. Knochenfragment sichtbar

Diagnostik

- Anamnese, klin. Untersuchung
- Rö: Unterschenkel

Therapie

- Notfallversorgung: Hochlagerung u. Schienung des Beins, Wunde steril abdecken, ggf. bei starken Blutungen Kompressionsverband
- Konservative Reposition u. Gipsverband: nur bei stabilen, unverschobenen u. geschlossenen Frakturen
- Sonst operative Versorgung, z. B. Marknagelung, Plattenosteosynthese, ggf. zunächst Fixateur externe
- Knochendefekte werden mit Spongiosa aufgefüllt, Mitversorgung der Begleitverletzungen
- Ggf. Antibiotikatherapie

Hinweise zur Pflege

- Postop.: Schmerztherapie, Thromboseprophylaxe, Wundversorgung
- Mobilisation u. Belastungsaufbau abhängig vom Frakturtyp u. OP-Verfahren
- Regelm. Durchblutung, Motorik, Sensibilität wg. Gefahr eines Kompartmentsyndroms überprüfen

Besondere Informationen

- Komplikationen:
  - Pseudarthrose
  - Osteomyelitis bei offenen Frakturen mit schweren Weichteilverletzungen
  - Kompartmentsyndrom
  - Thrombosen
  - Knochennekrose
- Häufig sind Tibia u. Fibula gemeinsam gebrochen

Tinnitus

Rauschende, pfeifende o. klingende Ohrgeräusche, die nur vom Betroffenen wahrgenommen werden; syn. Ohrensausen

Ursachen

- Lärmbelastung, Stress, akustisches Trauma
- Otolog. Krankheitsbilder (z. B. Hörsturz, Morbus Menière), Erkrankungen außerhalb des Hörsystems (z. B. Halswirbel- o. Stoffwechselerkrankungen)
- Akustikusneurinom
- NW ototoxischer Medikamente, z. B. Streptomycin
- Durchblutungsstörungen der kleinsten Innenohrgefäße
- Häufig bleibt Ursache unklar

Symptome

- Charakter u. Intensität der Geräusche sehr unterschiedl.:
  - Brummen, Summen, Knacken, Pfeifen, Zischen, Klingeln
  - Kontinuierl., intermittierend, an- o. abschwellend
- Evtl. Hörminderung, Drehschwindel
- Beeinträchtigung in unterschiedl. Maße:
  - Kompensierter Tinnitus: Pat. fühlen sich nicht wesentl. gestört
  - Dekompensierter Tinnitus: Pat. empfinden Ohrgeräusche als stark belastend, z. T. mit Depressionen u. Angstzuständen einhergehend

Diagnostik

- Anamnese, umfangreiche HNO-Untersuchung (Ohrmikroskopie, Gleichgewichtsprüfung)
- Bestimmung der Lautstärke u. „Verdeckbarkeit" des Tinnitus
- Grunderkrankungen aufdecken, ggf. MRT, Doppler-Sonografie der Halsgefäße

Therapie

- Akuter Tinnitus
  - Ruhe, Glukokortikoide, durchblutungsfördernde Medikamente
  - Behandlung der Grunderkrankung (wenn bekannt)
- Chron. Tinnitus
  - Pat. muss lernen, mit Ohrgeräuschen zu leben
  - Tinnitus-Retraining-Therapie: Versuch, Gehör gegenüber Tinnitus zu desensibilisieren, u. a. durch Tinnitusmasker (spez. Hörsystem, welches leises Rauschen zur Überdeckung des Tinnitus sendet)

Hinweise zur Pflege

- Kontaktdaten zu Selbsthilfegruppen vermitteln, z. B. Tinnitus-Liga
- Hilfen zum Stressabbau, Hinweis auf Entspannungstechniken, z. B. Autogenes Training

Besondere Informationen

- Nach zeitl. Verlauf werden unterschieden: akuter, subakuter u. chron. Tinnitus
- Früher Behandlungsbeginn → bessere Prognose

Tonsillitis

Akute bakterielle Entzündung der Gaumenmandeln; syn. Mandelentzündung, Angina tonsillaris

Ursachen

- Erreger: meist β-hämolysierende Streptokokken Gruppe A, seltener Staphylokokken, Pneumokokken, Haemophilus influenzae

Symptome

- Hohes Fieber mit Schüttelfrost
- Schluckbeschwerden, Halsschmerzen ausstrahlend in Ohrregion
- Geschwollene, druckschmerzhafte Hals-LK
- Zunächst beidseits gerötete, geschwollene Tonsillen, evtl. mit weißl. Belägen

Diagnostik

- Klin. Untersuchung, Racheninspektion, Streptokokkenschnelltest
- DD: Pfeiffer-Drüsenfieber

Therapie

- Orale Penicillingabe, bei Allergie Cephalosporine o. Makrolidantibiotikum
- Analgetikum, z. B. Paracetamol
- Tonsillektomie bei häufigen Rezidiven o. chron. Tonsillitis

Hinweise zur Pflege

- Körperliche Schonung
- Weiche Kost
- Kalte Halswickel
- Mundpflege/Mundspülung mit desinfizierenden Substanzen

Besondere Informationen

- Heilt i. d. R. folgenlos ab
- Nach ca. 2 Wo. Urinuntersuchung zum Ausschluss von Streptokokkenzweiterkrankungen: rheumatisches Fieber, Glomerulonephritis

Trigeminusneuralgie

Heftiger, attackenartiger Gesichtsschmerz im Versorgungsgebiet des Nervus trigeminus (V. Hirnnerv)

Ursachen

- Idiopathische Form: vermutl. Folge einer hirnstammnahen Kompression der sensiblen Trigeminuswurzel durch ein Gefäß
- Symptomatische Form: infolge von Tumoren, Entzündungen, Multipler Sklerose

Symptome

- Meist im Bereich der Kaumuskulatur, Lippen, Zunge o. Wangen blitzartig einschießender brennender Gesichtsschmerz (einseitig)
- Dauer: wenige Sek., Attacken können sich rasch u. häufig wiederholen
- Auslöser: äußere Reize, z. B. Kälte, Berührung der Wange, Bewegung der Gesichtsmuskulatur
- Symptomatische Form: Dauerschmerz, neurolog. Auffälligkeiten, z. B. Sehminderung, Sensibilitätsstörungen

Diagnostik

- Anamnese, neurolog. Untersuchung
- CT, MRT, Liquordiagnostik

Therapie

- Medikamentöse Therapie mit Carbamazepin, bei unzureichender Wirksamkeit auch andere Antiepileptika
- Zur Akuttherapie Phenytoin i. v.
- Bei Erfolglosigkeit operativ: Thermokoagulation des Ganglion gasseri, mikrovaskuläre Dekompression o. radiochirurg. Gamma-Knife-Bestrahlung der Trigeminuswurzel
- Behandlung der Grunderkrankung bei symptomatischer Form

Hinweise zur Pflege

- Pat. sind aufgrund der fast unerträgl. Schmerzen (z. T. über Jahre) in schlechter psychischer Verfassung u. benötigen in besonderem Maße Zuspruch, psychische Unterstützung u. motivierende Pflege

Besondere Informationen

- Erstmanifestation meist nach 50. Lj.
- Trigeminusschmerz zählt zu den stärksten Schmerzen überhaupt, entsprechend vermeiden manche Pat. aus Angst vor einer Attacke die Nahrungsaufnahme

Tuberkulose (Tbc)

Meldepflichtige bakterielle Infektionskrankheit mit chron. Verlauf; syn. Schwindsucht

Ursachen

- Erreger: Stäbchenbakterium Mycobacterium tuberculosis
- Übertragung: Tröpfcheninfektion von Mensch zu Mensch

Symptome

- Primäre Tbc:
  - Meist symptomlos, evtl. grippeähnl. Beschwerden
  - Selten Fieber, Nachtschweiß, Husten, Auswurf, Pleuritis, Erythema nodosum
- Postprimäre Tbc:
  - Uncharakt. Symptome wie Leistungsabfall, Gewichtsverlust, chron. Husten evtl. mit (blutigem) Sputum u. Thoraxschmerzen

Diagnostik

- Anamnese, Rö-Thorax, CT
- Tuberkulintest, 5–6 Wo. nach Infektion positiv; negatives Testergebnis schließt Tbc nicht sicher aus
- Zur Diagnosesicherung: mehrmaliger Erregernachweis in Magensaft, Liquor, Urin, Sputum, ggf. bronchoskopische Sekretgewinnung

Therapie

- Medikamentös mit Tuberkulostatika (antituberkulöse Arzneimittel): Ethambutol, Isoniazid, Pyrazinamid, Rifampicin, Streptomycin; einschleichende Therapie, Vielzahl an NW
  - Die ersten 2 Mon. Viererkombination, anschließend über 4 Mon. Zweierkombination
  - Bei Resistenzen u. intolerablen NW Gabe von Reservesubstanzen mit längerer Therapiedauer
- Alkohol- u. Nikotinkarenz

Hinweise zur Pflege

- Information des Pat. über Hygienegrundsätze, Isolationsmaßnahmen u. Bedeutung regelm. Medikamenteneinnahme
- Einzelzimmerunterbringung bei offener Tbc u. Dauer der Isolierung nach hausinternem Standard, meist bis Erregernachweis im Sputum 3-mal negativ ist (ca. 3 Wo. nach Therapiebeginn); Schutzkleidung tragen nach Hygienestandard; möglichst wenig Personal beim Pat.
- Besucher sorgfältig in die Hygienemaßnahmen einweisen

- Überwachung und Kontrollen: Vitalzeichen, Temperatur, Allgemeinbefinden, Husten/Sputum, Appetit, Gewicht, Medikamenteneinnahme
- ▶ Pneumonie

Besondere Informationen

- Postprimäre Tbc: Reaktivierung der Tuberkelbakterien Jahre nach Erstinfektion, z. B. bei Abwehrschwäche
- Postprimäre Tbc meist in Atmungsorganen lokalisiert, grundsätzl. aber Befall aller Organe mögl., z. B. Niere, Darm, ZNS
- Formen: offen (ansteckend), geschlossen (nicht ansteckend)
- Impfung mit dem derzeit verfügbaren BCG-Impfstoff wird nicht mehr empfohlen
- Erkrankungszahlen an Tbc steigen weltweit an

Ulcus cruris

Unterschenkelgeschwür; umgangssprachl. „offenes Bein"

Ursachen

- Ulcus cruris venosum (60–80 % aller Fälle): chron.-venöse Insuffizienz, ausgeprägte Varikosis
- Ulcus cruris arteriosum: pAVK
- Ulcus cruris mixtum: pAVK + chron. venöse Insuffizienz
- Ulcus cruris neoplasticum: durch maligne Erkrankung

Symptome

- Venöses Ulcus cruris:
  - Nässende, oft schmerzhafte Wunde, kann bis auf Faszie u. Knochen reichen
  - Meist am Innenknöchel u. medialen Unterschenkel lokalisiert
  - Gelbl.-schmierig belegter Wundgrund; wulstige, verhärtete Wundränder
- Arterielles Ulcus cruris
  - Bevorzugt an Druckstellen lokalisiert, z. B. Ferse, Zehen
  - Haut, Weichteile, Knochen fast immer zerstört

Diagnostik

- Klin. Bild
- Sonografie
- Angiografie
- Bei Infektion ggf. Antibiogramm

Therapie

- Sanierung der Grunderkrankung; Schmerztherapie, ggf. Antibiotikatherapie
- Venöses Ulkus: Förderung des venösen Rückflusses (Bewegung, Kompressionsverband, Gefäßtraining)
- Wundbehandlung, lokale Stimulierung der Granulation, nach Abheilung des Ulcus ggf. chirurg. Deckung

Hinweise zur Pflege

- Venöses Ulcus cruris:
  - Kompressionsmaßnahmen, Beine hochlagern, Pat. zur Mobilisation anhalten, Bewegungsübungen durchführen lassen
  - Wundversorgung mit hydroaktiven Wundauflagen, abhängig von der Wundsituation; Pflege der Umgebungshaut, Wundrandschutz bei viel Wundexsudat
  - Patientenberatung ➤ Varikosis
- Arterielles Ulcus cruris:
  - ➤ Periphere arterielle Verschlusskrankheit

- Gangrän trocken verbinden bis zur deutlichen Demarkierung → Nekrosenabtragung, Amputation → hydroaktive Wundversorgung, abhängig von der vorgefundenen Wundsituation

Besondere Informationen

- Komplikationen: Wundinfektionen, Kontaktallergien, Extremitätenverlust, Sepsis

Ulcus duodeni

Schleimhautdefekt, der die Muscularis mucosae durchbricht; syn. Zwölffingerdarmgeschwür

Ursachen

- Helicobacter-pylori-Besiedlung (ca. 99 %)
- Medikamente, z. B. NSAID, ASS
- Stress, Rauchen, familiäre Disposition
- Selten: Zollinger-Ellison-Syndrom (Gastrinom), Hyperparathyreoidismus

Symptome

- Nacht- u. Nüchternschmerz, nach Essen Besserung
- Unspezifische Symptome, z. B. Übelkeit, Völlegefühl, Inappetenz
- Bluterbrechen, Teerstuhl bei Blutungen
  → Notfallendoskopie

Diagnostik

- Anamnese, Gastroduodenoskopie mit Biopsie
- Helicobacter-pylori-Nachweis, z. B. Ureaseschnelltest, histolog. Nachweis, ^{13}C- o. ^{14}C-Harnstoff-Atemtest
- Selten Gastrinspiegelbestimmung (Zollinger-Ellison-Syndrom?)

Therapie

- > Ulcus ventriculi

Hinweise zur Pflege

- > Ulcus ventriculi

Besondere Informationen

- Komplikationen
  - Blutungen
  - Perforation
  - Penetration
  - Pylorusstenose
  - Maligne Entartung
- Sonderform: akutes Ulkus (Stressulkus) meist einmaliges Ereignis bedingt durch akute Stresssituationen

Ulcus ventriculi

Schleimhautdefekt, der die Muscularis mucosae durchbricht; syn. Magengeschwür

Ursachen

- Helicobacter-pylori-Besiedlung (ca. 75 %)
- Medikamente, z. B. NSAR, ASS
- Stress, Rauchen, familiäre Disposition
- Selten: Zollinger-Ellison-Syndrom (Gastrinom), Hyperparathyreoidismus

Symptome

- Schmerzen im Oberbauch, sofort nach Nahrungsaufnahme o. unabhängig davon
- Unspezifische Symptome, z. B. Übelkeit, Völlegefühl, Inappetenz
- Bluterbrechen, Teerstuhl bei Blutungen
  → Notfallendoskopie

Diagnostik

- Anamnese, Gastroduodenoskopie mit Biopsie
- Helicobacter-pylori-Nachweis, z. B. Ureaseschnelltest, histolog. Nachweis, ^{13}C- o. ^{14}C-Harnstoff-Atemtest
- Selten Gastrinspiegelbestimmung (Zollinger-Ellison-Syndrom?)
- DD: Magenkarzinom ist immer abzuklären (5–10 % aller Ulzera sind Karzinome)

Therapie

- Ulzerogene Medikamente möglichst absetzen; Reizfaktoren wie Nikotin, Alkohol, Kaffee, fettige Speisen vermeiden
- Medikamentöse Therapie:
  – Bei Helicobacter-pylori-Besiedlung Eradikationstherapie mit Protonenpumpeninhibitoren (PPI) u. Antibiotika über 1 Wo.
  – Bei HP-negativ: Hemmung der Säureproduktion durch mehrwöchige Gabe von PPI (z. B. Omeprazol)
- Operative Therapie (heute selten): Magenteilresektionen nach Billroth, z. B. bei Perforation, Penetration, endoskopisch nicht stillbaren Blutungen

Hinweise zur Pflege

- Spez. Ulkusdiät nicht erforderl., Pat. meidet von selbst, was er nicht verträgt
- Empfehlenswert sind v. a. zu Beginn der Therapie häufig kleine Mahlzeiten, keine Spätmahlzeiten u. Bewegung nach dem Essen
- Pat. über generelle Umstellung auf gesunde Kost informieren
- Pat. sollte Stress vermeiden, ggf. Entspannungstechniken erlernen

Besondere Informationen

- Komplikationen:
  - Blutungen
  - Perforation, Penetration
  - Narbige Magenausgangsstenose
  - Maligne Entartung
- Sonderform: akutes Ulkus (Stressulkus) meist einmaliges Ereignis bedingt durch akute Stresssituation

Unterarmschaftfraktur

Fraktur der Ulna u. des Radius o. isolierte Schaftfraktur von Radius o. Ulna (sog. Parierfraktur)

Ursachen

- Verletzungs-, meist direkte Gewalteinwirkung

Symptome

- Schmerzen
- Bei Fraktur von Ulna u. Radius: schmerzhafte Bewegungseinschränkung (Pro- u. Supination) u. abnorme Beweglichkeit
- Typische Stützhaltung zu beobachten

Diagnostik

- Anamnese, klin. Untersuchung
- Rö

Therapie

- Konservativ mit Oberarmgips bei nicht verschobenen Frakturen
- Operative Stabilisierung:
  - Bei verschobenen Frakturen mit stärkerem Achsenknick: meist Plattenosteosynthese; bei Kindern meist mit Spicknägeln (Metallentfernung erfolgt nach ca. 1 Jahr)
  - Bei Monteggia-Luxationsfraktur u. Galeazzi-Luxationsfraktur: Plattenosteosynthese u. ggf. offene Reposition
- Pat. um korrekten Umgang mit dem Gips beraten; er muss wissen, bei welchen Symptomen er einen Arzt aufsuchen muss
- Postop. Übungsbehandlung
- Keine Belastung des Arms bis zur Ausheilung

Hinweise zur Pflege

- Oberarmgips für ca. 6 Wo.
- Kontrolle von Durchblutung, Motorik, Sensibilität

Besondere Informationen

- Sonderformen:
  - Monteggia-Luxationsfraktur: Ulnaschaftfraktur mit proximaler radio-ulnarer Luxation
  - Galeazzi-Luxationsfraktur: Radiusschaftfraktur mit Luxation im distalen Radio-ulnargelenk
- Enge, straffe Muskellogen am Unterarm → bei allen Unterarmschaftfrakturen Gefahr des Kompartmentsyndroms → Volkmann-Kontraktur

Urethrastriktur

Narbige Verengung der Harnröhre

Ursachen

- Posttraumatisch, postinfektiös, z. B. Urethritis
- Traumatisierende Eingriffe, z. B. wiederholtes Katheterisieren, transurethraler Eingriff
- Mechanische Einengung, z. B. Harnröhrenpolyp, Urethralkarzinom
- Hormonmangel, z. B. Östrogenmangel bei älteren Frauen

Symptome

- Erschwerte Harnentleerung
- Drehung, Fächerung, Abnahme, Unterbrechung des Harnstrahls
- Harn träufelt nach, Resturin in Harnblase

Diagnostik

- Anamnese
- Uroflowmetrie
- Sono
- Retrograde Urethrografie
- Urethroskopie

Therapie

- Operative Therapie
- Meist endoskopische Harnröhrenschlitzung (Urethrotomie) mit Einlage eines Blasendauerkatheters
- Bei Rezidiven o. langstreckigen Strikturen offene OP, ggf. Harnröhrenplastik mit Transplantat der Penishaut o. Mundschleimhaut
- Ggf. transurethrale Aufdehnung (Bougierung) der Harnröhre

Hinweise zur Pflege

- Korrekter Umgang mit dem transurethralen Blasendauerkatheter und dem Ableitungssystem, z. B. nicht abklemmen, Beutel unter Blasenniveau, Durchgängigkeit kontrollieren
- Zweimal tgl. Intim- und Katheterpflege durchführen bzw. den Pat. dazu anleiten
- Auf ausreichende Flüssigkeitszufuhr achten

Besondere Informationen

- Rezidive in bis zu 50 % aller Fälle

Urethritis

Entzündung der Harnröhrenschleimhaut

Ursachen

- Gonorrhoische Urethritis: sexuelle Übertragung; Erreger: Neisseria gonorrhoea (Gonorrhö)
- Unspezifische Urethritis: Bakterien, Viren, Pilze
  - Erreger meist Chlamydien, auch gramnegative Bakterien, Trichomonaden, Streptokokken, Mykoplasmen u. a.
  - Übertragung: sexueller Kontakt, Blasenkatheter, instrumentelle Eingriffe

Symptome

- Ausfluss (Urethralfluor), Jucken in Harnröhre
- Schmerzen o. Brennen beim Wasserlassen (Dysurie)
- Häufiger Harndrang mit geringer Urinmenge (Pollakisurie)
- Fieber u. allg. Krankheitsempfinden weisen auf Mitbeteiligung der oberen Harnwege hin

Diagnostik

- Anamnese
- Urinstix: Eiweiß, Nitrit, Leukozyten, evtl. Mikrohämaturie
- Erregernachweis: Urinkultur, Harnröhrenabstrich

Therapie

- Je nach Erreger, z. B. Antibiotikagabe
- Kälte vermeiden
- Reichl. Flüssigkeit trinken

Hinweise zur Pflege

- Auf ausreichende Flüssigkeitszufuhr achten (mind. 3–4 l/Tag)
- Lokale Wärmeanwendung zur Schmerzlinderung
- Beobachtungen und Kontrollen: Urin, Temp., Schmerzen
- Beratung zur Intimpflege

Besondere Informationen

- Heilt bei adäquater Behandlung meist folgenlos aus, unbehandelt kann sich Entzündung auf andere Organe ausbreiten

Urolithiasis

Bildung von Konkrementen im Hohlsystem der Niere, in den ableitenden Harnwegen o. in der Harnblase; syn. Nierensteinleiden

Ursachen

- Steinbildung nicht vollständig geklärt
- Kristallisationstheorie: zu hohe Konzentration steinbildender Substanzen im Urin → Bildung kleiner Kristalle, die sich vergrößern
- Begünstigende Faktoren z. B. bakterielle Infektionen, Harnstau, Stoffwechselstörungen (Gicht, Diabetes mellitus), Immobilisation, eiweißreiche Kost, verminderte Flüssigkeitszufuhr

Symptome

- Bei kleinen Harnsteinen oft asymptomatischer Abgang mit Urin
- Nierenkolik = Leitsymptom bei Steinmobilisation:
  – Stärkste, krampfartige, wellenförmig wiederkehrende Schmerzen
  – Schmerzausstrahlung je nach Lokalisation in Rücken, Unterbauch, Hoden bzw. Schamlippen
  – Brechreiz, Stuhlverhalt, häufig Hämaturie, Bewegungsdrang

Diagnostik

- Anamnese, klin. Untersuchung, Sono, Rö-Abdomen, i. v.-Urografie, Spiral-CT
- Urin: Sediment, Kultur, 24-Std.-Sammelurin (auf steinbildende Bestandteile)
- Blut: Kreatinin, Harnstoff, Harnsäure, Elektrolyte (inkl. Kalzium, Phosphat), Parathormon
- Analyse abgegangener Steine

Therapie

- Analgetika, Spasmolytika
- Steinausschwemmung: viel Flüssigkeit (KI: Harnverhalt), viel Bewegung → 80 % spontaner Abgang
- Medikamentöse Steinauflösung nur bei Harnsäuresteinen mögl.
- Invasiv: ESWL, Ureterorenoskopie, perkutane Nephrolithotomie (PNL)

Hinweise zur Pflege

- Urin sieben, um abgehende Steine u. Harngrieß zur Analyse aufzufangen
- Gesundheitsberatung zur Rezidivprophylaxe, z. B.:
  – Trinkmenge einhalten (mind. 2 l tgl.), ggf. auch nachts trinken

- Bewegung, v. a. Treppensteigen, Hüpfen, schnelles Gehen
- Ernährung, z. B. oxalatarm (Oxalatsteine), purinarm (Uratsteine)
- Für jede Steinart gibt es Listen empfohlener u. zu meidender Nahrungsmittel
- Gewichtsnormalisierung

Besondere Informationen

- Rezidivhäufigkeit 50 % bei fehlender Therapie
- Komplikationen bei Steineinklemmung:
  - Urosepsis
  - Abszessbildung in Niere
- Steinbildende Substanzen: Kalzium, Oxalat, Phosphat, Harnsäure, Zystin
- Kalziumhaltige Steine häufigste Steinart (ca. 70–80 %), Harnsäure ca. 5 %
- Keine kalziumarme Diät wg. Osteoporosegefahr

Urtikaria

Aus Quaddeln bestehendes Exanthem; syn. Nesselsucht

Ursachen

- Allergene, z. B. Arzneimittel, Nahrungsmittel, Insektenstiche
- Kontakturtikaria, z. B. durch Hautkontakt mit Brennnesseln, Quallen
- Physik. Einflüsse, z. B. Kälte, Wärme, Druck
- Pseudoallergische Intoleranzreaktion
- Begleiterscheinung anderer Erkrankungen, z. B. Infektion, Lupus erythematodes
- 50 % der chron. Urtikaria ätiolog. unklar

Symptome

- Quaddelbildung innerhalb von Min.: leicht erhabene begrenzte Rötungen, oft großflächig über Körper ausbreitend
- Quaddeln bilden sich im akuten Fall nach Std. spontan zurück
- Quälender Juckreiz → Quaddeln werden i. d. R. nicht zerkratzt, sondern gerieben
- Begleitend können Durchfall, Gelenk- u. Kopfschmerzen auftreten, manchmal Schleimhautschwellungen
- Sonderform Quincke-Ödem: hochakute Gesichtsschwellung v. a. um Auge u. Mund, bei Beteiligung der oberen Luftwege Erstickungsgefahr
- Chron. Form: bei unklarer Ursache symptomatische Therapie mit oraler Antihistamingabe

Diagnostik

- Anamnese, klin. Bild
- Bei chron. Verlauf: Infektsuche, Allergiediagnostik, Suchdiät, Expositionstest

Therapie

- Bekannte Allergene meiden, Antihistaminikagabe, bei Quincke-Ödem Prednisolon i. v.
- Karenzdiät bis Erscheinungsfreiheit (max. 10 Tage)

Hinweise zur Pflege

- Juckreiz lindern: externe Kühlung, juckreizstillende Externa nach AO
- Patientenbeobachtung v. a. auf: anaphylaktische Schockzeichen, Zeichen eines beginnenden Zungen-, Larynx- o. Pharynxödems (z. B. periorale Schwellung, Sprachstörungen)

Besondere Informationen

- Quaddelbildung durch Freisetzung von Histamin
- Urtikaria < 6 Wo. gilt als akut, danach als chron. (meist intermittierender Verlauf)
- Lebensbedrohl. Komplikation: anaphylaktischer Schock

Vaginalkarzinom

Bösartiger Tumor der Vagina; syn. Scheidenkrebs

Ursachen
- Unklar

Symptome
- Fleischwasserfarbener, oft übel riechender Fluor
- Blutungen
- Beschwerden beim Wasserlassen
- Druckgefühl u. Schmerzen bei großen Tumoren

Diagnostik
- Gyn. Untersuchung, histolog. Untersuchung einer Biopsie
- Metastasensuche: Zystoskopie, Rektoskopie, i. v.-Urogramm, CT

Therapie
- Primäre Strahlentherapie
- Operative Therapie je nach Stadium u. Lokalisation: organerhaltend bis hin zur vollständigen Entfernung der Vagina, ggf. zusätzl. auch Gebärmutter u. Teile von Blase u. Darm

Hinweise zur Pflege
- ➤ Vulvakarzinom

Besondere Informationen
- Selten als Primärtumor, häufiger sekundärer Befall ausgehend von Endometrium, Vulva

Varikosis

Ausgedehnte Varizen (Krampfadern) an den Beinen; syn. Krampfaderleiden

Ursachen

- Primär: meist familiäre Disposition, Venenwandschwäche, Venenklappeninsuffizienz (begünstigt z. B. durch stehende Tätigkeit, Schwangerschaft, Übergewicht)
- Sekundär: Folge anderer Venenerkrankungen, z. B. nach Phlebothrombose

Symptome

- Varizen bleiben oft lange symptomlos
- Schwellneigung (v. a. nach langem Stehen), Schwere- u. Spannungsgefühl
- Nächtl. Muskelkrämpfe, Schmerzen
- Stauungsekzem mit atrophischen Störungen
- Ödeme

Diagnostik

- Inspektion (stehender Pat.)
- Funktionstest
- Doppler-Sonografie
- Ggf. Phlebografie

Therapie

- Kompressionsverbände o. -strümpfe, Gefäßtraining, Risikofaktoren minimieren
- Sklerotherapie (Verödung)
- Operativ: Saphenaligatur, Stripping (tiefes Beinvenensystem muss durchgängig sein!)

Hinweise zur Pflege

- Pat. informieren über, z. B.:
  - Tragen angepasster Kompressionsstrümpfe, morgens vor Aufstehen anziehen
  - Bedeutung von dauerhafter Kompression u. Gefäßtraining
  - „S-L-Regel": Stehen u. Sitzen ist schlecht, Laufen u. Liegen ist gut
  - Häufiges Hochlagern der Beine
  - Überwärmung (z. B. Sauna) u. Sonnenbäder meiden; keine schweren Lasten tragen
  - Risikofaktoren: Nikotinkarenz, Übergewicht reduzieren, Obstipationsprophylaxe, Beine nicht übereinanderschlagen, flache Schuhe

- Postop.:
  - Beobachten auf: Nachblutung, Durchblutung, korrekten Sitz des Kompressionsverbandes
  - Bein hochlagern (Keel-Schiene), Mobilisation i. d. R. noch am OP-Tag
  - Kompressionsstrümpfe (Klasse 2 o. 3) noch für mind. 6–8 Wochen tragen

Besondere Informationen

- Je nach Lokalisation 3 Formen:
  - Besenreiser: kleine in der Haut gelegene Venen (netzartig angeordnet)
  - Retikuläre Varizen: im Subkutangewebe liegend
  - Stammvarizen: erweiterte tiefe Hauptvenen, z. B. Vena saphena magna
- Frauen 4-mal häufiger als Männer betroffen
- Komplikationen:
  - Varizenblutung
  - Thrombophlebitis
  - Phlebothrombose
  - Lungenembolie
  - Chron. venöse Insuffizienz
  - Ulcus cruris varicosum

Varizellen

Hochinfektiöse Erkrankung mit typischem Bläschenausschlag; syn. Windpocken, Wasserpocken

Ursachen

- Varizella-Zoster-Virus
- Übertragung: Tröpfcheninfektion

Symptome

- Fieber
- Zunächst Roseolen u. kleine, rötl. Papeln auf gesamter Haut u. Schleimhaut
- 24 Std. nach Ausbruch: juckende Bläschen mit klarem, später trübem Inhalt u. rotem Hof
- Bläschen trocknen unter Borkenbildung ein

Diagnostik

- Blickdiagnostik

Therapie

- Juckreiz lindern
  - Zinkschüttelmixturen
  - Bei starkem Juckreiz Antihistaminika
- Bei immungeschwächten Pat. Virostatika u. Immunglobuline

Hinweise zur Pflege

- Bei kleinen Kindern: Fingernägel kurz schneiden, nachts Handschuhe anziehen
- Haare vorsichtig kämmen, um Bläschen nicht aufzukratzen
- Ggf. fiebersenkende Maßnahmen

Besondere Informationen

- Inkubationszeit: 2–3 Wo., hohe Ansteckungsgefahr
- Komplikationen:
  - Entzündung des Kleinhirns
  - Varizellen-Pneumonie
  - Superinfektion mit Staphylokokken
- Prophylaxe: Varizellenimpfung für Kinder u. Jugendl.
- Spätere Reaktivierung des Virus in Form einer Gürtelrose (Herpes zoster) mögl.
- Windpocken-Infektion in Schwangerschaft kann Ungeborenes gefährden

Verbrauchskoagulopathie

Erworbene komplexe Gerinnungsstörung mit gleichzeitiger Bildung zahlreicher Mikrothromben; syn. disseminierte intravasale Gerinnung (DIC)

Ursachen

- Sepsis, schwerer Schock
- Polytrauma
- OP an Organen mit hoher Gerinnungsaktivität im Gewebe (z. B. Lunge, Pankreas)
- Geburtshilfl. Komplikationen
- Hämolyse

Symptome

- Symptome der Grunderkrankung
- Hämorrhagische Diathese mit z. B. Haut- u. Schleimhautblutungen, Magen-, Darm-, Gehirn- o. Nierenblutungen
- Organversagen infolge von Mikrothromben

Diagnostik

- Anamnese
- Labor: Thrombozytenzahl ↓, PTT ↑, später patholog. Veränderung aller Gerinnungsparameter sowie Nachweis von Fibrinomeren u. Fibrinspaltprodukten

Therapie

- Therapie der Grunderkrankung, allg. Schocktherapie
- In Frühstadien Heparingabe, in späteren Stadien keine Heparingabe, sondern AT III, FFP (Fresh Frozen Plasma), Fibrinogen u. ggf. Thrombozytenkonzentrate

Hinweise zur Pflege

- Intensivmedizinische Betreuung, kontinuierl. Überwachung der Vitalparameter
- In Abhängigkeit der Grunderkrankung Unterstützung bei den Lebensaktivitäten, notwendige Prophylaxen durchführen
- ➤ Thrombozytopenie

Besondere Informationen

- Frühzeitige Diagnosestellung wichtig, um Folgeschäden an Organen zu verhindern
- Prognose: bei bereits ausgeprägtem Vollbild schlecht
- Komplikationen: Multiorganversagen mit Schock, akutem Nierenversagen, Leberversagen, hämorrhagische Hautnekrosen

Vesikoureteraler Reflux (VUR)

Zurückfließen von Harn aus der Blase über die Harnleiter in das Nierenbecken

Ursachen

- Primärer Reflux: angeborene Veränderungen im Bereich der Harnleiter-Blasen-Verbindung
- Sekundärer Reflux, z. B. durch Harnwegsinfektion, neurogene Blasenentleerungsstörung, Harnabflussstörung unterhalb der Blase

Symptome

- Rezid. Harnwegsinfektionen mit hohem Fieber, ggf. Pyelonephritiden
- Hypertonie, Niereninsuffizienz
- Renale Wachstumsretardierung
- Gedeihstörungen, kindl. Inkontinenz

Diagnostik

- Anamnese, klin. Untersuchung
- Serumkreatinin, Urinstatus u. -kultur
- Sono, Miktionszystourethrogramm, Urodynamik, ggf. Nierenszintigrafie

Therapie

- Primäre Form (Grad I–II) heilt zu 60 % spontan aus, bei Grad II–IV 30 % Spontanheilung → antibiotische Infektbehandlung u. Infektionsprophylaxe
- Therapie der Grunderkrankung bei sekundärer Form
- Ggf. Antireflux-OP notwendig

Hinweise zur Pflege

- ➤ Zystitis

Besondere Informationen

- Klassifikation von Grad I–V:
  - Grad I: Reflux in Harnleiter
  - Grad II: Reflux in Niere ohne Dilatation
  - Grad III: Reflux in Niere, leichte Dilatation
  - Grad IV: Reflux in Niere, starke Dilatation
  - Grad V: wie IV, Papillenimpression nicht mehr zu erkennen

Vulvakarzinom

Bösartiger Tumor der Vulva

Ursachen

- Unklar
- In 90 % aller Fälle Papilloma- u. Herpes-2-Viren nachweisbar

Symptome

- Quälender, chron. Juckreiz
- Rötl., leicht erhabene Flecken mit oberflächl., derben Bezirken
- Im Spätstadium: blumenkohlartig wachsender Tumor, blutig-seröses Sekret, Schwellung Leisten-LK, Hämaturie bei Urethra- o. Blasenbefall

Diagnostik

- Gyn. Untersuchung, histolog. Untersuchung einer Biopsie
- Metastasensuche: Zystoskopie, Rektoskopie, i. v.-Urogramm, CT

Therapie

- Bei kleinen Tumoren: Tumorentfernung mit ausreichend Sicherheitsabstand
- Sonst radikale Entfernung der Vulva (Vulvektomie)
- Bei Inoperabilität: Strahlentherapie, elektrochirurg. Tumorabtragung

Hinweise zur Pflege

- Pflege bei gyn. OP, z. B. Genitalspülungen zur Wundreinigung und nach der Stuhlausscheidung
- Wundgebiet beobachten auf Blutung, Entzündung, Wundspannung
- Transurethraler Blasenkatheter
- Postop. Bettruhe (4–5 Tage), Hilfe bei Körperpflege, Prophylaxen durchführen:
  - Ggf. Spezialmatratze zur Weichlagerung, weiches Sitzkissen
  - Lymphödemprophylaxe bei LK-Entfernung, ▶ Ovarialkarzinom
- Grundsätze der onkolog. Pflege beachten
- Vulvektomie verändert Erscheinungsbild des äußeren Genitals, beeinträchtigt Körperbild u. Sexualität der Betroffenen → psychische Unterstützung u. Hilfen zur Verarbeitung anbieten

Besondere Informationen

- Altersgipfel > 65 Jahre
- Prognose: Tumor mit eher ungünstiger Prognose, da meist späte Diagnosestellung u. frühe lymphogene Metastasierung

Vulvitis

Entzündung der Vulva

Ursachen

- Reizung des äußeren Genitals:
  - Mechanisch, z. B. enge Wäsche
  - Chemisch, z. B. Seifen, Waschzwang
  - Infektiös, z. B. Herpes- o. Papilloma-Viren
- Entzündungen höher gelegener Abschnitte der Genitalorgane, z. B. Kolpitis
- Östrogenmangel
- Allgemeinerkrankung, z. B. Diabetes mellitus

Symptome

- Brennende Schmerzen u. Juckreiz des äußeren Genitals
- Rötung u. Schwellung der Vulva, Berührung sofort schmerzhaft

Diagnostik

- Gyn. Untersuchung
- Erregersuche im Nativpräparat, evtl. Anlegen einer Kultur
- Bei älteren Pat. Ausschluss eines Karzinoms

Therapie

- Behandlung der Grunderkrankung, Ausschalten begünstigender Faktoren
- Bei nachgewiesenem Erreger: Beseitigung des Erregers steht im Vordergrund, meist Lokalbehandlung durch antibiotika- bzw. antimykotikahaltige Salben
- Bei Östrogenmangel lokale o. systemische Östrogentherapie
- Lokale Applikation entzündungshemmender, juckreiz- u. schmerzlindernder Salben

Hinweise zur Pflege

- Pat. über erforderl. Intimhygiene u. begünstigende Faktoren informieren, z. B. Seifen, Vorlagen mit Plastikfolien, zu enge Unterwäsche, ungewöhnliche Sexualpraktiken

Besondere Informationen

- Bei rezid. Infektionen ggf. Partnermitbehandlung

Zentralarterien- und Zentralvenenverschluss

Zentralarterienverschluss (ZAV): plötzl. Sehverschlechterung bis hin zur Erblindung durch vollständigen Verschluss der Netzhautarterie; Zentralvenenverschluss (ZVV): plötzl. Sehverschlechterung durch Verschluss der Netzhautvene

Ursachen

- ZAV: embolisch, thrombotisch bedingt bei vorbestehender Arteriosklerose, Vaskulitis (Arteriitis temporalis)
- ZVV: thrombotisch bedingt, häufig in höherem Lebensalter bei kardiovaskulären Risikofaktoren

Symptome

- ZAV: plötzl. auftretender, schmerzloser Gesichtsfelddefekt bis hin zur Erblindung des betroffenen Auges
- ZVV: Schleiersehen, nach Std. bis Tagen zunehmende Gesichtsfeldverdunkelung, Sehschärfenminderung

Diagnostik

- ZAV: Augenhintergrund zeigt weiße, geschwollene Netzhaut mit kirschrotem Fleck in Macula
- ZVV: Augenhintergrund zeigt Papillenödem, stark geschlängelte u. erweiterte Venen, Netzhautblutungen, Maculaödem

Therapie

- ZAV: notfallmäßige Senkung des Augeninnendrucks durch Bulbusmassage u. β-Blocker, lokale Thrombolyse, Antikoagulantien, ggf. Hämodilution
- ZVV: Hämodilution, Antikoagulantien, Thrombolyse, ggf. Injektion von Glukokortikoiden o. monoklonalen AK in Glaskörper

Hinweise zur Pflege

- Je nach Schwere u. Grad der Sehminderung Unterstützung bei den Lebensaktivitäten

Besondere Informationen

- Prognose:
  – Bei ZAV nach 6-stündigem vollständigen Verschluss i. d. R. irreversible Schädigung der Netzhaut
  – Bei ZVV abhängig vom Ausmaß der nicht mehr durchbluteten Areale Viruserholung mögl., wenn Netzhautperfusion wiederhergestellt ist

Zervixkarzinom

Karzinom des Gebärmutterhalses; syn. Gebärmutterhalskrebs, Kollumkarzinom

Ursachen

- Meist Infektion mit Humanen Papilloma-Viren (HPV)
- Erhöhtes Risiko durch: frühen ersten Geschlechtsverkeh, häufigen Partnerwechsel, mangelnde Genitalhygiene

Symptome

- Lange symptomlos
- Fleischwasserfarbener, süßl. riechender Fluor (Ausfluss)
- Zwischenblutungen, Kontaktblutungen, z. B. beim Geschlechtsverkehr
- Im späten Stadium Schmerzen, Störungen von Darm- u. Blasenfunktion

Diagnostik

- Gyn. Untersuchung, zytolog. Untersuchung von Zellabstrichen
- Biopsie (Konisation, Knipsbiopsie)
- Tumormarker: SCC u. CEA
- Zystoskopie, Rektoskopie, i. v.-Urogramm (Tumorausdehnung?)
- Metastasensuche: Sono, Rö-Thorax, ggf. Skelettszintigrafie, CT o. MRT

Therapie

- Hauptpfeiler: OP u. Strahlentherapie; Chemotherapie
- Operative Verfahren je nach Stadium: Konisation, Hysterektomie, meist Radikal-OP nach Wertheim-Meigs
- Strahlentherapie je nach Stadium primär o. sekundär

Hinweise zur Pflege

- Präop.: Darmreinigung, ggf. orthograde Spülung, wenn eine Enterostomaanlage geplant ist
- Postop.:
  - Nach Radikal-OP ggf. postop. Intensivbetreuung (1–3 Tage)
  - Beobachtungen und Kontrollen: Vitalzeichen, Drainagen, Urin- und Stuhlausscheidung
  - Unterstützung bei den Lebensaktivitäten, notwendige Prophylaxen durchführen
  - Sorgfältige Intimpflege, z. B. Genitalspülungen nach jeder Stuhlausscheidung
  - Lymphödemprophylaxe ➤ Ovarialkarzinom
  - Blasentraining nach Kliniksstandard, bis kein Restharn mehr besteht, dann erst kann suprapubischer Blasenkatheter entfernt werden

- Grundsätze der onkolog. Pflege beachten, v. a. emotionale Unterstützung, Gesprächsbereitschaft signalisieren, pflegerische Maßnahmen bei Chemo- und Strahlentherapie
- Kontaktvermittlung zu Sozialdiensten, Selbsthilfegruppe o. Psychologen

Besondere Informationen

- Tumor entwickelt sich über Vorstadien Dysplasie, zervikale intraepitheliale Neoplasie u. Carcinoma in situ
- Frühe lymphogene Metastasierung in LK entlang der Arteriae iliacae, Aorta u. Beckenwand
- Prävention: Krebsfrüherkennungsuntersuchung; seit 2006 Impfung mögl., Zielgruppe v. a. Mädchen in Pubertät

Zervizitis

Entzündung des Gebärmutterhalses

Ursachen

- Meist Chlamydieninfektion, Übertragung durch sexuellen Kontakt
- Auch Streptokokken der Gruppe A u. Herpes-simplex-Viren
- Selten Gonokokken
- Kolpitis

Symptome

- Meist symptomarm
- Verstärkter, gelbl. Ausfluss
- Zwischenblutungen, Brennen beim Wasserlassen

Diagnostik

- Gyn. Untersuchung zeigt typische gerötete Portio
- Erregernachweis durch Abstrich aus Gebärmutterhals

Therapie

- Antibiotikatherapie
- Partner muss mitbehandelt werden

Hinweise zur Pflege

- Beratung über den Infektionsweg und mögl. Gefahren

Besondere Informationen

- Häufig bei jungen, sexuell aktiven Frauen, Gefährdung nimmt mit zunehmendem Alter ab
- Komplikationen:
  - Aufsteigende Infekte, z. B. Adnexitis
  - Chronifizierung

Zöliakie

Form der einheimischen Sprue, die sich im Kindesalter manifestiert

Ursachen

- Überempfindlichkeit gegen Protein Gluten im Klebereiweiß vieler Getreidesorten
- Vermutl. genet. Ursache, da fast alle Betroffenen einen bestimmten HLA-(Human Leukocyte Antigen)-Typ aufweisen

Symptome

- Zunehmend Durchfälle ca. 3 Mon. nach Einführung getreidehaltiger Kost
- Abdomen groß u. vorgewölbt, magere Extremitäten
- Kinder sind schwach, blass u. oft missgelaunt
- Eisenmangelanämie mit zunehmender Zerstörung der Darmschleimhaut, Gedeihstörung
- Bei leichteren Verläufen später u. weniger charakteristische Symptomatik

Diagnostik

- Anamnese, klin. Bild
- Dünndarmbiopsie zur Diagnosesicherung (Zottenatrophie)
- Nachweis von Endomysium-AK im Blut

Therapie

- Lebenslange glutenfreie Diät
- Zur Kompensation bereits eingetretener Verluste initial Substitution von Vitaminen u. Eisen → langsamer Rückgang der Symptome

Hinweise zur Pflege

- Beobachtung: Stuhl (Häufigkeit, Aussehen), Ernährungszustand u. AZ, Einhaltung der Diät
- Aufklärung des Pat. u. Eltern über glutenfreie Diät: verboten sind Weizen, Roggen, Hafer, Gerste, Dinkel, Grünkern; erlaubt sind z. B. Hirse, Mais, Soja, Reis, Kartoffeln
- Kontaktaufnahme zur Deutschen Zöliakie-Gesellschaft u. Betreuung durch Ernährungsberaterin empfehlen, Selbsthilfegruppen

Besondere Informationen

- Häufigkeit 1:500
- Bei konsequent glutenfreier Diät gute Prognose, sonst erhöhtes Risiko für maligne Lymphome

Zystadenom, ovarielles

Epitheliale ein- o. mehrkammerige Eierstocktumoren, die Zysten bilden; syn. Kystom

Ursachen

- Unbekannt

Symptome

- Zunahme des Bauchumfangs, kann immens groß werden
- Druck- u. Völlegefühl, Obstipation, ggf. Aszites
- Oft schlechter AZ, da Zystadenome einen hohen Eiweißverbrauch aufweisen

Diagnostik

- Gyn. Untersuchung, Sono, Laparoskopie
- DD: Ovarialkarzinom

Therapie

- Operative Therapie, meist Entfernung des betroffenen Eierstocks ausreichend

Hinweise zur Pflege

- Allg. Pflege nach gyn. OP ➤ Ovarialkarzinom

Besondere Informationen

- Formen:
  - Seröses Zystadenom: häufigster Tumor im Eierstock, Altersgipfel zwischen 40. u. 50. Lj., tritt häufig doppelseitig auf, enthält klares eiweißhaltiges Sekret
  - Muzinöses Zystadenom: Altersgipfel zwischen 30. u. 50. Lj., meist einseitig auftretend, enthält schleimige Flüssigkeit
- Komplikationen:
  - Zystenruptur
  - Stieldrehung

Zystitis

Entzündung der Harnblase, syn. Blasenentzündung

Ursachen

- Aszendierende (aufsteigende) Infektion: meist gramnegative Bakterien (80 % E. coli), auch grampositive Kokken, Mykoplasmen, Viren u. a.
- Begünstigt durch: Harnabflussstörungen, Katheterisierung, bei Frauen Geschlechtsverkehr, Kälte, Nässe, Stress, mangelnde Intimhygiene, Menstruation

Symptome

- Schmerzen o. Brennen beim Wasserlassen (Dysurie)
- Häufiger Harndrang mit kleiner Urinmenge (Pollakisurie)
- Krampfartige Schmerzen oberhalb des Schambeins (Blasentenesmen)
- Fieber u. allg. Krankheitsempfinden weisen auf Mitbeteiligung der oberen Harnwege hin

Diagnostik

- Anamnese
- Urinstix: Eiweiß, Nitrit, Leukozyten, evtl. Mikrohämaturie
- Erregernachweis: Urinkultur

Therapie

- Je nach Erreger, z. B. Antibiotikagabe
- Kälte vermeiden, reichl. Flüssigkeit trinken

Hinweise zur Pflege

- Auf ausreichende Flüssigkeitszufuhr achten (mind. 3–4 l/Tag)
- Pat. zur sofortiger Miktion bei Harndrang anhalten, beugt Aufsteigen des Infektes vor
- Beobachtung von Urin, Miktion, Temperatur
- Lokale Wärmeanwendung zur Schmerzlinderung
- Sorgfältige Intimhygiene: Säubern des Intimbereichs von vorne nach hinten, Intimpflege nach Geschlechtsverkehr
- Unterkühlung im Beckenbereich vermeiden
- Einnahme von Cranberry-Produkten, die nachweislich zur Prophylaxe bzw. bei Zystis wirkungsvoll sind

Besondere Informationen

- Mädchen u. Frauen häufiger betroffen → kurze Harnröhre begünstigt das Aufsteigen des Infektion

Zytomegalie

Virusinfektionskrankheit, bei intakter Immunität mit meist unkompliziertem Verlauf, syn. Speicheldrüsenviruskrankheit, Einschlusskörperchenkrankheit

Ursachen
- Zytomegalievirus
- Übertragung: Tröpfcheninfektion, oral, durch Speichel, Blut, Urin

Symptome
- Bei Erstinfektion: asymptomatisch
- Selten: Fieber, Hepatitis mit Ikterus, Hepatosplenomegalie, LK-Schwellung

Diagnostik
- Klin. Bild
- Serologie: AK-Nachweis
- Urin: Zytologie
- Biopsie von Ösophagus u. Kolon

Therapie
- Kombination zweier wirksamer Virostatika zur Vermeidung von Resistenzen u. um synergistische Effekte zu nutzen

Hinweise zur Pflege
- Meist neurolog. stark beeinträchtigte Säuglinge/Kleinkinder
- Minimal Handling
- Vorsichtige Mobilisation
- Oft chron. Diarrhö → Flüssigkeitsbilanzierung, regelm. Gewichtskontrolle

Besondere Informationen
- Weltweit tragen ca. 40 % aller Menschen das Zytomegalievirus in sich

Register

A

Abdomen, akutes 7
Abszess 1
Adipositas 2
Adnexitis 4
AIDS 5
AKS 15
Alkoholismus 9
Alkoholkrankheit 9
Aneurysma 13
Angina
−pectoris 11
−tonsillaris 288
ANV 194
Aortenaneurysma 13
Aorten(klappen)stenose 15
Appendizitis 17
Arrhythmie 100
Arterienverkalkung 18
Arteriosklerose 18
Arthritis, rheumatoide 20
Arthrose 22
Asthma bronchiale 23
Aszites 25

B

Bartholinitis 27
Basedow-Krankheit 168
Bauchfellentzündung 221
Bauchspeicheldrüsenentzündung 215
Bauchspeicheldrüsenkrebs 214
Bauchwassersucht 25
Bindehautentzündung 131
Blasenentzündung 317
Blasenschwäche 90
Blinddarmentzündung 17
Bluthochdruck 113
Blutkrebs 145
Blutung, intrazerebrale 123
Blutvergiftung 262
Borreliose 28
Botulismus 30
Bronchialasthma 23

Bronchialkarzinom 32
Bronchiektase 34
Bronchitis 35
Brustdrüsenentzündung 157
Brustenge 11
Brustfellentzündung 231
Brustkrebs 154

C

Candida 272
CF 177
Chalazion 80
Choledocholithiasis 37
Cholelithiasis 37
Cholezystolithiasis 37
chronic obstructive lung disease 39
COLD 39
Colitis ulcerosa 41
Colon irritabile 246
COPD 39
Cor pulmonale 43
CP 20
Crohn-Krankheit 171
Cushing-Syndrom 45

D

Darmkrebs 128
Darmverschluss 118
Demenz 46
Dermatitis, atopische 20
Descensus uteri 48
DI 49
Diabetes insipidus 49
Diabetes mellitus
−Typ 1 50
−Typ 2 52
DIC 307
Diphtherie 54
Divertikel
−Darm 55
−Speiseröhre 201
Divertikulitis 55
Divertikulose 55

E

Echinokokkose 57
ED 179
Eierstockentzündung 4
Eierstockkrebs 211
Eierstocktumor 316
Eileiterentzündung 4
Einschlusskörperchenkrankheit 318
Eklampsie 264
Ekzem
– allergisches 132
– endogenes 190
Embolie, Lunge 148
Emphysem, Lunge 150
Encephalomyelitis disseminata 179
Endokarditis 59
Endometriose 61
Endometriumkarzinom 63
Enterocolitis regionalis 171
Enzephalitis 64
EPH-Gestose 264
Epididymitis 65
Epilepsie 67
Erysipel 69
Erythema infectiosum acutum 70

F

Fallsucht 67
Fettleibigkeit 2
Fibromyalgie 71
Fibrose, zystische 177
Fieber, rheumatisches 247
Frühsommer-Meningoenzephalitis 72
FSME 72
Fuchsbandwurm 57
Furunkel 73

G

Gallensteinerkrankung 37
Gastrinom 74
Gastritis 75
Gastroenteritis
– infektiöse 77
– Salmonellose 250
Gebärmutterhalsentzündung 314
Gebärmutterhalskrebs 312
Gebärmutterhöhlenkrebs 63
Gebärmuttersenkung 48
Gehirnentzündung 64
Gehirntumor 78
GERD 244
Gerinnung, disseminierte intravasale 307
Gerstenkorn 80
Gestose 264
Gicht 82
Glaukom 84
Glomerulonephritis, akute 86
Glossitis 87
Gonorrhö 88
grauer Star 127
Grindflechte 120
Grippe 121
grüner Star 84
Gürtelrose 95

H

Hagelkorn 80
Halsschlagaderverengung 126
Hämatom, epidurales 66
Hämatothorax 234
Hämorrhoiden 89
Harninkontinenz 90
Hautkrebs 161
HCC 139
HELLP-Syndrom 264
Hepatitis 92
Hernia inguinalis 144
Herpes simplex 94
Herpes zoster 95
Herzbeutelentzündung 218
Herzinfarkt 183
Herzinsuffizienz 96
Herzkrankheit, koronare 135
Herz-Kreislauf-Stillstand 98
Herzmuskelentzündung 185
Herzmuskelschwäche 96
Herzrhythmusstörung 100
Hiatushernie 102
Hirnblutung 123
Hirnhautentzündung 163
Hirninsult 258

Hirnschlag 258
HIV-Infektion 5
Hodenkarzinom 104
Hodentorsion 103
Hodgkin-Lymphom 105
Hordeolum 80
Hörsturz 106
Hundebandwurm 57
Hydrozephalus 107
Hyperaldosteronismus 109
Hypernephrom 196
Hyperparathyreoidismus 110
Hyperthyreose 111
Hypertonie 113
– schwangerschaftsinduzierte 264
Hypoparathyreoidismus 115
Hypothyreose 116
Hypotonie 117

I
Ileus 118
Impetigo contagiosa 120
Influenza 121
Inkontinenz, Harn 90

K
Karbunkel 73
Kardiomyopathie 124
Karotisstenose 126
Karzinom
– Bauchspeicheldrüse 214
– bronchogenes 32
– Darm 128
– Endometrium 63
– Gebärmutterhals 312
– Gebärmutterhöhle 63
– hepatozelluläres 139
– Kollum 312
– Kolon 128
– kolorektales 128
– Korpus 63
– Leber 139
– Lunge 32
– Magen 152
– Mundhöhle 182
– Pankreas 214

– Penis 217
– Prostata 239
– Rektum 128
– Scheide 303, 309
– Schilddrüse 256
– Vagina 303
– Vulva 309
– Zervix 312
Katarakt 127
Kehlkopfentzündung 136
Kehlkopfkrebs 137
Keuchhusten 223
KHK 135
Kinderlähmung 236
Knochenerweichung 204
Knochenschwund 206
Knochentumor 208
Kollumkarzinom 312
Kolonkarzinom 128
kolorektales Karzinom 128
Kolpitis 130
Konjunktivitis 131
Kontaktekzem, allergisches 132
Kopfläuse 133
koronare Herzkrankheit 135
Korpuskarzinom 63
Krampfaderleiden 304
Krampfadern
– Speiseröhre 203
– Venen 304
Krampfleiden 67
Krätze 268
Krebs 63
Kystom 316

L
Laryngitis 136
Larynxkarzinom 137
Leberentzündung 92
Leberkrebs 139
Leberversagen, akutes 140
Leberzellkarzinom 139
Leberzirrhose 141
Legionärskrankheit 143
Legionellose 143
Leistenhernie 144

Leukämie 145
Listeriose 147
Lues 279
Lungenembolie 148
Lungenemphysem 150
Lungenentzündung 232
Lungenerkrankung, chronisch obstruktive 39
Lungenkrebs 32
Lungenödem 151
Lyme-Krankheit 28
Lymphgranulomatose 105
Lymphom
– Hodgkin 105
– Non-Hodgkin 198

M

Magen-Darm-Grippe 77
Magengeschwür 295
Magenkarzinom 152
Magenkrebs 152
Magenschleimhautentzündung 75
Malleolarfraktur 274
Mammakarzinom 154
Mandelentzündung 288
Masern 156
Mastitis 157
Mastoiditis 159
Meckel-Divertikel 160
Melanom, malignes 161
Menière-Krankheit 173
Meningitis 163
Mesenterialinfarkt 164
Migräne 165
Mitral(klappen)stenose 167
Mittelohrentzündung, akute 209
Mononukleose, infektiöse 224
Morbilli 156
Morbus
– Basedow 168
– Bechterew 169
– Boeck 252
– Crohn 171
– Cushing 45
– Hodgkin 105

– Menière 173
– Paget 174
– Parkinson 175
MS 179
Mukoviszidose 177
Multiple Sklerose 179
Mumps 181
Mundhöhlenkarzinom 182
Myokardinfarkt 183
Myokarditis 185
Myoma uteri 186

N

Nasennebenhöhlenentzündung 266
Nebenhodenentzündung 65
Nebenniereninsuffizienz 187
Nesselsucht 302
Neuroblastom 189
Neurodermitis 190
NHL 198
Nierenbeckenentzündung 242
Niereninsuffizienz, chronische 192
Nierensteinleiden 300
Nierenversagen, akutes 194
Nieren(zell)karzinom 196
Nierenzyste 197
Non-Hodgkin-Lymphom 198

O

Oberschenkelhalsfraktur 199
Ödem, Lunge 151
Ohrensausen 286
Oophoritis 4
Ösophagusdivertikel 201
Ösophaguskarzinom 202
Ösophagusvarizen 203
Osteodystrophia deformans 174
Osteomalazie 204
Osteomyelitis 205
Osteoporose 206
Osteosarkom 208
Ostitis 205
Otitis media acuta 209
Ovarialkarzinom 211

Register

P
Panarteriitis nodosa 213
Pankreaskarzinom 214
Pankreatitis 215
Parkinson-Syndrom 175
Parotitis epidemica 181
pAVK 219
Peniskarzinom 217
Perikarditis 218
periphere arterielle Verschlusskrankheit 219
Peritonitis 221
Pertussis 223
Pfeiffer-Drüsenfieber 224
Pharyngitis 225
Phimose 226
Phlebitis 283
Phlebothrombose 227
Phlegmone 229
Pleuraerguss 230
Pleuritis 231
Pneu 234
Pneumonie 232
Pneumothorax 234
Polio 236
Poliomyelitis 236
Polyarthritis, chronische 20
Polyneuropathie 237
Prostataadenom 238
Prostatahyperplasie, benigne 238
Prostatakarzinom 239
Pseudokrupp 136
Psoriasis 240
PSS 270
Pyelonephritis 242

R
Rachenentzündung 225
Raynaud-Syndrom 243
RDS 246
Refluxkrankheit, gastroösophageale 244
Refluxösophagitis 244
Reflux, vesikoureteraler 308
Reizblase 90
Reizdarmsyndrom 246
Reizkolon 246
Rektumkarzinom 128
rheumatisches Fieber 247
rheumatoide Arthritis 20
Rhythmusstörung 100
Ringelröteln 70
Röteln 249
Rubeola 249

S
SAB 275
Salmonellose 250
Salpingitis 4
Samenstrangtorsion 103
Sarkoidose 252
Schädel-Hirn-Trauma 253
Scharlach 255
Scheidenentzündung 130
Scheidenkrebs 303, 309
Schenkelhalsfraktur 199
Schienbeinbruch 285
Schilddrüsenentzündung 284
Schilddrüsenkarzinom 256
Schilddrüsenüberfunktion 111
Schilddrüsenunterfunktion 116
Schlaganfall 258
Schock 260
Schuppenflechte 240
Schüttellähmung 175
Schwindsucht 290
Sepsis 262
Septikämie 262
SHF 199
SHT 253
SIH 264
Sinusitis 266
Skabies 268
Sklerodermie, progressive systemische 270
Sklerose
– Multiple 179
– progressive systemische 270
Soor 272
Speicheldrüsenviruskrankheit 318
Speiseröhrendivertikel 201
Speiseröhrenkrebs 202
Spondylitis ankylosans 169

Sprue 315
Sprunggelenksfraktur 274
Star
– grauer 127
– grüner 84
Status asthmaticus 23
Subarachnoidalblutung 275
Subclavian-Steal-Syndrom 277
Syndrom, nephrotisches 188
Synkope 278
Syphilis 279

T
Tbc 290
Thrombophlebitis 283
Thrombo(zyto)penie 281
Thyreoiditis 284
Tibiafraktur 285
Tinnitus 286
Tonsillitis 288
Trigeminusneuralgie 289
Tripper 88
Tuberkulose 290
Tumor
– Eierstock 316
– intrakranieller 78

U
Ulcus
– cruris 292
– duodeni 294
– ventriculi 295
Unterarmschaftfraktur 297
Urethrastriktur 298
Urethritis 299
Urikopathie 82
Urolithiasis 300
Urtikaria 302
Uterusmyom 186

V
Vaginalkarzinom 303
Vaginitis 130
Varikosis 304
Varizellen 306
Verbrauchskoagulopathie 307
Verschlusskrankheit, arterielle periphere 219
Vertebralisanzapfsyndrom 277
vesikoureteraler Reflux 308
Virusgrippe 121
Vorhautverengung 226
Vorhofflattern 100
Vorhofflimmern 100
Vulvakarzinom 309
Vulvitis 310
VUR 308

W
Wasserharnruhr 49
Wasserpocken 306
Windpocken 306
Wundrose 69

Z
Zentralarterienverschluss 311
Zervixkarzinom 312
Zervizitis 314
Ziegenpeter 181
Zöliakie 315
Zollinger-Ellison-Syndrom 74
Zoster 95
Zwerchfellbruch 102
Zwölffingerdarmgeschwür 294
Zystadenom, ovarielles 316
zystische Fibrose 177
Zystitis 317
Zytomegalie 318